東京アカデミー 斉藤信恵の 看護師国試 1冊目の教科書 3

・小児看護学・母性看護学
・精神看護学・老年看護学

東京アカデミー講師 斉藤信恵 著　かげ イラスト

東京アカデミー 監修

KA

かげさんと一緒に 国試対策はじめよう!

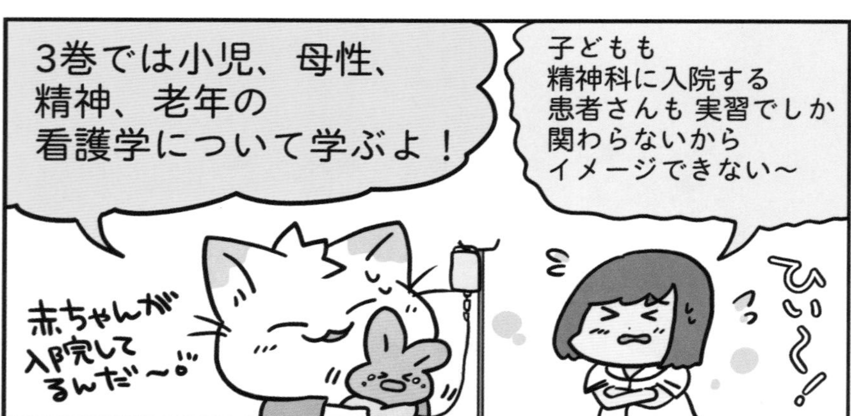

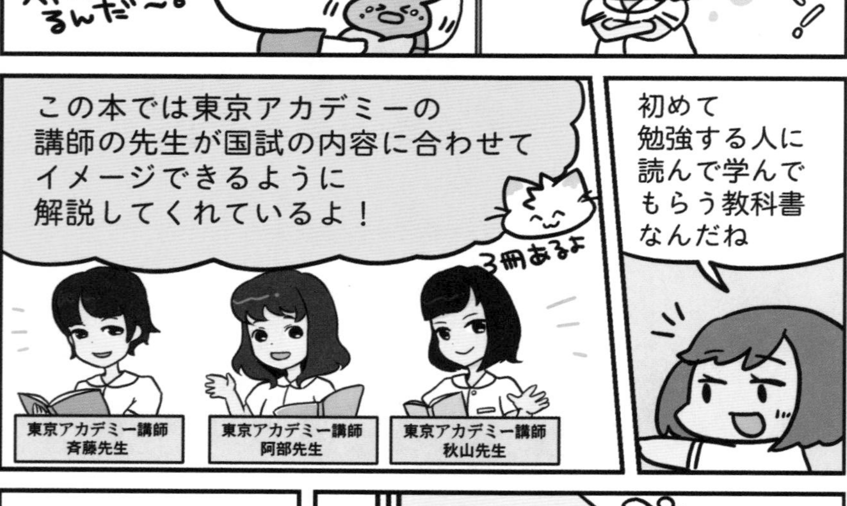

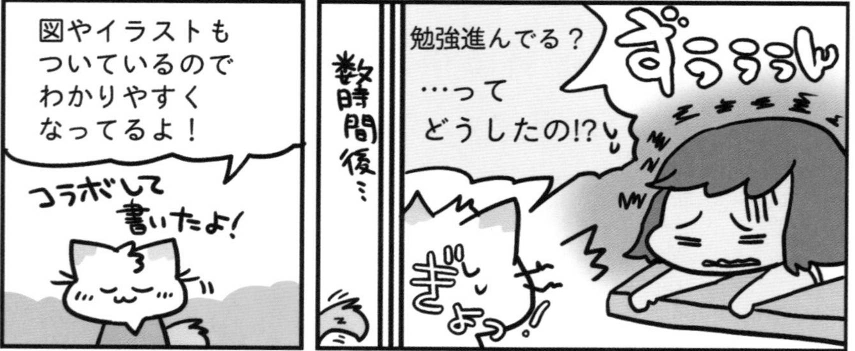

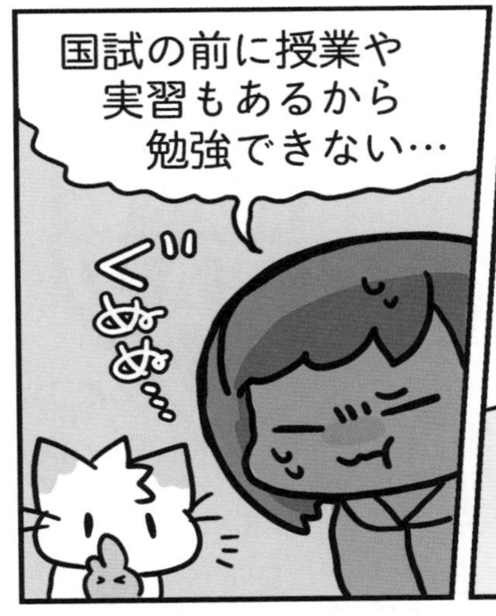
国試の前に授業や
実習もあるから
勉強できない…
ぐぬぬ…

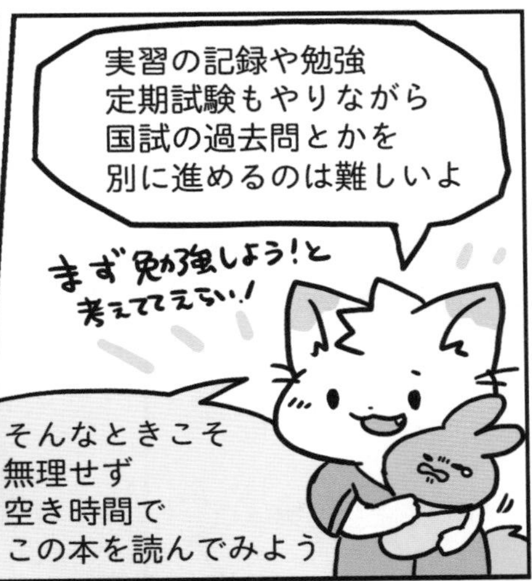
実習の記録や勉強
定期試験もやりながら
国試の過去問とかを
別に進めるのは難しいよ
まず勉強しよう!と
考えててえらい!
そんなときこそ
無理せず
空き時間で
この本を読んでみよう

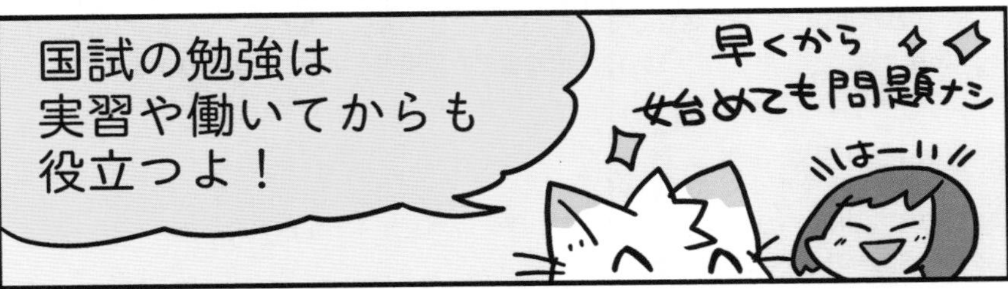
国試の勉強は
実習や働いてからも
役立つよ!
早くから
始めても問題ナシ
はー!!

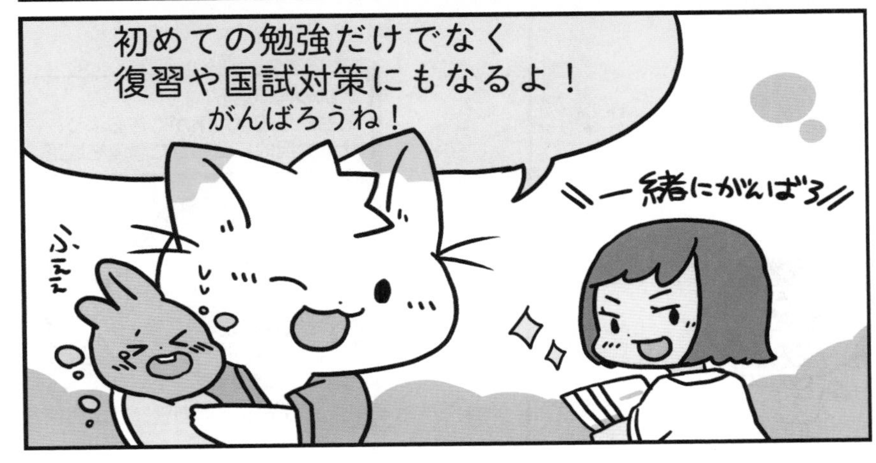
初めての勉強だけでなく
復習や国試対策にもなるよ!
がんばろうね!
一緒にがんばろ
ふぇぇ

本書の特徴

東京アカデミーの精鋭講師が合格へナビゲート！

1冊目の教科書に最適！

看護師国試対策の「東京アカデミー」って？

創業1967年、全国32校のネットワークを誇り、「東アカ」の呼称でも知られる東京アカデミー。通学や通信といった形で、各種講座や講習、公開模試など看護師国家試験合格へ向けた教育を受講生に提供している看護師国試対策の名門予備校です！

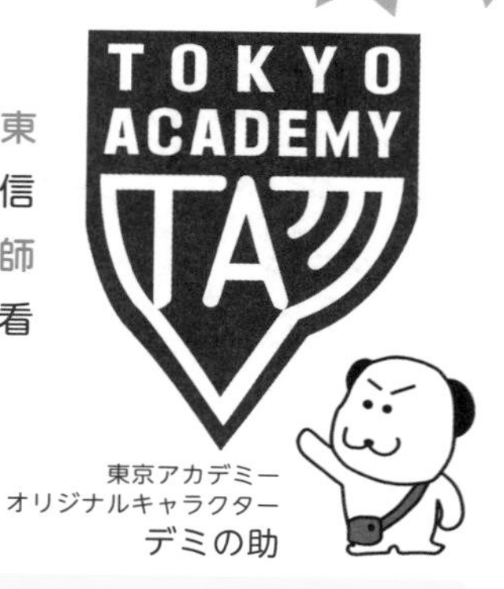

東京アカデミー
オリジナルキャラクター
デミの助

国家試験合格実績

2021年2月実施の第110回国家試験で、東アカ受講生の合格者数は20,113名でした。全合格者は59,769名なので、全国の国試合格者に占める東アカ受講生の割合は33.6%。実に、合格者の約3人に1人が東アカ受講生ということになります。

模擬試験受験者数実績

2020年度の第110回国家試験対策で、東アカが実施する全国公開模試の受験者数はのべ133,240名。これは業界トップの数です！

この東京アカデミーの合格メソッドを本書で再現します！

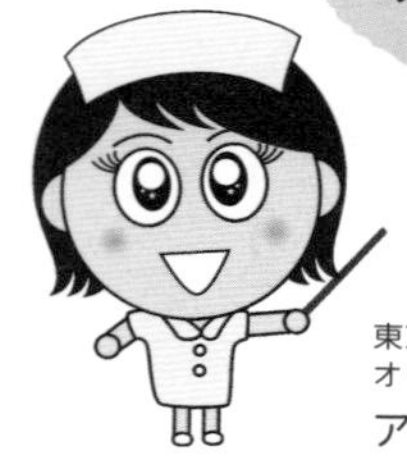

東京アカデミー
オリジナルキャラクター
アカデミ子ちゃん

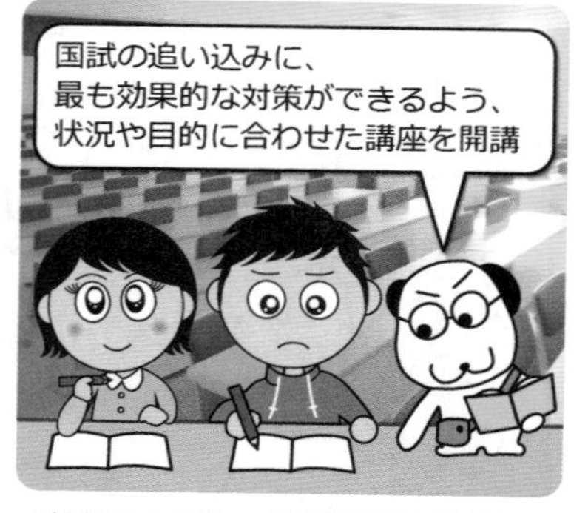

東京アカデミーは看護師国試対策を全力でサポートしています！

東京アカデミー講師・看護師・助産師

斉藤 信恵（さいとう・のぶえ）

看護学校卒業後、短大の助産師専攻科を修了、助産師として勤務。その後大学に入学し、法律(労働法専攻)を学ぶ。大学卒業後、東京アカデミー講師となり、保健師・助産師学校受験、看護大学編入、看護師国家試験対策、助産師国家試験対策などの講座を担当。看護職に関する分野で活躍している。町田校の講座のほか、看護系学校内での出張講座も担当中。

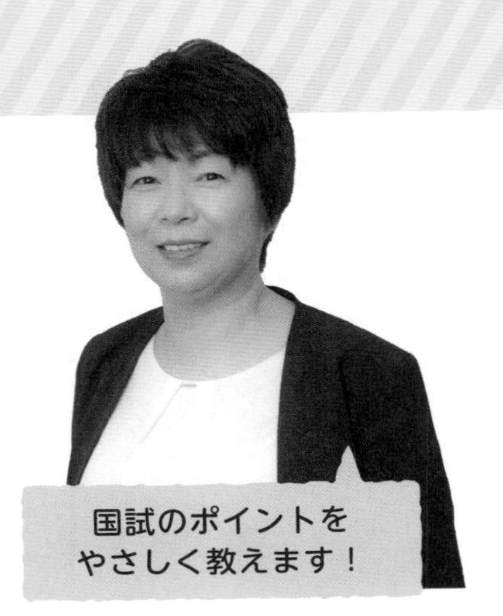

国試のポイントを
やさしく教えます！

STEP 1 斉藤講師のここがすごい！

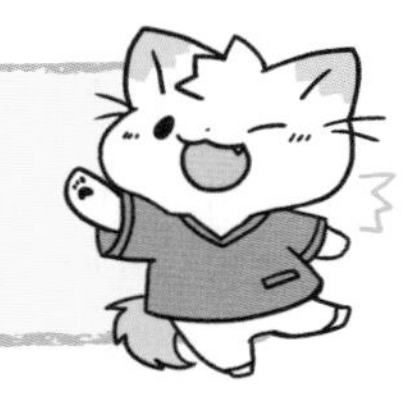

① 講師歴 26 年。東アカで唯一、助産師国家試験対策講座も担当するスーパー助産師！

東京アカデミーにおける講師歴は 26 年。国家試験対策講座開講当時からのベテラン講師です。「人体の構造と機能」や「看護と法」の講義を担当する、看護専門学校非常勤講師としての顔も！

② 正しい答えを導くための斉藤流テクニック。“たとえ話”が記憶に残る！

4 択、5 肢択 2 の問題で答えを導くテクニック――「選択肢からの仲間外れを探せ」「選択肢をグループ分けせよ」などが受講生に大好評！ 理解して記憶するための“たとえ話”がわかりやすいと評判です！

受講生の声

- 覚えるべきところと、そうでないところがハッキリわかりました
- 「たとえ話」が身のまわりの事柄で、本当にわかりやすかったです
- 根拠と事象の関連付けが濃くて、とても覚えやすかったです
- 先生ご自身の体験談をまじえた講義がとにかく記憶に残りました
- エピソードと一緒に、いろいろなことが覚えられました

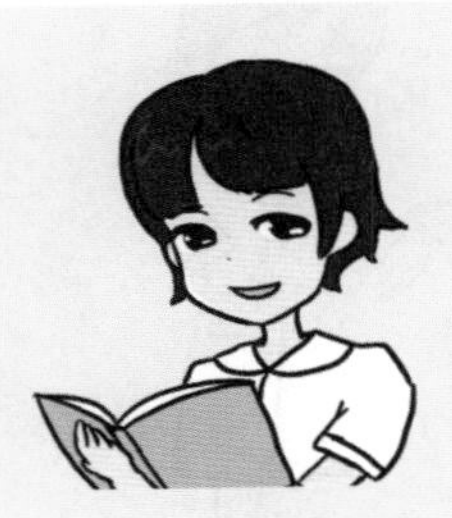

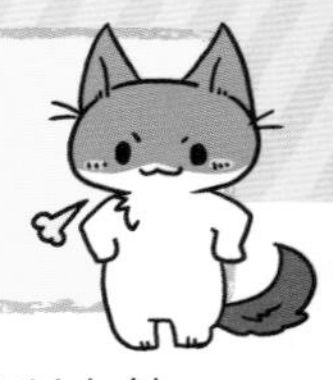

STEP 2 国試合格へ最初の一歩を！

専門学校や大学で習う内容はたくさんありますが、看護師国家試験に向けた勉強では、「押さえるべきポイントをしっかり押さえる」ことが何より大切です。本書シリーズ③巻では、「小児看護学」「母性看護学」と「精神看護学」「老年看護学」について、それぞれの必修知識や国試攻略のためのポイントを、ていねいにわかりやすく解説。国試対策の“最初の一歩”に最適なテキストです。

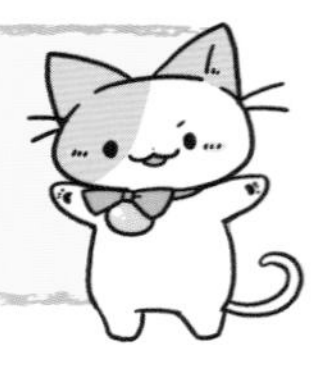

STEP 3 最短ルートの学習法を公開！

その1 かげさんのイラスト・解説が楽しい！

Twitter フォロワー数 56,000 人以上(本書執筆時点)、SNS で大人気の「看護師のかげさん」によるイラストやマンガ、コラムなどがとにかく楽しい！ 東アカ・斉藤講師の解説を、よりわかりやすくサポートしています。

その2 10時間で読み切れる紙面構成！

国試合格に必要なポイントはしっかり解説。でも、各項目には本文に関する図や表、そしてかげさんの楽しいイラストが満載で、どんどん読み進められます。

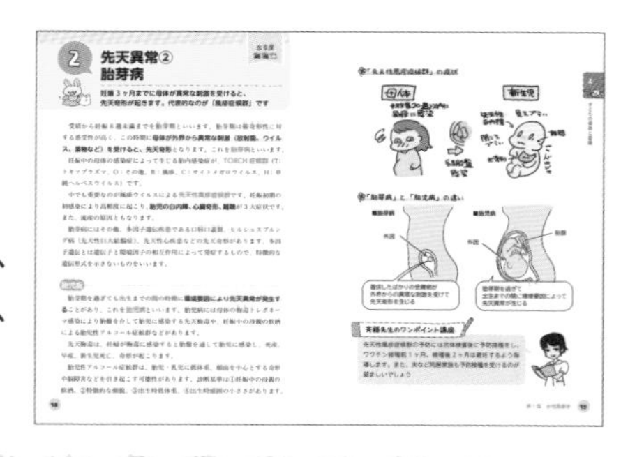
2 先天異常② 胎芽病
妊娠3ヶ月までに母体が異常な刺激を受けると、先天奇形が起きます。代表的なのが「風疹症候群」です
斉藤先生のワンポイント講座

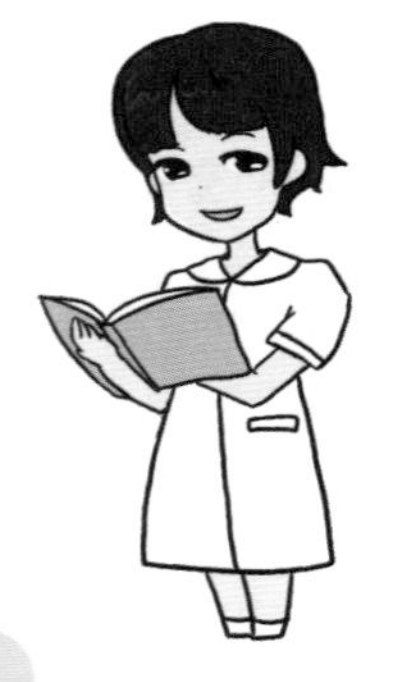

国家試験のポイントに
ねらいを定めて
看護師国試合格を実現！

はじめに

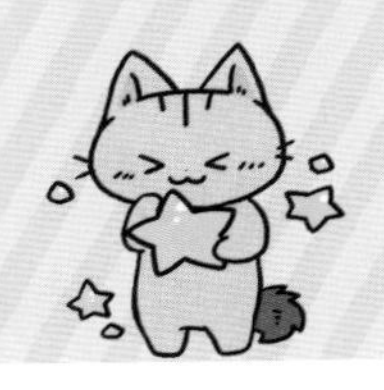

皆さんこんにちは。東京アカデミーで看護師国家試験、助産師国家試験対策を担当している講師の斉藤信恵です。看護学生時代はどちらかというと不真面目な学生で、成績も学年で後ろから２番目をキープ（笑）。担任からの呼び出しの常連で、先生方に迷惑ばかりかけていましたが、12月の最後の臨地実習での母性の実習で出産に感動し、受験まで約２ヶ月、一念発起して助産師学校を受験し、助産師になりました。そのときの受験勉強の方法が「過去問題をくり返し解く」という方法でしたので、過去問を重視する今の私の講義スタイルにつながっています。

助産師になってから、これからの看護職にはより深い知見も必要なのではと思い、夜勤の仕事をしながら昼間に大学の法学部に通い、論理的思考の大切さを実感しました。30歳を過ぎてからの勉強でしたので、学ぶことがうれしく、そのときの“勉強って楽しい”“論理的思考の大切さ”を伝えたくて、教える側の立場になりました。

私の専門である母性看護学は、成人看護学が、人体の構造と機能や、疾病の成り立ちと回復の促進の過程とリンクする部分が多いのに対し、母性看護学独自の内容や数値など暗記する内容が多く、さらに実習も大変なため、苦手とする学生が多いようですが、保健師助産師看護師法に、保健師、助産師、看護師の業務独占が明記されてからは出題範囲がより明確になりました。

押さえるべきところを押さえれば高得点につながる科目です。本書で重要ポイントを勉強して理解し、得点アップにつなげていただければ幸いです。

座右の銘は、教育哲学者・林武二先生の“教えることは学ぶこと”。日々の講義で学生の皆さんから学ばせていただいていることを本書にまとめました。この本を読んでくださる皆さんとは直接お会いできませんが、皆さんの学びとともに私も学ぶつもりで執筆しています。一緒に頑張っていきましょう！

東京アカデミー町田校講師　斉藤 信恵

かげさんと一緒に国試対策
国試の持ちものリスト

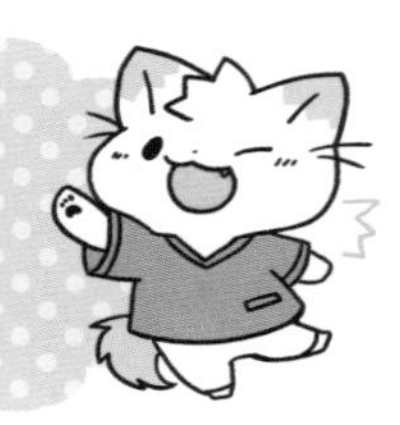

- ☐ 受験票
- ☐ 筆記用具（輪ゴムで縛った鉛筆５本・消しゴム３個）
- ☐ 鉛筆削り
- ☐ スマホ・携帯電話（充電器も！）
- ☐ お金（交通費は必須。現金も用意しておこう）
- ☐ 受験会場地行き方メモ
- ☐ マスク
- ☐ 飲み物・食べ物（お弁当＆おやつ。途中で買うのは大変！）
- ☐ 時計（デジタルは×）
- ☐ 上着（暑い・寒いに対応できるように！）
- ☐ ヘアピン、ヘアゴム
- ☐ ハンカチ＆ティッシュ、常備薬
- ☐ お気に入りの本・ノート

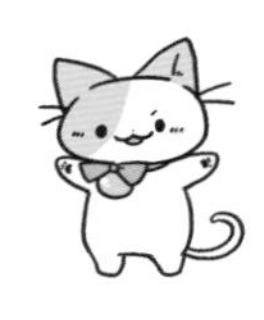

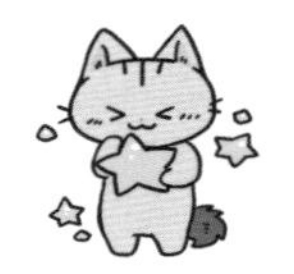

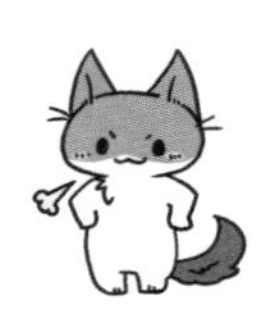

『合格する』気持ちも
忘れずに持っていこう♪

今までがんばってきたから
大丈夫！
応援しているよ♪

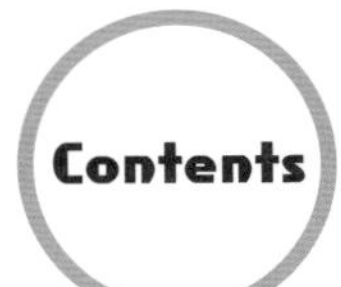

東京アカデミー斉藤信恵の看護師国試1冊目の教科書（3）

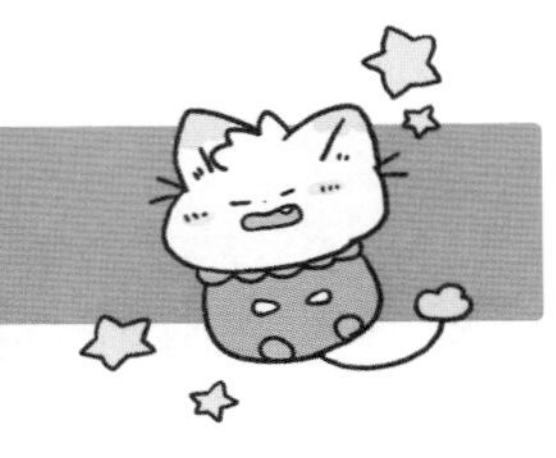

第1部 小児看護学

第1章 子どもの成長と発達

第2章

子どもの疾患と看護

第2部 母性看護学

第1章

人間の性と生殖

第2章

妊娠期の看護

第3章

分娩・産褥期の看護

第4章

新生児の看護

第5章

妊婦のハイリスク状態

第3部 精神看護学

第1章 精神の健康

第2章 主な精神疾患・障害

第4部 老年看護学

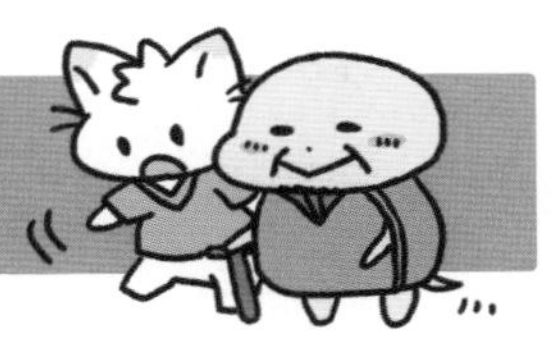

第1章 老年期の特徴と生活を支える看護

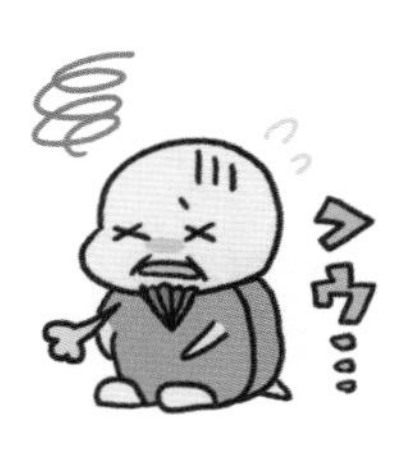

第2章

高齢者に特有の症候・疾患・障害と看護

第3章

治療を受ける高齢者の看護

かげさんのちょっとひとやすみ

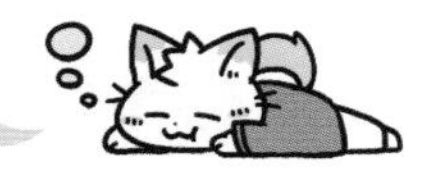

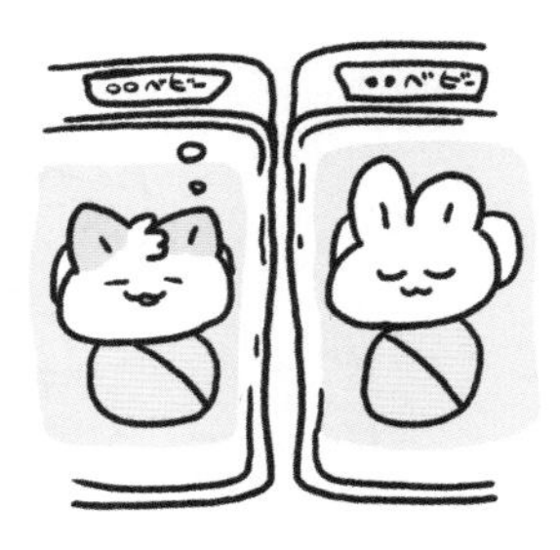

本文デザイン・DTP　Isshiki

図 版　飯村俊一

イラスト・マンガ　かげ

執筆協力　阿部孝子

編集協力　大西華子

本書は原則として、2021 年 6 月時点での情報をもとに執筆・編集を行っています。看護師国家試験に関する最新情報は、厚生労働省のウェブサイト等でご確認ください。

小児看護学

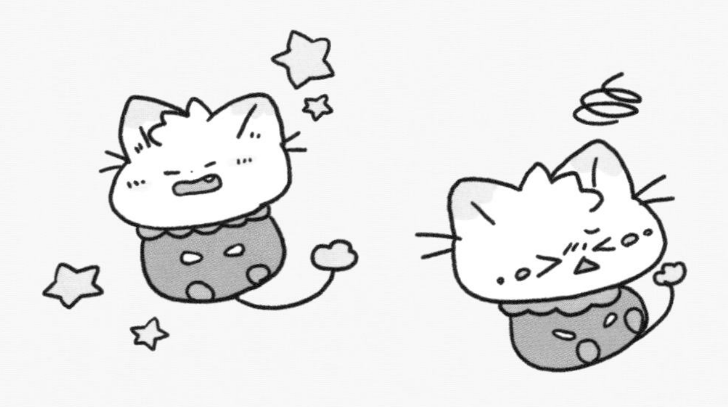

第1章

子どもの成長と発達

看護をするには個別性といわれたりするけど
子どもの成長と発達を頭に入れることで
１人ひとりに合わせた
看護が考えられるよ！

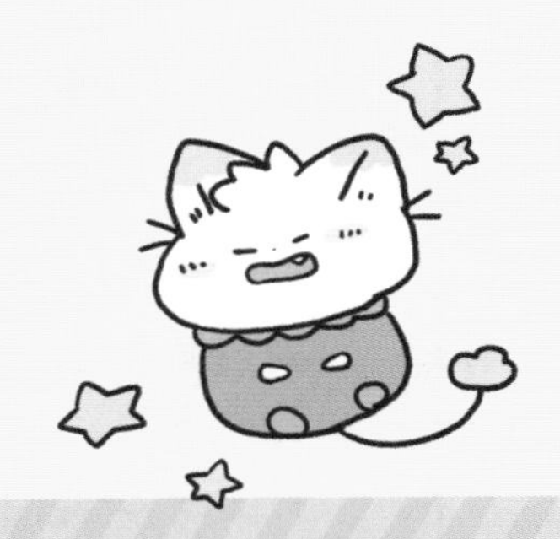

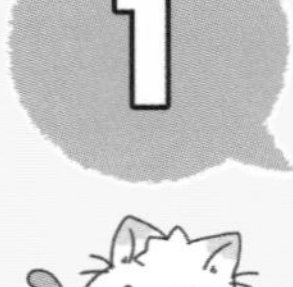

1 子どもの成長と発達の一般的原則

出る度 ●○○

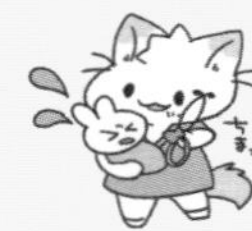

子どもの成長は人によって様々。でも、どんな子も必ずこの順で発達するという「一般的原則」があります

子どもの成長と発達には個人差がありますが、一般的原則もあります。それは、**①順序性がある、②方向性がある、③連続性がある、④臨界期（敏感期）がある**ことです。

子どもの成長と発達の原則

①順序性があるとは、**首が座ってから、お座りができるようになり、ひとり立ちができるようになり、歩けるようになる**ということです。首が座らないと、お座りはできませんし、立てなければ、歩けません。公衆トイレの個室にある子ども用の椅子に「5ヶ月以降のお子様」と書いてあるのは、4ヶ月でほとんどの乳児が首が座り、5ヶ月で腰のはたらきが発達し始めるため、大人が支えれば座ることができるようになるからです。

②方向性があるとは、①の順序性と関係します。首が座ると首で頭を支えられるようになる、お座りができるようになると腰が上半身を支えられるようになる、というふうに**上から下に、中心から末梢へ成長発達していく**ことです。

③連続性があるとは、**成長発達が休みなく行われている**ということです。ただし速度は一定ではなく、急速に発達する時期と、ゆっくりと発達する時期があります。

④臨界期（敏感期）があるとは、**ある決まった時期に正常な発達が妨げられると、その発達がそこで止まってしまう**ことです。言葉を獲得するべき時期に言葉を獲得できないと、その後の言葉の獲得は難しいといわれるように、将来的に影響が出ます。また、動き（運動）においては、手足のバタバタといった大きな動きから、手で何かをつかむ、指先で何かをつかむといったように、細かい動きへと成長発達していきます。

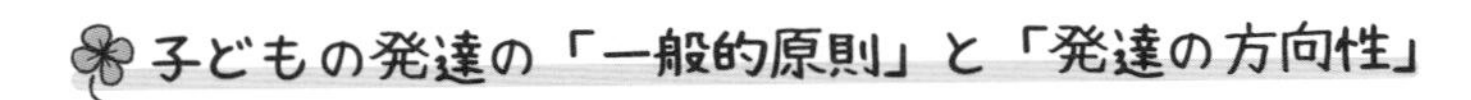

子どもの発達の「一般的原則」と「発達の方向性」

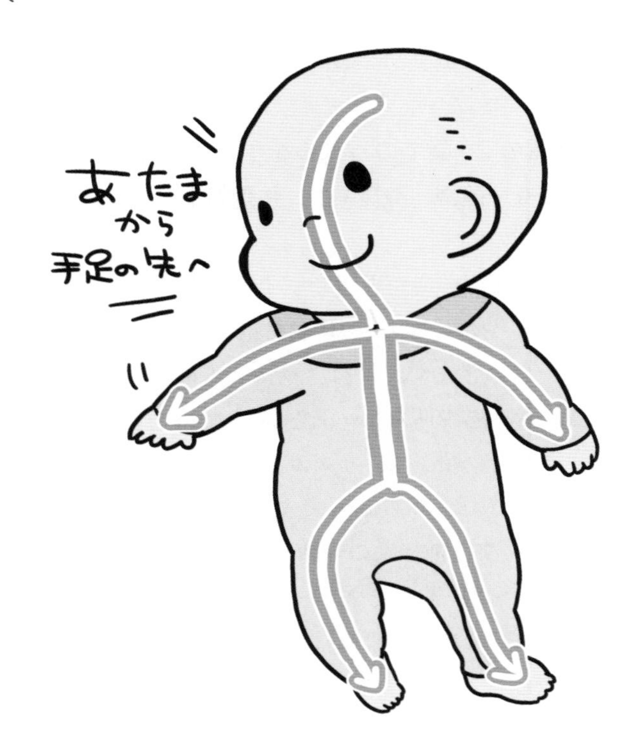

子どもの成長と発達の一般的原則は

①順序性がある

②方向性がある

③連続性がある

④臨界期（敏感期）がある

だよ

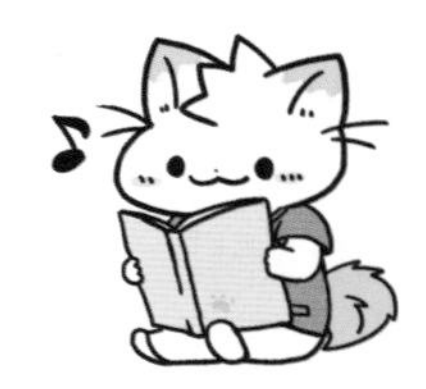

スキャモンの発育型

ヒトが生まれてから20歳になるまでの成長具合をグラフで表したものがスキャモンの発育型（曲線）です。成長の一般的原則で、発育の速度は一定ではないと説明したように、成長具合をグラフにすると曲線を描くのです。スキャモンの発育型は、**発育の20歳でのレベルを100％として考え、体の各組織が発育していく特徴を一般型、神経系型、生殖器型、リンパ系型の4パターンに分けて分類**したものです。

一般型は身長や体重、胸腹部臓器の発育を示します。生まれてからすぐに早い発育をして、その後はゆるやかになり、10歳を過ぎた頃から再び急速に発育して成人の能力となっていきます。なお、身長や体重が10歳を過ぎた頃から急速な発育をすることを思春期スパートといいます。

神経系型は、脳、脊髄、視覚器、頭径で、リズム感や体を動かす器用さを担うものの発育を示します。生まれてから5歳頃までに約80％の発育を遂げ、12歳でほぼ100％になります。神経系の発育が著しい5～8歳頃までをプレ・ゴールデンエイジ、9～12歳までをゴールデンエイジといいます。**脳は6歳頃に成人の約90％**に、10歳頃にはほぼ成人と同じになります。

リンパ系型は免疫力を向上させる胸腺（きょうせん）、扁桃（へんとう）、リンパ節などのリンパ組織の発育を示します。出生後から12歳にかけて急激に成長し、成人のレベルを超えますが、思春期を過ぎる頃から成人のレベルに戻ります。抗体産生に関与するリンパ組織の発育が12歳頃まで急激であることから、**予防接種法で定められているA類定期予防接種のほとんどが、12歳までの間に接種を終了することが望ましい**とされています。

生殖器型は男児の陰茎（いんけい）、睾丸（こうがん）、女児の卵巣、子宮などの発育を示し、第二次性徴に関係します。思春期前までの成長はわずかですが、思春期に入り14歳になったあたりから急激に発育します。この発育により、男児はテストステロン、女児はエストロゲン、プロゲステロンといった性ホルモンの分泌量が多くなります。

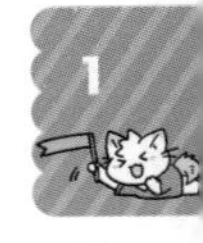

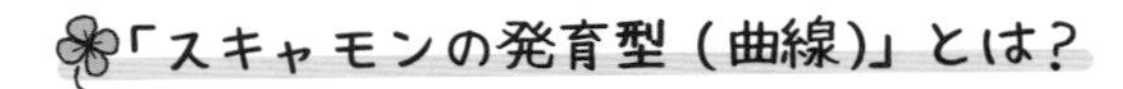

「スキャモンの発育型（曲線）」とは？

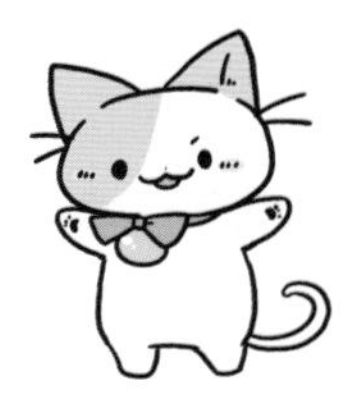

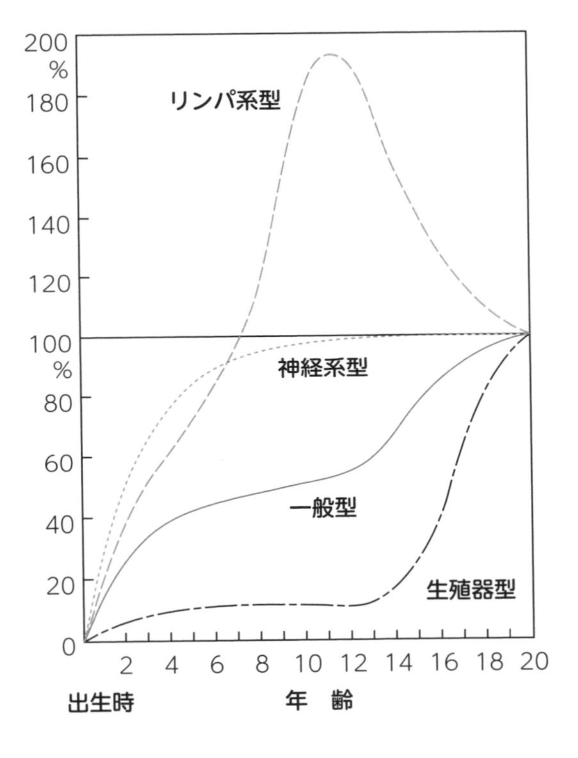

一　般　型	全身の外形計測値（頭径を除く）、呼吸器、消化器、腎、心、大動脈、脾、筋全体、骨全体、血液量
神経系型	脳、脊髄、視覚器、頭径
リンパ系型	胸腺、扁桃、リンパ節、間質性リンパ組織

※グラフは 20 歳の発育を 100 とする

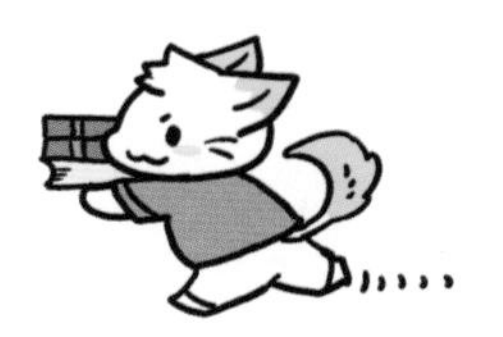

出る度 🐾

2 子どもの形態的発達① 身長・体重

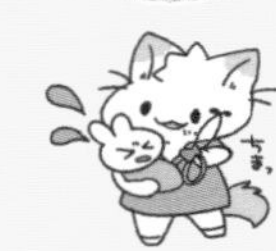

「身長」と「体重」は増える時期がある程度決まっています。時期を問う問題も多いですから、しっかり覚えましょう

出生時の身長・体重は男女差はありますが、おおよそ**身長 50cm、体重 3kg** です。

大事なのは、**身長が 1.5 倍や 2 倍に、体重が 2 倍、3 倍、5 倍になる時期**です。

身長や体重が倍増する時期

身長が 1.5 倍の 75cm になるのは 1 歳、2 倍の 100cm になるのは 4 ～ 5 歳です。

体重は、3 ヶ月で 2 倍の 6kg、1 歳で 3 倍の 9kg、4 ～ 5 歳で 5 倍の 15kg になります。

要するに、身長や体重が倍になる時期は、3 ヶ月、1 歳、4 ～ 5 歳であるということです。身長や体重の発育について、国家試験問題の選択肢にこれ以外の月齢、年齢があったら答えではない、と覚えておきましょう。

なお、乳児の 1 日の体重増加量も重要ですので、覚えておきましょう。

乳児の 1 日の体重増加量

- 生後 1 ～ 3 ヶ月……25 ～ 30g
- 3 ～ 6 ヶ月……20 ～ 25g
- 6 ～ 9 ヶ月……15 ～ 20g
- 9 ～ 12 ヶ月……7 ～ 10g

身長も体重も
倍になる時期が
決まっている！

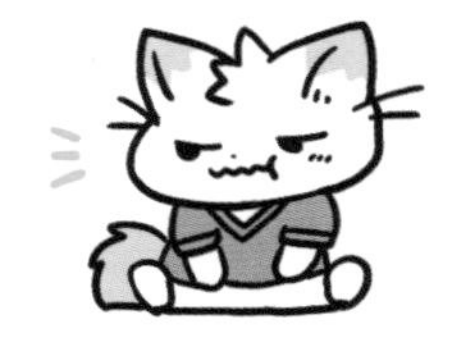

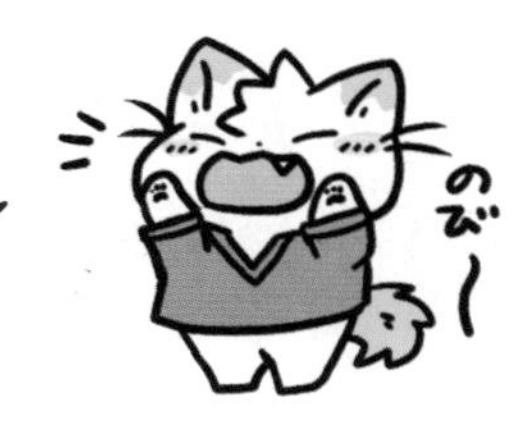

斉藤先生の国試実践トレーニング！

「体重が２倍になるのはいつか」という必修問題で「２倍は6kg！」と「6」につられて６ヶ月を選択してしまった学生が過去にいます。２倍になるのは生後３ヶ月とわかっていたにもかかわらず、勘違いをしてしまい、誤った答えを選択してしまったのです。みなさんも十分に気をつけてください。

例題）身長100cm、体重28kgの幼児の身体発育の評価はどれか。

①肥満
②肥満傾向
③標準
④やせすぎ

この問題は一般問題の過去問題です。後述するカウプ指数を計算すると肥満だとわかるのですが、実はカウプ指数がわからなくても肥満だとわかります。
身長100cmのときの体重は15kgですが、問題の幼児は15kgの２倍近く、28kgもの体重があるわけですから、肥満かなぁと思いませんか？
一見難しいと思っても、出生時身長の２倍の100cmが４～５歳で、そのときの体重が５倍の15kgであることにピン！ときたら、おのずと答えが見えてきますよ。

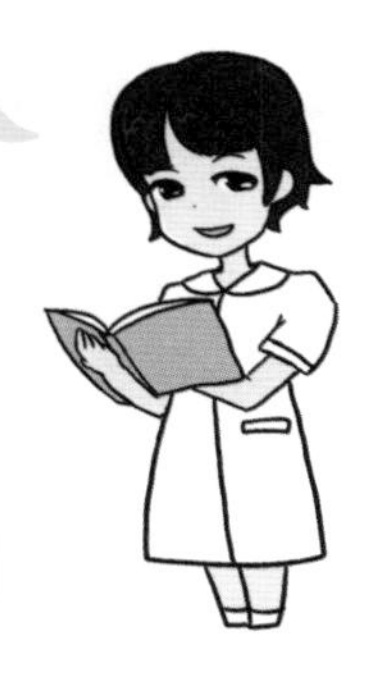

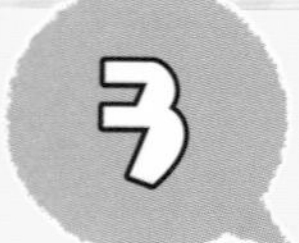

子どもの形態的発達②
頭部・胸部の発育

出る度

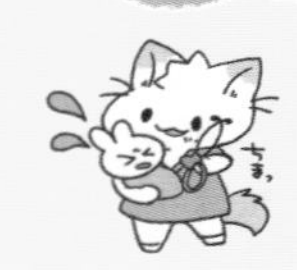

狭い産道を通れるよう、胎児の頭蓋骨には隙間があります。その隙間が閉じる時期はとても大切です

出生時は頭囲が約33cm、胸囲が約32cmと、頭囲＞胸囲となっています。一般的な分娩（ぶんべん）である頭位（とうい）分娩では、一番大きな頭から狭い産道を通過するため、頭の骨がくっついておらず、骨が重なります。重なることで少しでもコンパクトになるようになっているのです。そのため、新生児の頭には**大泉門**（だいせんもん）、**小泉門**（しょうせん）という骨と骨の隙間があります。大泉門は前頭骨（ぜんとうこつ）と左右の頭頂骨（とうちょう）に囲まれたひし形の隙間で、小泉門は後頭骨（こうとう）と左右の頭頂骨に囲まれた三角形の隙間です。大泉門が閉じると**冠状縫合**（かんじょうほうごう）、小泉門が閉じると**ラムダ（人字）縫合**となります。左右の頭頂骨の間を**矢状縫合**（しじょう）といいます。

子どもの様々な健康問題の重要な観察ポイントとなるのは大泉門で、閉鎖の時期が大切です。**大泉門は1歳6ヶ月までに、小泉門は生後約2～3ヶ月前後で閉鎖**します。乳幼児期に閉鎖するという点が大事です。

大泉門が閉鎖する前に髄膜炎（ずいまくえん）や脳炎、脳腫瘍（しゅよう）などで脳圧が亢進（こうしん）すると、大泉門は膨隆（ぼうりゅう）（ふくらんで高くなる）します。また、中等度の脱水では大泉門は陥没します。

胸囲の発達

胸囲は胸腔（きょうくう）内の発育や胸部の皮下脂肪の増加に伴い増大し、1歳で頭囲と同じに、2歳を過ぎる頃には頭囲よりも大きくなります。

乳幼児の胸郭（きょうかく）は前後径と左右径がほぼ同じで、その横断面は円形に近い形になっています。また、肋骨（ろっこつ）が脊椎骨（せきついこつ）からほぼ水平となっていますが、成長につれ立位になるため、幼児期になると肋骨の走行は前下方になります。これによって、胸式呼吸が可能になるので、幼児期の呼吸は胸腹式呼吸です。

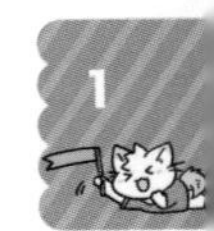

「大泉門」と「小泉門」

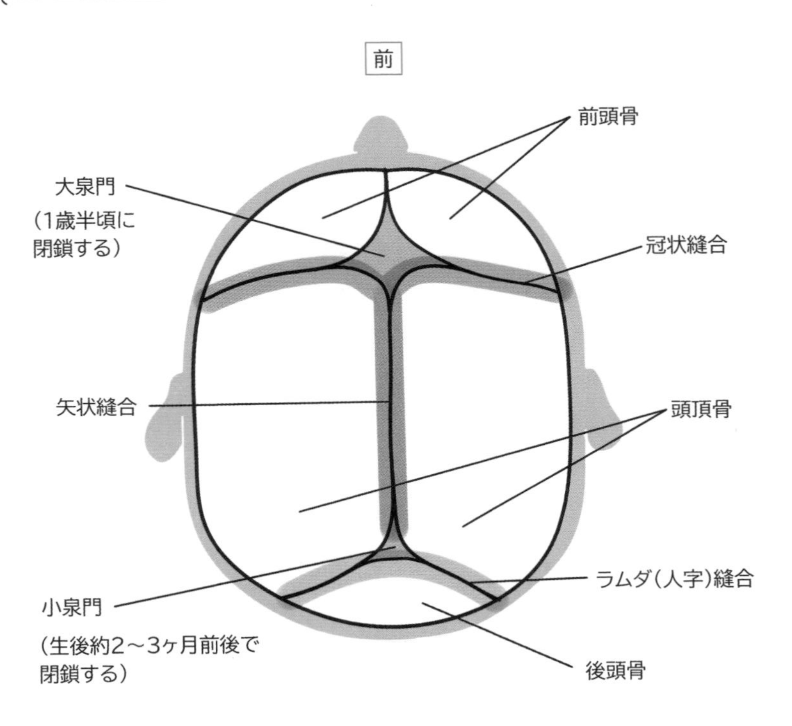

ヒトの身長と体重の割合

新生児	2歳	6歳	12歳	25歳
4：1	5：1	6：1	7：1	7～8：1

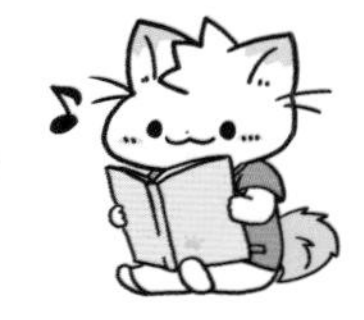

4 子どもの機能的発達① 呼吸器系・消化器系

出る度 ●○○

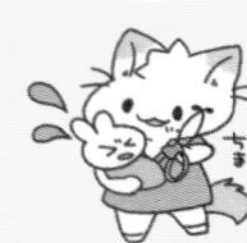

赤ちゃんは生まれると息を吸って肺呼吸を始めます。そこから成長が始まるのです

呼吸器系の発達

出生により第一呼吸が始まりますが、この**第一呼吸は吸気**です。吸気によって肺に空気が入り、**肺呼吸**が始まるのです。

胎児期には肺呼吸が行われていないため、肺に血液が流れる必要がありません。そのため、右心室→肺動脈→肺→肺静脈→左心房へと血液が流れる肺循環の必要がないので、肺の血管抵抗が大きく肺に血液は流れませんが、呼吸が開始することで肺の血管抵抗が急速に弱まり、血液が流れやすくなり、肺への血流が増加して肺でのガス交換（肺呼吸）が確立します。

呼吸運動の型は、新生児・乳児では肋骨の角度が水平で呼吸筋が未発達です。そのため腹式呼吸が優位です。幼児期になると、呼吸筋の発達に伴い胸腹式呼吸となっていきます。呼吸数は年齢とともに肺容量や肺活量が増加するため、1分間の呼吸数は減少していきます。**新生児で 40 ～ 50 回 / 分、乳児で 30 ～ 40 回 / 分、幼児で 20 ～ 30 回 / 分**です。

消化器系の発達

新生児の胃の形は特有の彎曲(わんきょく)がない円筒形ですが、乳児期になると洋ナシ形から徐々に彎曲が見られるようになり、胃の容量が増していきます。

胃の彎曲が見られない時期は、胃の容量が小さいこと、食道下部の括約筋(かつやくきん)が未発達であることから嘔吐(おうと)しやすいため、授乳後は排気（げっぷ）をさせることが必要です。離乳食については後述しますが、離乳が完了する1～1歳6ヶ月頃には咀嚼(そしゃく)機能が発達していきますので、この頃の離乳食は歯ぐきで噛める固さにします。

子どもの呼吸のしかた

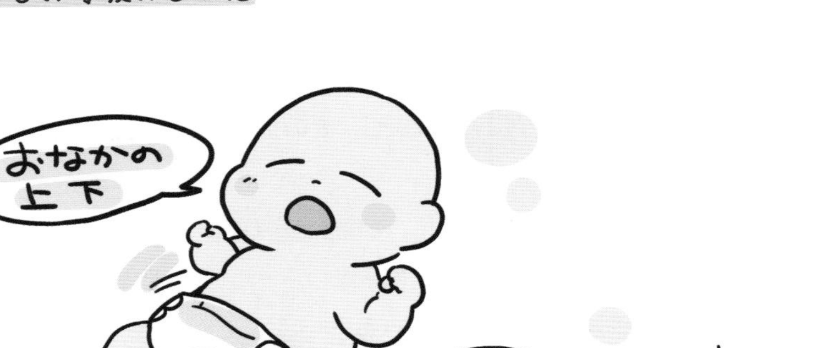

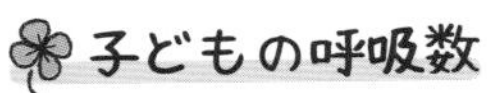

子どもの呼吸数

	呼吸数（回 / 分）	心拍数（回 / 分）
新生児	40 ～ 50	120 ～ 140
乳 児	30 ～ 40	110 ～ 130
幼 児	20 ～ 30	90 ～ 110

斉藤先生のワンポイント講座

新生児の呼吸数を覚えたら、10 回 / 分ずつ減っていくと覚えるとよいでしょう。

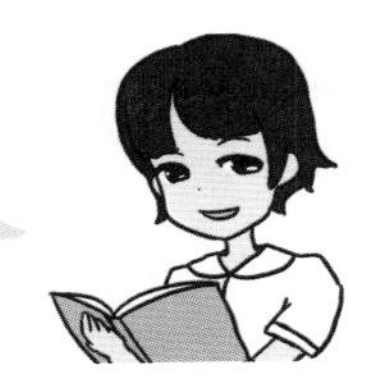

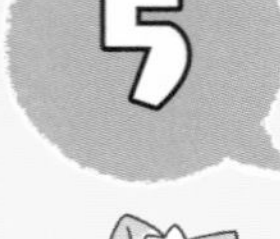

子どもの機能的発達②　胎児循環の特徴

出る度

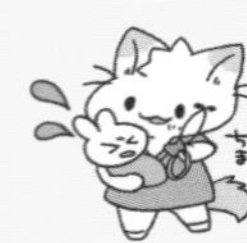

「胎児循環」とは、大人なら肺と肝臓が行っていることを胎盤が代わりに行うこと。その流れを押さえましょう

胎児循環のポイントは、①卵円孔、②動脈管（ボタロー管）、③静脈管（アランチウス管）、④臍帯動脈、⑤臍帯静脈の５つです。**胎児は肺呼吸を必要としないので、肺循環が省略されている**ということが重要です。

胎児循環の覚え方

肺循環は肺を経由して血液が流れることで、右心室→肺動脈→肺→肺静脈→左心房の流れで、体循環は左心室→大動脈→全身→大静脈→右心房の順に流れて、私たちの血液循環はこの肺循環と体循環が連続して行われています。

胎児の場合、肺循環が省略されるので、肺を経由しないで体循環に血液が流れるということです。**血液は①右心房から卵円孔という心房にある孔を通って左心房に流れます**。もうひとつは、**②肺動脈に流れボタロー管を通って大動脈に流れます**。このボタロー管は肺動脈と大動脈 (= 動脈と動脈) を連絡する血管ですので、動脈管ともいいます。ボタロー動脈管とつなげて覚えておくとよいでしょう。

動脈管は動脈と動脈を連絡する血管でしたが、静脈管は静脈と静脈を連絡する血管です。この静脈管によって連絡される血管は、臍帯静脈と下大静脈です。**③静脈管によって臍帯静脈を流れる血液が下大静脈に流れます**。静脈管はアランチウス管ともいうので、アランチウス静脈管と、これもつなげて覚えましょう。

へその緒である臍帯には３本の血管があります。断面を見ると**３本の血管**がヒトの目と口のような配列になっているのが確認できます。目をＡ（artery：動脈）、口をＶ（vein：静脈）で描くと、ヒトの顔になります。口から食べ物を食べるように、口の部分に位置する臍帯静脈からは胎盤でガス交換された動脈血が流れます。

「胎児循環」はこの流れ！

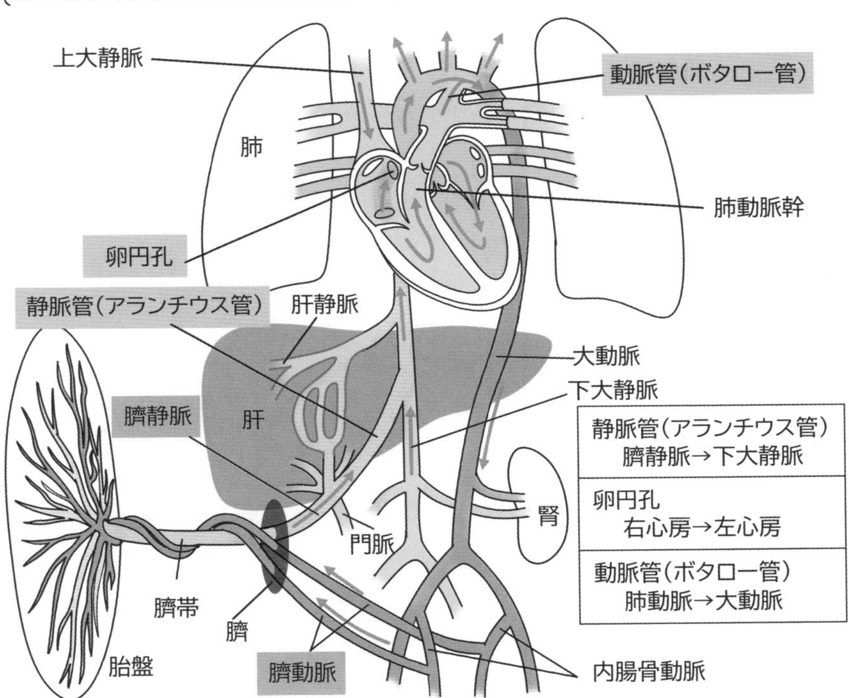

静脈管（アランチウス管） 臍静脈→下大静脈
卵円孔 右心房→左心房
動脈管（ボタロー管） 肺動脈→大動脈

臍帯は断面で覚えよう！

覚え方イメージ
＝切ると顔みたい
胎盤
臍帯動脈
Artery
A A
V
臍帯静脈
Vein
もぐもぐ
O2
臍帯静脈からは胎盤でガス交換された動脈血が流れている！

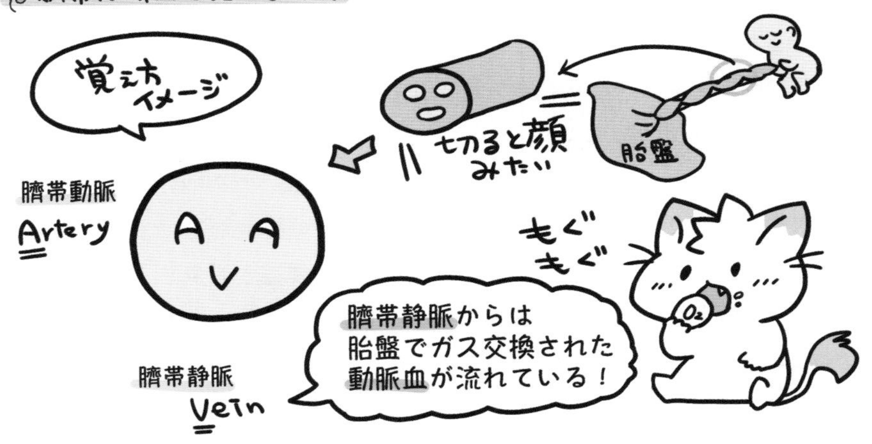

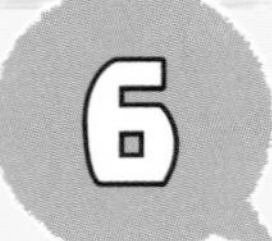

6 新生児の生理的特徴と変化①
生理的体重減少

出る度 🐾

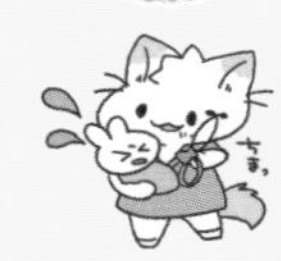

新生児には生理的変化があり、母乳の量に関係なく体重が減ります。お母さんが不安にならないよう説明が必要です

生後4週（28日）未満を新生児期、最初の1週間（生後7日）未満を早期新生児期といいます。この時期は、子宮内の環境から出生後の子宮外の新たな環境に適応し生活できるようになるまでの重要な時期です。

カンガルーケアと初めての哺乳

新生児は体温調節がうまくできず、子宮内の温かい環境（羊水の温度は体温とほぼ同じ）から子宮外の環境へ移るので、保温が大切です。また、**呼吸の安定、胎児循環から成人循環への移行（卵円孔や動脈管の閉鎖）のためにも保温が大切**になります。出生直後は乾いたガーゼなどで新生児の体に付着している血液や羊水を拭きとり、**状態に問題がなければお母さんと新生児の皮膚が直接触れあうように寝かせて低体温を予防**します。これを**カンガルーケア**といいます。また、出生後の計測や処置は、低体温を予防するためラジアントウォーマー下で行います。

出生後の初めての哺乳は施設により異なりますが、生後6～12時間で行われることが多いようです。この時期に母乳分泌量はわずかですが、IgA（38ページ参照）を多く含む初乳が分泌されるので、できるだけ初乳を与えることができるよう援助します。

この時期の新生児はお母さんの母乳分泌量が少ないため哺乳量も少ないこと、尿や不感蒸泄（ふかんじょうせつ）などによる水分の喪失、胎便の排泄などにより、**生後3～5日をピークに出生体重の5～10%の範囲で体重が減少**します。これを**生理的体重減少**といいます。生理的なものですから、この基準以内の減少であればミルクの追加や点滴は必要ありませんが、お母さんたちはマタニティブルーズになりやすい時期でもあり心配しますので、体重が減るのは異常ではないと説明することが大切です。

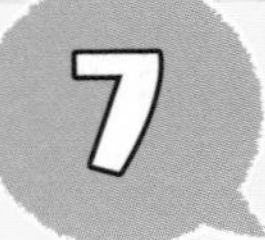

新生児の生理的特徴と変化②
排泄と生理的黄疸

出る度

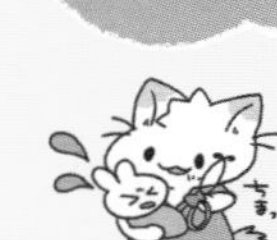

胎児はビリルビン処理能力が低いため「生理的黄疸」が現れます。お母さんが心配しないよう理由の説明が必要です

初回排便・排尿は、ほとんどが24時間以内に見られます。排便の遅れがある場合は鎖肛や消化管閉鎖、ヒルシュスプルング病（先天性巨大結腸症）など、排尿が遅れる場合は尿路閉鎖などが考えられます。**排尿回数は10～15回/日程度、排便回数は3～5回/日程度が目安で、少ないと母乳不足**が考えられます。

生理的黄疸

胎児期は胎盤を介してガス交換を行っているため、動脈血の酸素量は少なくなっています。低酸素を補うため胎児の赤血球数やヘモグロビン値は非常に高く、多血の状態です。また、胎児の血中ヘモグロビンは、低酸素状態でも酸素を運搬する能力の高い胎児型ヘモグロビン（HbF）で、成人型ヘモグロビン（HbA）と比べると寿命が短くなっています。

出生後、ガス交換が胎盤から肺に移行して十分な酸素を得られるようになると、HbFの寿命が短いために赤血球の破壊（溶血）が進みます。**溶血によって過剰な間接ビリルビンが産生されますが、新生児は肝機能が未熟なため肝臓での間接ビリルビン処理能力が低いため、肝臓での間接ビリルビンの取り込みや、グルクロン酸抱合による間接ビリルビンの直接ビリルビンへの変換が不十分などにより、血中の間接ビリルビン濃度が上昇**する**生理的黄疸**が見られます。黄疸は生後2～3日頃から始まり、4～5日頃をピークに7～10日頃に消失します。**ピーク時のビリルビン値が15mg/dL以下が目安**です。

母乳の場合、母乳に含まれるプレグナンジオールがグルクロン酸抱合を抑制して黄疸が見られやすくなったり、症状が長引いたりしますが、母乳を中止する必要はありません。

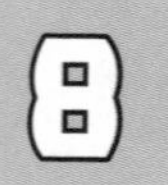

出る度

新生児の全体水分量と必要水分量

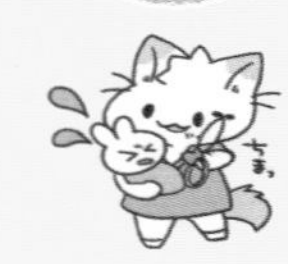

赤ちゃんは大人より体の水分量が多く、1日に必要な水分量も多くなります。その理由を覚えましょう

ヒトの**全体水分量**とは細胞外液と細胞内液を合わせたものをいいますが、**新生児は体重の約80%が水**です。

成人の体水分量が体重の60%なのに対し、新生児の水分量の割合が多いのは、若いほど細胞外液量（組織液）が多いからです。出生直後の新生児の顔がむくんでいるのは細胞外液量が多いからで、日がたつと細胞外液量も少しずつ減っていき、むくみも取れていきます。

また、**血漿の電解質量は年齢にかかわらず一定**です。

主要な陽イオンと陰イオン

- 細胞内液……K^+、HPO_4^{2-}
- 細胞外液……Na^+、Cl^-、HCO_3^-

1日に必要な水分量

乳児は成人と比較して、体重当たりの水分の出納量が大きく、水分摂取量の減少や排泄量の増加といった**わずかな変化で、容易に脱水症を起こしやすい**です。

乳児が成人と比較して脱水になりやすい理由としては、

- **尿細管での水の再吸収能が低い＝尿の排泄量が体重に比較して多い**
- **体重に占める体水分量の割合が多く、体液における細胞外液の割合が多い**

などがあげられます。

そのため、**1日の体重当たりの必要水分量は成人よりも多くなります**。**必要水分量は、輸液をする場合の輸液量となる**ので、覚えておきましょう。

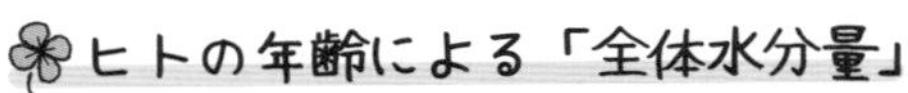

ヒトの年齢による「全体水分量」

	新生児	3ヶ月乳児	1年〜成人	高齢者
全体水分量	80%	70%	60%	50〜55%
細胞外液量	45%	30%	20%	20%
細胞内液量	35%	40%	40%	30〜35%

※高齢者の細胞内液量の減少は筋肉量の減少による

細胞外液　細胞内液

新生児　80%　45%　35%

3ヶ月乳児　70%　30%　40%

1歳〜成人　60%　20%　40%

高齢者　50〜55%　20%　30〜35%

1日の「必要水分量」(mL/kg/日)

	新生児	乳　児	幼　児	学　童	成　人
水分必要量	80〜100	120〜150	100〜120	60〜80	40〜50

出る度

9 原始反射

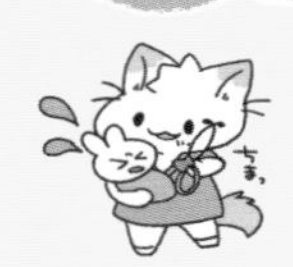

ヒトの子どもは他の哺乳類と違い１人では何もできませんが、この時期に環境に適応するための生まれつきの機能があります

スイスの生物学者ポルトマンは、ヒトの赤ちゃんは、他の動物の赤ちゃんにくらべて生理的早産で生まれてくると提唱しました。ヒト以外のほとんどの生物は出生後すぐに立ち上がり歩き始めますが、ヒトの赤ちゃんは非常に無力で未熟な状態のため、母親をはじめとした周りの大人たちに世話をしてもらう必要があります。これを生理的早産といったのです。

新生児や乳児の原始反射

無力で未熟な状態（原始的な状態）の新生児・乳児ですが、初めての環境に適応して生きていくために、生まれつきの機能（原始反射）があります。たとえば、口唇や口角に近い頬のあたりに触れると、新生児・乳児は口を開き、吸い込む動作（吸啜（きゅうてつ）運動）を意思とは無関係に、誰に教えてもらったわけでもなく始めます。これを**吸啜反射**といい、大脳の機能が未熟なために見られる反射のひとつです。

新生児・乳児の**原始反射**は、吸啜反射のように母乳やミルクを飲むといった生命維持の目的もありますが、反射を繰り返すことによって中枢神経が発達するという作用もあります。筋力や知的能力の発達にもつながり、無意識の運動である反射から、随意（ずいい）運動につながっていくものでもあります。

また、**姿勢反射**もあります。原始反射が脳の機能が未熟なために見られ大脳機能の成熟に伴い消失していくのに対し、ホッピング反射、パラシュート反射、視性立ち直り反射といった姿勢反射は、姿勢や運動中の平行を調整したり維持したりするためのものなので、獲得したら消失することはありません。

原始反射は新生児期から見られることとその消失時期を、**姿勢反射は出生時には見られず獲得したら消失することはない**という点を押さえましょう。

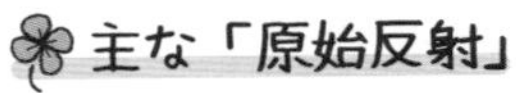

主な「原始反射」

反射	内容	消失時期
吸啜反射	口の中に指や乳首を入れると吸啜する	生後4～5ヶ月頃
モロー反射	急に頭を下げたり、大きな音で、手と指を左右対称に広げる	生後4ヶ月頃
バビンスキー反射	足の裏の外側の縁を軽く擦ると、母指が背屈し、他の足の指が扇のように広がる	2歳未満
緊張性頸反射	仰臥位の状態で顔を横に向けると、顔を向けた側の手足を伸ばし、反対側の手足を屈曲する	生後5～6ヶ月

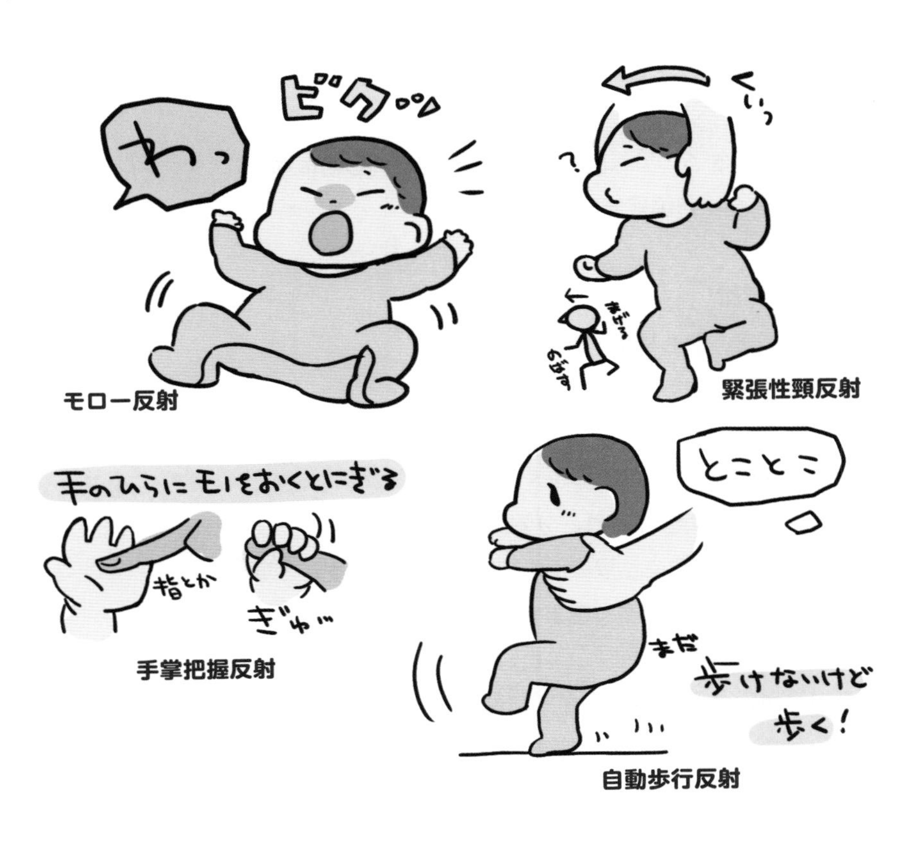

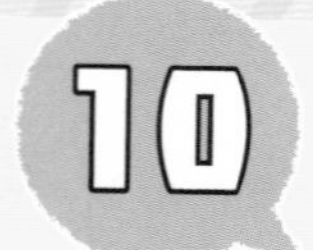

出る度

新生児・乳児の免疫

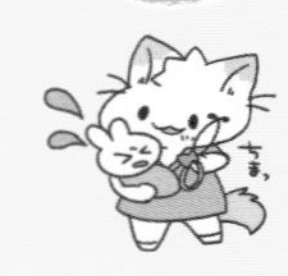

感染予防のはたらきをする「免疫グロブリン」。中でも「IgG」と「IgA」は胎盤と母乳に大きく関係します

免疫グロブリン（抗体）には、IgG、IgM、IgA、IgE、IgDがあります。感染防御のはたらきをするのは、IgG、IgM、IgAの3種類です。各特徴を覚えましょう。

IgGの特徴

- 血漿中に最もたくさん存在する
- 胎盤を通過できるため、母体から胎児へ移行するので、胎児に受動免疫を与える
- 胎盤を通過するので、出生直前に成人値と同じ値になる
- 生後3～6ヶ月頃最低値となる

IgMの特徴

- 抗原刺激後、最も早く出現する
- 胎児でも産生することができる

IgAの特徴

- 血清と分泌型に分けられ、分泌型では唾液、涙、母乳、鼻汁、気管支、消化管などに分泌され、粘膜表面を覆って病原体の侵入を防ぐ
- 母乳、とくに初乳に多く含まれ、乳児に受動免疫を与える

なお、**IgEはⅠ型アレルギーに関与**していて、過剰に産生されると蕁麻疹（じんましん）や花粉症などのアレルギー性鼻炎、アナフィラキシーショックといったアレルギーを引き起こします。

「血清免疫グロブリン」の年齢による変化

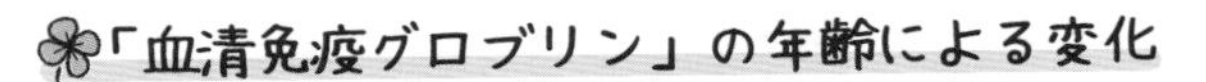

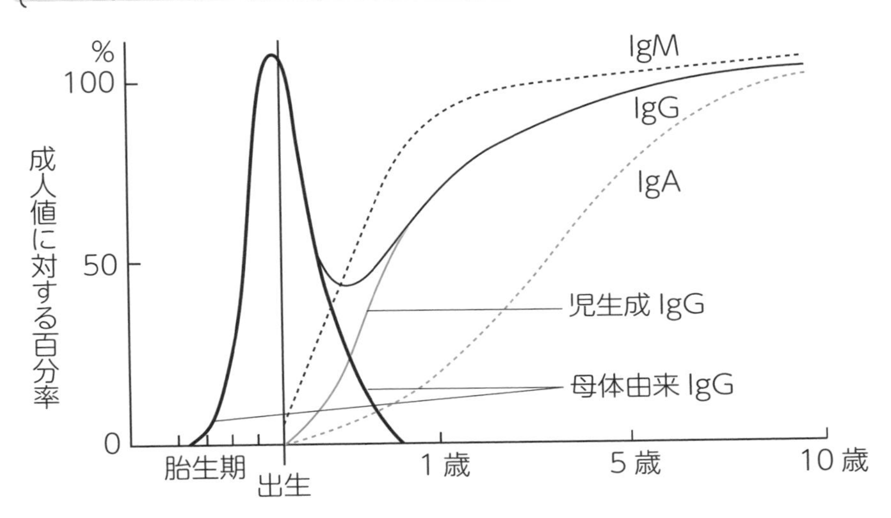

免疫グロブリンの特徴を覚えよう！
くすり

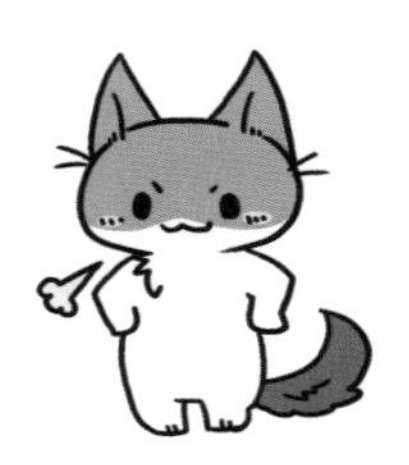

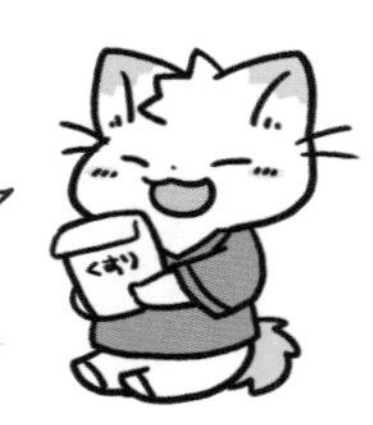

斉藤先生のワンポイント講座

免疫グロブリンの各特徴、覚え方についてはシリーズ1巻で詳しく解説しています。

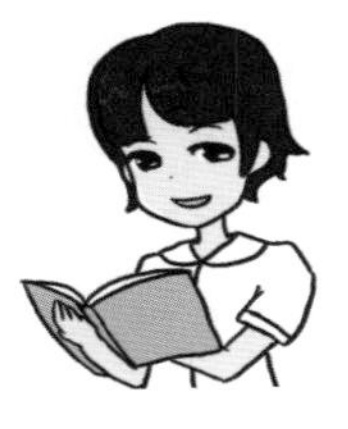

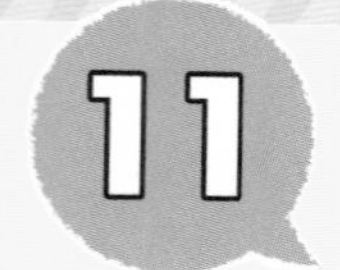

運動機能の発達

出る度

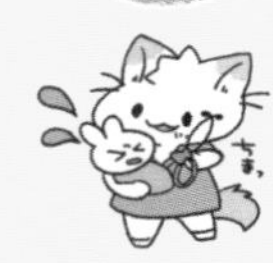

子どもの運動能力の発達には年齢による目安があります。だいたいの月齢を押さえておきましょう

一般的原則の項で解説したように、**発達には順序性、方向性があり、頭部から下へ、中枢から末梢へと発達が進みます**。

首が座ってから腰がすわり、1人で座ることができるようになります。座ることができるようになると、大腿部が発達し、ハイハイができるようになり、下腿部のはたらきが発達してつかまり立ちができるようになります。そして1歳を過ぎると、ひとり歩きができるようになるのです。

年齢による運動の目安

運動が可能になる年月齢には個人差がありますが、その月年齢の乳幼児の90%が可能となる運動の目安は以下のとおりです。

月齢・年齢	粗大運動	微細運動
4～5ヶ月	首が座る	
6～7ヶ月	寝返りができる	積み木を手のひらで握る
9～10ヶ月	1人で座る ハイハイができる	積み木を指先でつまむ
1歳	ひとり立ちができる	
1歳3～4ヶ月	ひとり歩きができる	

粗大運動は姿勢の保持や移動などの運動、**微細運動**は手や指を使った精密な動作を必要とする運動です。

手先の運動は、原始反射である**手掌把握反射（てのひらにものが触れると、強く握り占める反射）が消失する4～6ヶ月を過ぎた頃から見られる**ようになります。

12 社会心理的発達

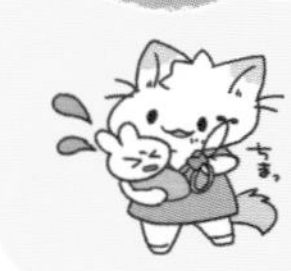

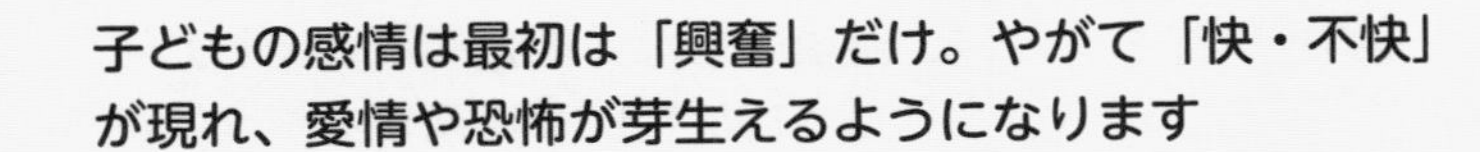

子どもの感情は最初は「興奮」だけ。やがて「快・不快」が現れ、愛情や恐怖が芽生えるようになります

ブリッジェスの情緒分化によると、新生児期には単に興奮しかありませんが、生後３ヶ月になると快と不快の区別がつくようになります。

これらの情緒の分化のうち、**６ヶ月頃になるとまず不快の情緒が分化して怒り、嫌悪、恐れなどが現れます**。また、４ヶ月になると母親の顔や声がわかるようになり、６ヶ月を過ぎると、視覚・聴覚機能により母親と見知らぬ人を区別することができるようになるため、**人見知りや、母親の姿が見えなくなると泣くといった分離不安が見られる**ようになります。

１歳になると快の情緒が分化していき、愛情や得意といった情緒が見られるようになります。１歳半〜２歳頃は人形やぬいぐるみをかわいがり、**３歳頃には子ども同士の愛情が見られる**ようになり、子ども同士で遊ぶことができるようになりますが、年下の子どもとの出会いで、自分より小さい子どもをかわいがるようになります。

思考と自我の芽生え

２〜４歳には自我（じが）が芽生え、自己主張を始めます。第１反抗期です。

乳児期に思考力が現れます。幼児期は自己中心的思考で、自分の知っていることは他の人も当然知っていると思っています。また、世の中のすべてのものに生命や意識や感情があるとする考えであるアニミズムが特徴です。自分が大切にしている人形の手が取れてしまった場合、人形が痛いと感じていると考えたりします。

子どもの認知発達理論はピアジェが有名で、12歳までを、運動的な動きで外界を認識する感覚運動期、言語でイメージする前操作期、具体的なものを見て結合や分離を理解する具体的操作期、具体的なものがなくても仮説から結論を導ける形式的操作期に分けたものです。

出る度

13 言語の発達

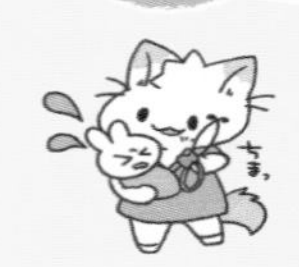

赤ちゃんは、生後間もなくは泣くことでしか不快さを表現できません。では、いつ頃言葉を覚えるのでしょう？

赤ちゃんは生後２ヶ月頃になると、音を発する器官が発達してきて「あー」など、やわらかい声を出すようになります。これをクーイングといい、赤ちゃんが「気持ちいい」と感じるときに発する声です。

次に、咽頭部（いんとう）の発達に伴って咽頭部の空間が広がり、喃語（なん）が始まります。**喃語は言葉を覚える前に発する意味の伴わない声で、口や舌を使って出す「あう」、「ばぶ」といった２つ以上の音がつながっているもの**です。２ヶ月末から見られますが、６～８ヶ月で盛んになります。

８～９ヶ月を過ぎると、音の調節と発声、肺から出る空気のコントロールが可能になり、発する喃語の発音がはっきりしてきます。

意味のある言葉を話せるようになるのは１歳過ぎ

１歳を過ぎると、意味のある言葉の一語文（いちごぶん）を話すようになります。これは「犬」という意味を持つ「ワンワン」や、「ごはん」という意味を持つ「マンマ」、「パパ」「ママ」などで、単語中心です。

一語文を話すようになって６～８ヶ月程度経過した頃、2歳を過ぎると「おちゃ、ちょうだい」や「パパ、かいしゃ」「ママ、きて」といった二語文（にご）を話すようになります。

３歳くらいで「ママこっち来て」などの三語文を話し始め、「～が」「～は」などの助詞や、「そして」などの接続詞が使えるようになります。この時期に話す言葉はおおよそ1000語前後といわれています。「これ、なあに」などの疑問文が使えるようになるもの３歳以降です。

また、自分の名前をいるようになるものこの頃です。**幼稚園に入園するときには自分の名前がいえるようになっている**のだなあ、と覚えましょう。

子どもの言語の発達時期と話す言葉

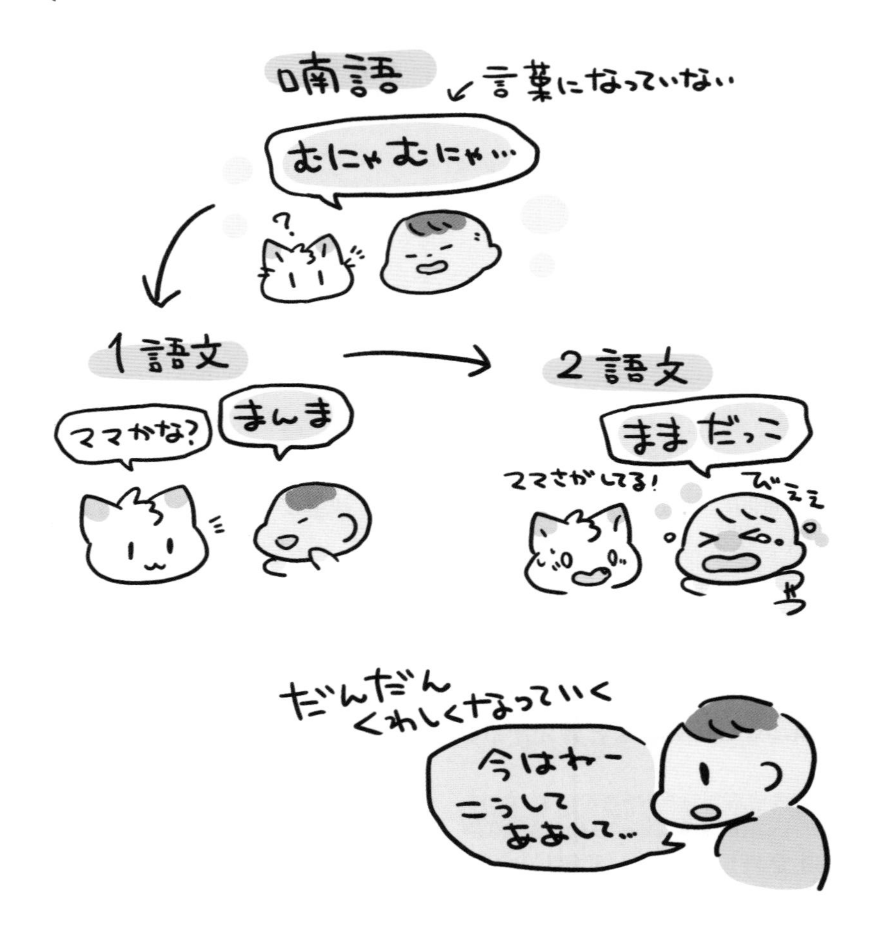

斉藤先生のワンポイント講座

3歳頃は第1反抗期なうえ、「これなあに?」期に入ります。この時期の子育ては大変そうですね。

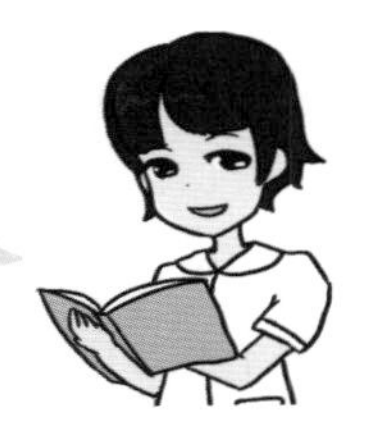

14 幼児期の基本的生活習慣の確立

出る度

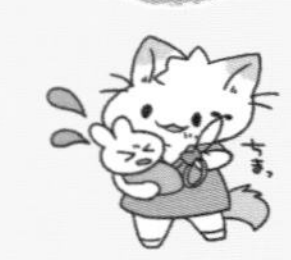

食事や排泄などの生活習慣は4歳頃までにできあがります。その頃に大事なこととはなんでしょう？

食事、排泄、更衣（こうい）（着替え）、清潔、睡眠の生活習慣を**基本的生活習慣**といい、幼児期に確立します。

食事習慣は1歳になると食べ物をつかもうとするので、手づかみ食べ支援等で子どもが自分で食べられるようにします。**1歳半になるとスプーンやコップが使用できる**ようになります。**はしがだいたい使えるようになるのは3歳**で、4歳になると上手に使えるようになります。

排泄習慣は、尿意より便意のほうが自覚しやすく回数が少ないこと、一定の決まった時間に見られやすいことから、通常、**排便のしつけから行います**。上手に歩けるようになる1歳半頃がトイレトレーニング開始の目安で、子が便意を自覚し、知らせるようになったら便器に座らせます。4歳半になると排便後に紙を使って、後始末ができるようになります。

清潔習慣は、**3歳になると食事前の手洗いをする**ようになり、**4歳でうがい、顔を洗う、歯をみがく、鼻をかむといった基本的習慣が確立**します。

基本的生活習慣の確立時期の覚え方

基本的生活習慣は3歳が習得しやすい時期なので、3歳を中心に覚えるといいでしょう。

3年保育の幼稚園であれば入園年齢ですが、幼稚園ではお弁当をはしで食べますし、食事の前後に「いただきます」「ごちそうさまでした」といったあいさつもし、食前には手も洗いますよね。また、3歳児が排泄の際そばについていなくてはならないと、幼稚園の先生たちは園児がトイレに行くたびについていかなくてはなりません。3歳はパンツを脱がせてもらえれば1人でトイレが可能なので、パンツを脱がせて排泄後にパンツをはかせればよいだけになる、と覚えるとよいでしょう。

「基本的生活習慣」の確立

排泄習慣のしつけ

オマルでもトイレでも子どもが嫌がらずに座る方法で
便器に座ることに慣れさせることから始める

2、3さいの発達に
あわせた
しつけを行う

排尿のしつけ

排尿間隔がどれくらいあいているかを
ときどきおむつをさわって確認して
２時間くらいあいたとき
子どもが遊びに夢中でないときをねらって
便器に座らせる

おしっこが出なくても
便器に座ったことをほめ
たまたま出たら、出たおしっこを見せて
「チッコ（チイ、シイ）でたね」
と対応する

2さい
ひとりで排尿

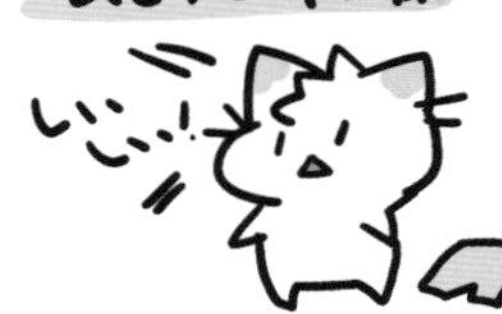

２歳半になると
そばについていれば
ひとりで排尿が
できるようになる

3歳になると、パンツを脱がせればひとりでトイレに
行って排尿ができるようになる

3さい
パンツをぬいで
トイレ！と把握
しておこう

斉藤先生のワンポイント講座

ちなみに通常、幼稚園の年少組（3 歳児クラス）のトイレはドア１枚で教室に隣接しています。

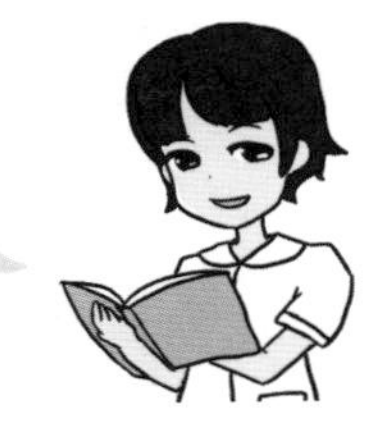

出る度

15 遊びの分類と発達

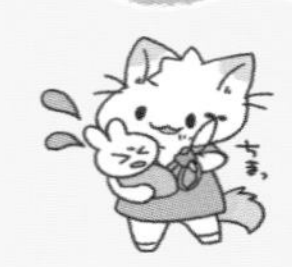

**子どもは年齢によって遊び方も発達していきます。
また、その遊び自体も４つに分類されます**

幼児にとって遊びは、想像力と創造力をはたらかせ、体を使って他の人とコミュニケーションをとることによって、心と体の発達を促すことができる重要なものです。遊びは特徴によって以下の４つに分類されます。

遊びの分類

- 見る・聞く・触るなどの感覚機能や、体を動かす運動機能をはたらかせて楽しむ感覚運動遊び
- 人形を赤ちゃんに見立てて遊ぶ象徴遊び（ごっこ遊び）
- テレビを見たりお話を聞いたりする受容遊び
- 物をつくったり絵をかいたりして、つくり出す楽しみがある構成遊び

遊びの発達

遊びは心身の発達に伴い、社会関係から見た遊びとして多様化し、複雑になってきます。

０～１歳の時期は、**周囲と関係なく１人で遊び、他の子どもに対しても無関心**です。これをひとり遊びといいます。

１～２歳頃は**他の子どもに関心を持ちますが見ている状態で、遊びに加わることはしない**傍観遊びになります。この時期は見ていることで遊び方を理解し、遊びに加われるようになっていきます。

２～３歳は**同じ場所で同じ遊びをしますが、お互いに関心を持たず、それぞれ１人で遊ぶ**並行遊びになります。

３～４歳頃は**他の子どもと一緒に遊びますが、遊びの役割分担ができていない**連合遊びです。この連合遊びの状態から、**ルールや役割を決めて遊ぶようになる**のが協同遊びです。協同遊びには、鬼という役割を決めて遊ぶ鬼ごっごなどがあります。

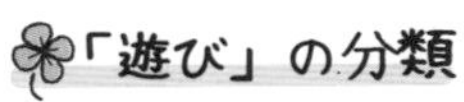

「遊び」の分類

遊びの分類	時 期	遊びの例
感覚運動遊び	乳児期〜	がらがら、オルゴールメリー
象徴遊び	3〜4歳で盛ん	おままごと、お店屋さんごっこ
受容遊び	乳児期〜学童期	テレビ、絵本
構成遊び	2歳頃〜	積み木、お絵かき、粘土

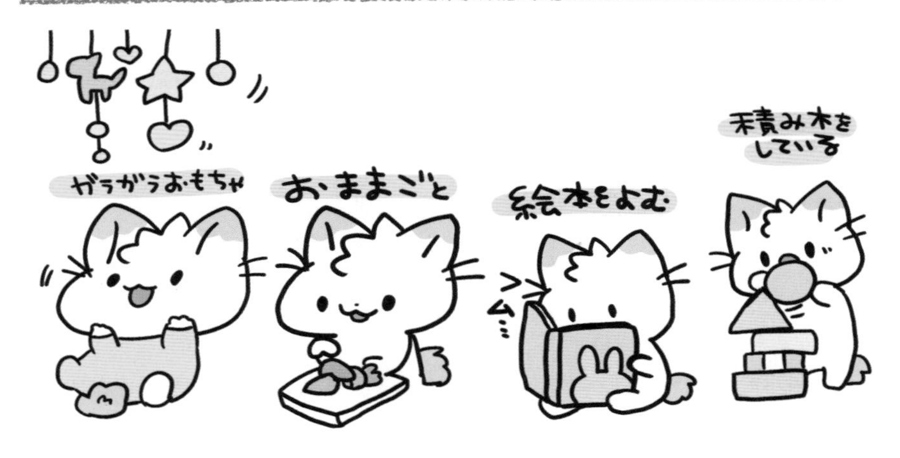

「遊びの発達」の年齢

	時 期
ひとり遊び	0〜1歳
傍観遊び	1〜2歳
並行遊び	2〜3歳
連合遊び	3〜4歳頃
協同遊び	3〜4歳頃

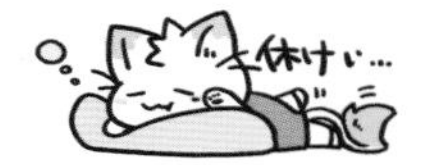

16 身体発育の評価① パーセンタイル

出る度

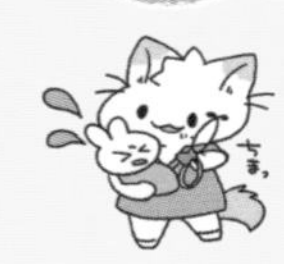

「パーセンタイル」は子どもの栄養状態や身体発育の評価の目安となる発育曲線です。見方を覚えましょう

肥満や痩せ傾向など、栄養状態の評価のためのスクリーニングのひとつとして、また身体発育の評価として、身長と体重の発育曲線があります。これを**パーセンタイル値成長曲線**といいます。

パーセンタイル値成長曲線の見方

右ページのグラフは上が男児、下が女児です。図中の上にある7本の曲線が身長の発育曲線で、下の曲線が体重の基準線になります。

この7本の基準線は上から97、90、75、50、25、10、3パーセンタイル曲線といいます。

97パーセンタイル値は同じ年齢の子ども100人を身長もしくは体重の低い方から高いほうに並べた場合、低いほうから高いほうに数えて97番目、3パーセンタイル値は低いほうから高いほうに数えて3番目にあたる身長または体重を意味します。

基線の間をチャンネルといい、**発育曲線がチャンネルを横切ることがなければ正常、発育曲線がこのチャンネルを横切って上向き、あるいは下向きになった場合に異常と判断**します。

パーセンタイル値成長曲線の判断基準

- 10～90パーセンタイル……発育上問題なし
- 10パーセンタイル未満90パーセンタイル以上
  ……発育に偏りあり要経過観察
- 3パーセンタイル未満97パーセンタイル以上
  ……発育に問題あり、要精密検査

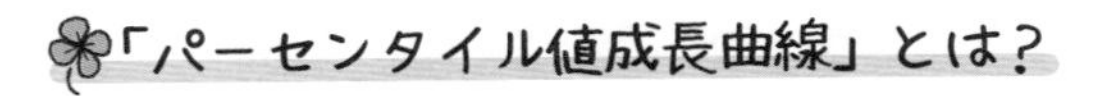
「パーセンタイル値成長曲線」とは？

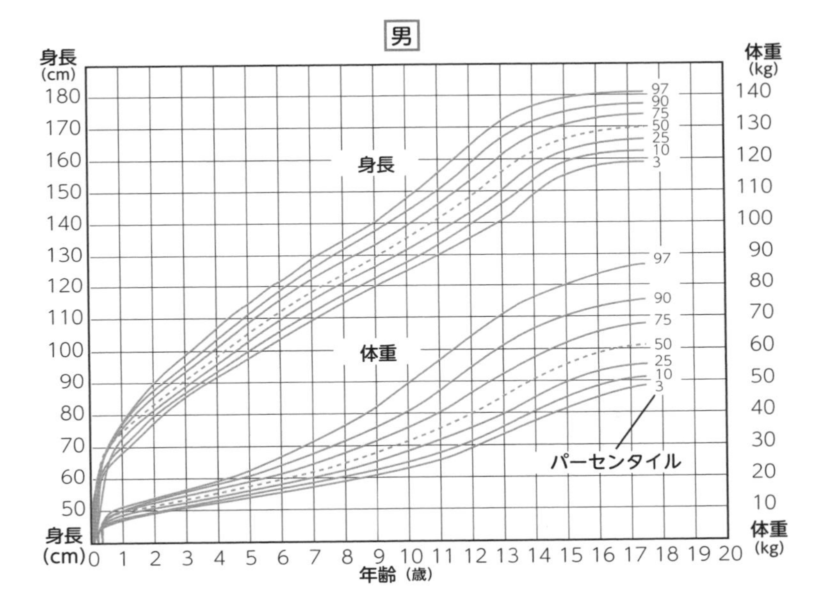
男
身長
(cm)
体重
(kg)
180
170
160
150
140
130
120
110
100
90
80
70
60
50
140
130
120
110
100
90
80
70
60
50
40
30
20
10
身長
体重
97
90
75
50
25
10
3
パーセンタイル
0 1 2 3 4 5 6 7 8 9 10 11 12 13 14 15 16 17 18 19 20
年齢（歳）

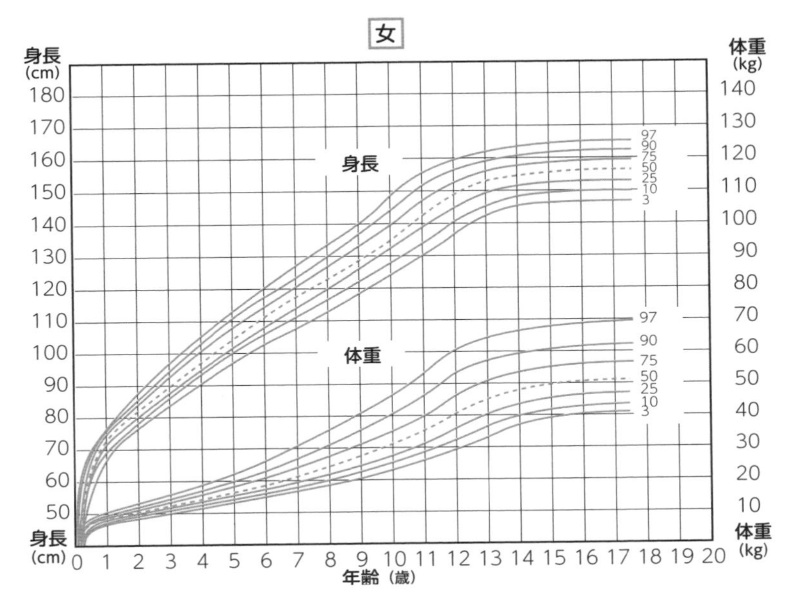
女
身長
(cm)
体重
(kg)
180
170
160
150
140
130
120
110
100
90
80
70
60
50
140
130
120
110
100
90
80
70
60
50
40
30
20
10
身長
体重
97
90
75
50
25
10
3
0 1 2 3 4 5 6 7 8 9 10 11 12 13 14 15 16 17 18 19 20
年齢（歳）

出る度 ●●○

17 身体発育の評価②
肥満度や指数による評価

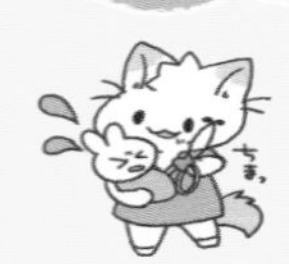

子どもの身体発育の評価は「肥満度」や「カウプ指数」、「ローレル指数」でも行います。計算式を覚えましょう

子どもの身体発育は、先のパーセンタイル値成長曲線だけでなく、肥満度や肥満指数によっても評価することができます。

肥満度による評価

肥満度は次の式で割り出せます。

$$肥満度（\%）= \frac{実測体重（kg）- 身長別標準体重（kg）}{身長別標準体重} \times 100$$

肥満度が＋20％以上であれば肥満、−20％以下であればやせ傾向です。

指数による評価（カウプ指数とローレル指数）

カウプ指数は、生後３ヶ月から５歳までの乳幼児の肥満度を評価するのに用いられます。

$$カウプ指数 = \frac{体重（g）}{身長（cm）^2} \times 10$$

カウプ指数のおおまかな評価基準として**正常が 15 〜 19、肥満傾向が 19 〜 22、太りすぎが 22 以上**となります。

また、ローレル指数は学童期の肥満度を評価する場合に適します。

$$ローレル指数 = \frac{体重（g）}{身長（cm）^2} \times 10^4$$

ローレル指数は大まかな評価基準として **160 以上が肥満、140 付近が標準値、100 未満がやせすぎ**となります。

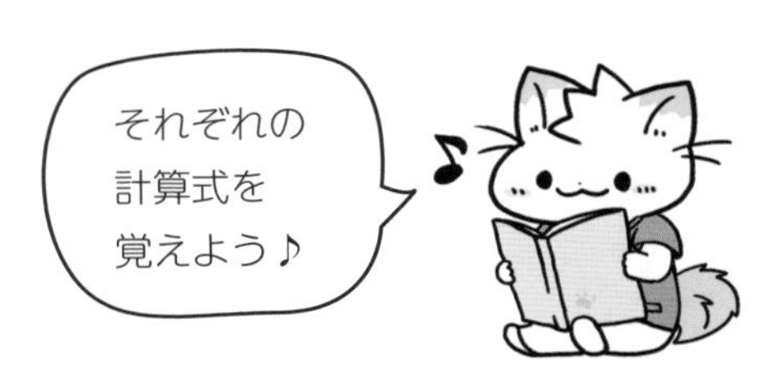

斉藤先生の国試実践トレーニング！

肥満度について、国家試験の過去問題を見てみましょう。

例題）9 歳の男児。体重 36kg。標準体重を 30kg とした場合の肥満度はどれか。

① 6%
② 12%
③ 20%
④ 36%

肥満度＝（36kg － 30kg）／ 30kg × 100 ＝ 20％となるので、正解は③です。

また、25 ページの「国家実践トレーニング」で出題した身長 100cm、体重 28kg の子のカウプ指数は

$$\frac{28000\ (g)}{100\ (cm)^2} \times 10 = 28$$

となるので、この子はカウプ指数でも太りすぎであることがわかります。
なお、カウプ指数と BMI は計算式が非常に似ていますが、

$$BMI = \frac{体重\ (kg)}{身長\ (m)^2}$$

なので、注意してください。

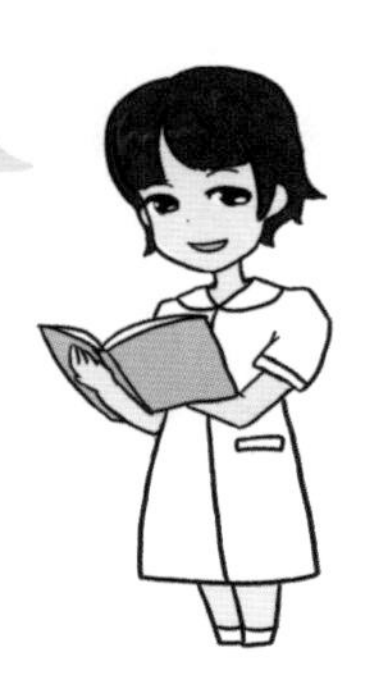

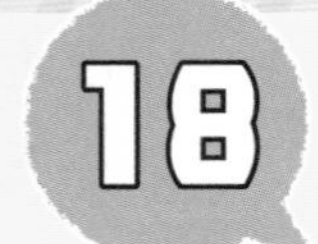

18 摂食機能の発達 ── 離乳食

出る度

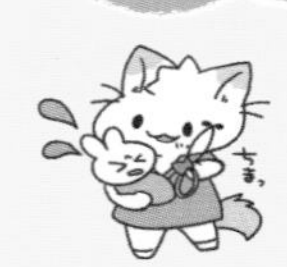

「離乳食」はミルクなどから固形物に栄養摂取が移行する過程。時期によって回数も与える内容も変わってきます

離乳食とは、母乳やミルクなどの乳汁栄養から柔らかい固形食の幼児食へと移行する過程をいい、固形食の摂取により食物を噛みつぶして飲み込むように発達していきます。この発達で摂取する食品の量や種類が増加します。

離乳食の段階

離乳食は、5～6ヶ月頃から始めます。この時期には首がしっかり座り、支えると座れます。**「食事は座って」が基本**なのです。さらにこの時期になると食べ物に興味を示すようになり、スプーンなどを入れると舌で押し出してしまう哺乳反射が少なくなってきます。**離乳の開始時期は「なめらかにすりつぶした」**もので、つぶしがゆから始め、すりつぶした野菜なども試します。この時期の離乳食は1日1回で、授乳の前に離乳食を食べさせ、その後、母乳やミルクは飲みたいだけ飲ませます。

開始から1～2ヶ月くらい過ぎたら、離乳食は1日2回とし、食事のリズムをつけていきます。**生後7～8ヶ月になると舌の上下運動が可能になるので「舌でつぶせる固さ」**にし、食物の種類も蛋白質の豊富な食品と野菜を組み合わせて栄養バランスをとるようにします。離乳食の量が増えることで母乳やミルクの量は減ってきますが、授乳のリズムに沿って与えます。

生後9～11ヶ月になったら、離乳食は1日3回、「歯ぐきでつぶせる固さ」のものにします。味覚が発達してきますので、いろいろな食品に慣らし、味付けも工夫して様々な味を経験させましょう。

生後12～18ヶ月は離乳食の仕上げの時期です。歯ぐきで噛んだりつぶしたりできるようになるので「歯ぐきで噛める固さ」にし、1日3回与えて生活リズムを整えます。

また、おやつも食事で取りきれない栄養素を補うのに大切です。

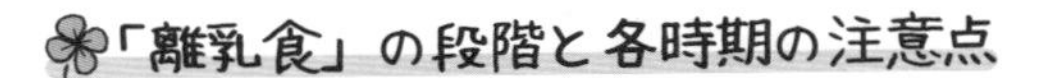

「離乳食」の段階と各時期の注意点

離乳食のながれ

- 開始：生後5～6ヶ月頃　1日1回から
つぶしがゆ→すりつぶした野菜
慣れてきたらつぶした豆腐・白身魚などへ
授乳の前に離乳食を食べさせて
その後母乳やミルクは飲みたいだけ飲ませる

母乳やミルクの量は減ってくるけど授乳のリズムに沿って与えよう

- 開始から1～2ヶ月くらい過ぎたら
1日2回
食事のリズムをつけていく

- 生後7～8ヶ月
舌の上下運動が可能になる
“舌でつぶせる固さ”の食物形態
食物の種類もタンパク質の豊富な食品と
野菜を組み合わせて栄養バランスをとるようにする

- 生後9～11ヶ月：1日3回
食物の形態は“歯ぐきでつぶせる固さ”
味覚が発達してくる→いろいろな食品にならす
手づかみで食べようとする時期

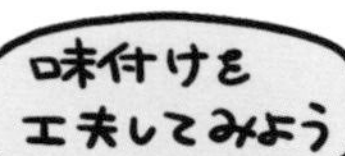

手でもてる
大きに切る

- 生後12～18ヶ月：離乳食の仕上げの時期
歯ぐきで噛んだり、つぶしたりできるようになる
食物の形態は“歯ぐきで噛める固さ”
おやつは食事で取りきれない栄養素を補う
必ずあげなければいけないものではない

もぐっ

> 離乳食で特に注意が必要なもの「はちみつ」
> 1歳未満の乳児には乳児ボツリヌス症の危険がある
> 離乳食にはちみつは使用しないように指導しよう

かげさんの
ちょっとひとやすみ

＊国試対策Q&A ❶

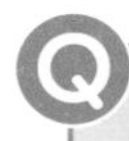

実習と国家試験、両方対策するのがつらいです……。

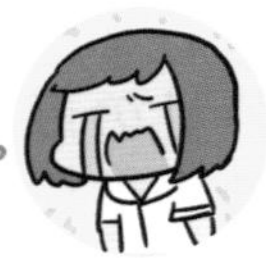

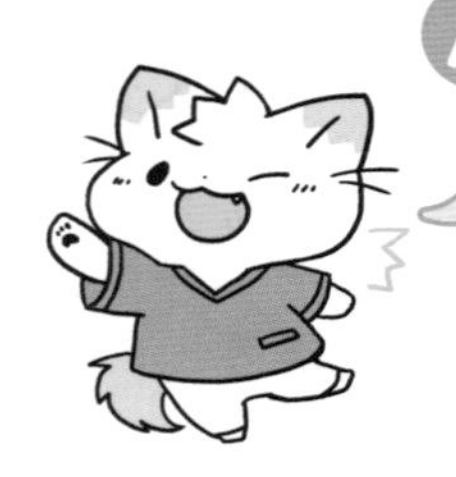

まずは実習に集中。次に実習領域の勉強をしよう！

「実習の記録を書くことで手いっぱい、国試の勉強まで手が回りません！」というお悩みは、本当によく相談されます。

実習を行っている臨床現場で働くためには、看護師免許、すなわち国家試験の合格が必須。つまり、臨床現場である実習は、国家試験と関連しているということです。

ですから、まずは実習領域に関連した単元の問題や参考書を眺めるところから始めましょう。それだけでも糧（かて）になりますよ。

実習に合格しないと卒業できない＝看護師にはなれないので、今はとにかく実習を進めて、国家試験には少しずつ向き合っていきましょう。

「実習と国試の勉強、どちらも頑張らなきゃ！」と向き合っているあなたはすてきです！　自信を持ってくださいね。

第2章

第1部 小児看護学

子どもの疾患と看護

小児科では成人と違った疾患に
対応することがあるよ。
看護は家族に対しても行うから、
子どもの状態を想像しながら
家族への対応なども考えてみよう！

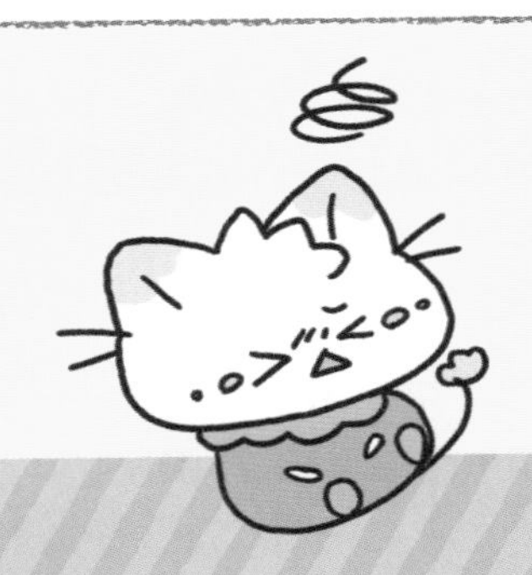

出る度

1 先天異常① 常染色体異常と性染色体異常

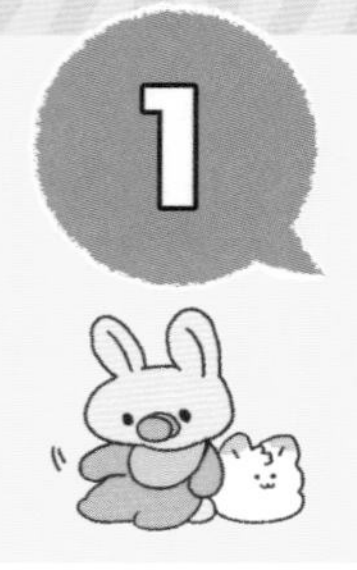

胎児の染色体に異常があると「先天異常」となります。代表的なものを押さえましょう

ヒトの染色体は22対（44本）の常染色体と1対（2本）の性染色体からなり、全部で23対（46本）あります。染色体異常には①常染色体の数の異常、②常染色体の形の異常、③性染色体の数の異常の3つがあります。

3つの染色体異常の代表的な疾患

①常染色体の数の異常の代表的なものが、常染色体の21番目が3本ある**ダウン症候群（21トリソミー症候群）**です。染色体は21番目が1本多いので総数が47本となります。標準型、転座型、モザイク型がありますが、ほとんどが標準型で、全体の90～95％を占めています。発症率は約700人に1人とされていますが、母親の年齢が高くなるほど危険率が高くなります。特徴的な顔貌や**筋緊張の低下**、中等度から重症の精神発達遅滞があり、先天性心疾患などの合併症が見られます。

②常染色体の形の異常の代表的なものが、常染色体の**5番目の一部が欠損**しているネコ鳴き症候群です。鳴き声が子猫のようなことから、この名がつけられました。「クロネコのタンゴ」と覚えるとよいでしょう。

③性染色体の異常には、**X染色体が1本しかない（XO）**の**ターナー症候群**と、**XY染色体に過剰なX染色体がある（XXY、XXXYなど）クラインフェルター症候群**があります。

ターナー症候群はX染色体が1本しかないため外性器は女性で、**低身長**、翼状頸（よくじょうけい）、外反肘（がいはんちゅう）といった特徴と、卵巣の発育不全から無月経や第二次性徴発現不全が見られます。出生時には正常下限程度ですが、やがて成長曲線から離れ、思春期以降に成長スパートが見られず低身長となります。

クラインフェルター症候群は、Y染色体を持つので外性器は男性ですが、過剰Xのため精巣（睾丸（こうがん））の発育が不全で無精子症、高身長となります。

「ダウン症候群」の特徴

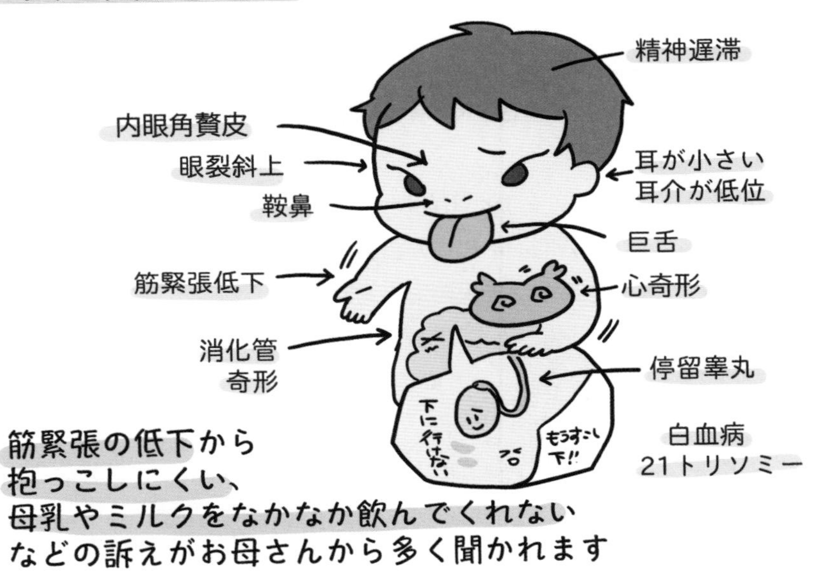

筋緊張の低下から抱っこしにくい、母乳やミルクをなかなか飲んでくれないなどの訴えがお母さんから多く聞かれます

「性染色体異常」の治療

ターナー症候群	クラインフェルター症候群
第二次性徴を起こさせるために女性ホルモンの補充療法を行う 低身長に対しては成長ホルモンなど対症療法	過剰なX染色体のために男性ホルモン分泌低下による骨粗鬆症、筋力低下、女性化乳房などを緩和する目的で、男性ホルモンの補充療法を行う

斉藤先生のワンポイント講座

常染色体は大きさや形から1番から22番までがペア（対）になっており、性染色体も1対2本です。常染色体は少し折れ曲がるような形で、長いほうを長腕、短いほうを短腕といいます。ネコ鳴き症候群で欠損している5番は短腕です。

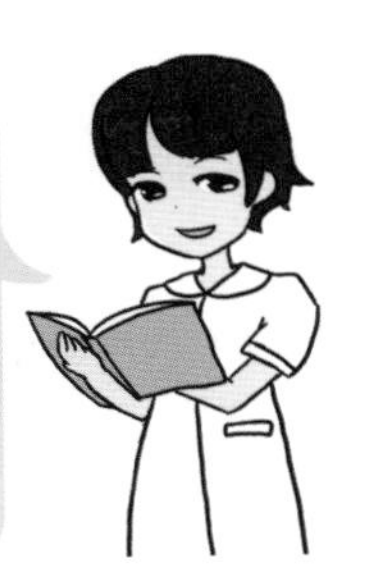

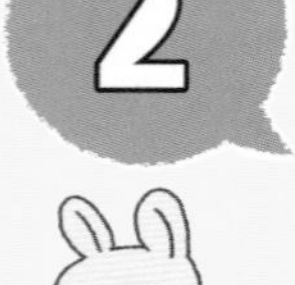
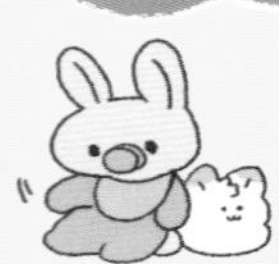

2 先天異常②胎芽病

出る度 ●●○

妊娠３ヶ月までに母体が異常な刺激を受けると、先天奇形が起きます。代表的なのが「風疹症候群」です

受精から妊娠８週未満までを胎芽期（たいが）といいます。胎芽期は催奇形性（さいきけい）に対する感受性が高く、この時期に**母体が外界から異常な刺激（放射能、ウイルス、薬物など）を受けると、先天奇形**となります。これを**胎芽病**といいます。

妊娠中の母体の感染症によって生じる胎内感染症が、**TORCH 症候群**（T：トキソプラズマ、O：その他、R：風疹、C：サイトメガロウイルス、H：単純ヘルペスウイルス）です。

中でも重要なのが風疹（ふうしん）ウイルスによる**先天性風疹症候群**です。妊娠初期の初感染により高頻度に起こり、**胎児の白内障、心臓奇形、難聴**が３大症状です。また、流産の原因ともなります。

胎芽病にはその他、多因子（たいんし）遺伝疾患である口唇口蓋裂（こうしんこうがいれつ）、ヒルシュスプルング病（先天性巨大結腸症）、先天性心疾患などの先天奇形があります。多因子遺伝とは遺伝子と環境因子の相互作用によって発症するもので、特徴的な遺伝形式を示さないものをいいます。

胎児病

胎芽期を過ぎても出生までの間の時期に**環境要因により先天異常が発生する**ことがあり、これを**胎児病**といいます。胎児病には母体の梅毒（ばいどく）トレポネーマ感染により胎盤を介して胎児に感染する先天梅毒や、妊娠中の母親の飲酒による胎児性アルコール症候群などがあります。

先天梅毒は、妊婦が梅毒に感染すると胎盤を通して胎児に感染し、死産、早産、新生児死亡、奇形が起こります。

胎児性アルコール症候群は、胎児・乳児に低体重、顔面を中心とする奇形や脳障害などを引き起こす可能性があります。診断基準は①妊娠中の母親の飲酒、②特徴的な顔貌、③出生時低体重、④出生時頭囲の小ささがあります。

「先天性風疹症候群」の症状

母体

妊娠20週以内に
風疹に感染

経胎盤
感染

新生児
先天性
白内障
見えづらい
難聴
聞こえ
づらい
心奇形
ドキドキ

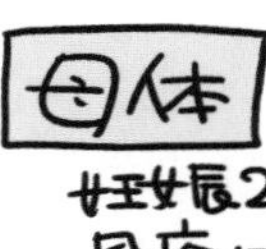

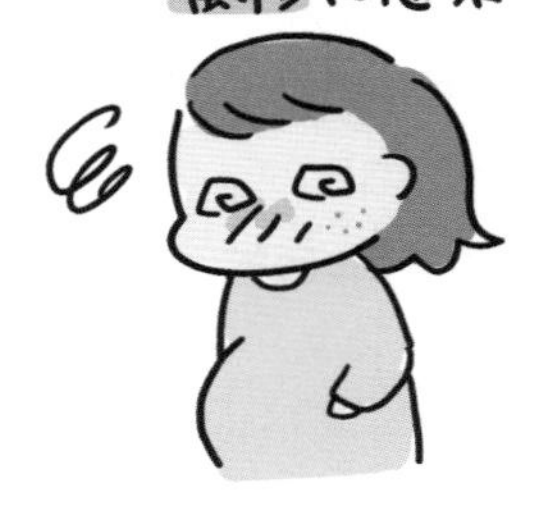

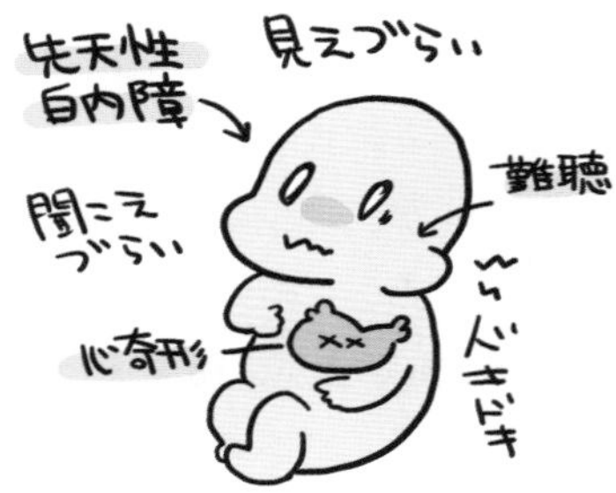

「胎芽病」と「胎児病」の違い

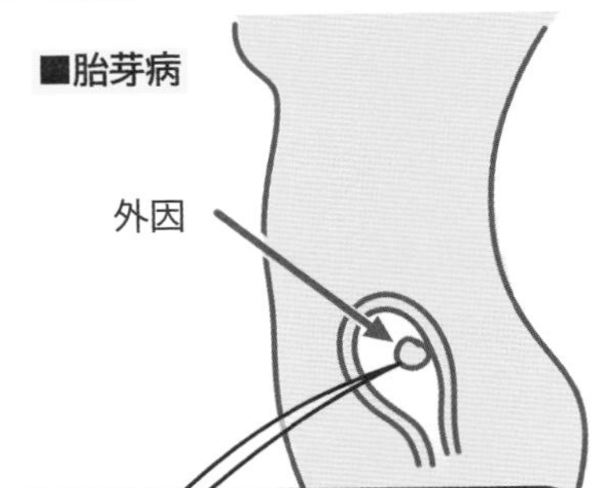

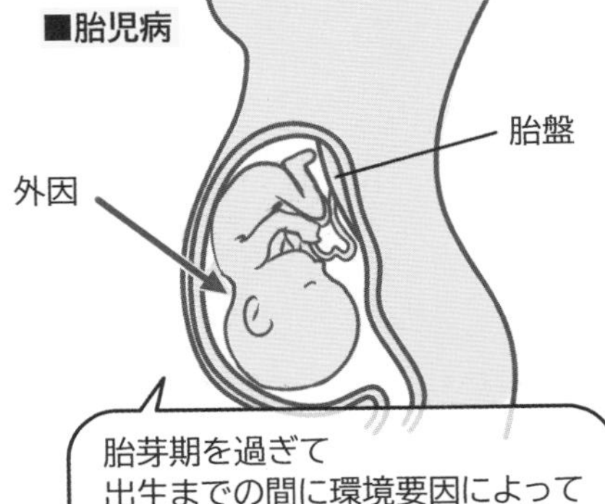

斉藤先生のワンポイント講座

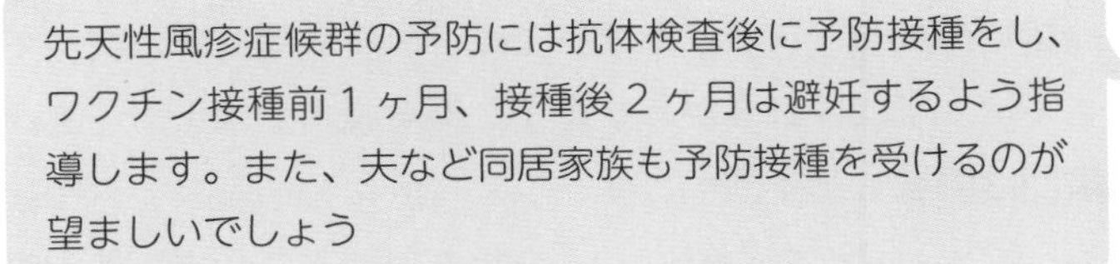

先天性風疹症候群の予防には抗体検査後に予防接種をし、ワクチン接種前１ヶ月、接種後２ヶ月は避妊するよう指導します。また、夫など同居家族も予防接種を受けるのが望ましいでしょう

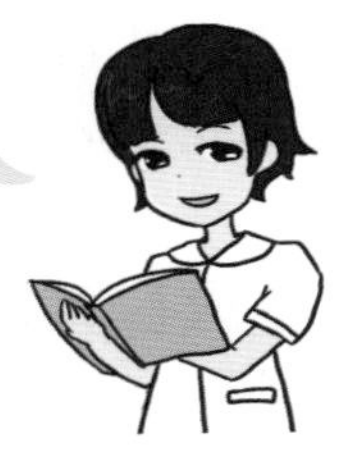

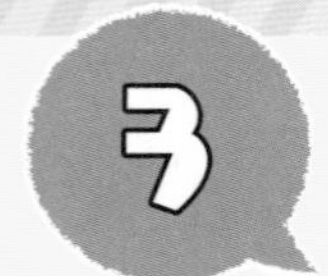

出る度

脱水

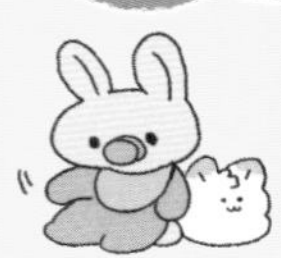

**子どもは大人より「脱水」を起こしやすいもの。
その理由と症状をきちんと押さえておきましょう**

子どもは大人に比べ、嘔吐や下痢、発熱、水分摂取の障害などで容易に脱水になりますが、理由は大きく分けて３つ考えられます。

１つ目は、子どもの体内水分含有量が多いこと。**大人は通常、体内水分量は体重の60%ですが、新生児は80%、乳児は70%**を占めています。

２つ目は、新生児や乳児の細胞外液が細胞内液よりも多いという点です。大人の細胞外液が20%しかないのに対し、新生児は体内水分量80%のうち35%が細胞内液で、45%が細胞外液です。細胞外液が多いということは動く水が多く、不感蒸泄（ふかんじょうせつ）が多いということになります。

３つ目は、子どもは必要水分量が多いという点です。子どもは大人と違い体が大きくなりますが、それにはエネルギーが必要です。そのため、**乳児で体重1kg当たり120～150mL、幼児で100～120mL**というたくさんの水が必要になるのです。なお、大人は通常、1kg当たり40～50mL必要です。

さらに、新生児や乳児は腎機能が未熟です。大人は体内の水が不足したときには濃縮した尿をつくって水分の排泄量を抑えますが、腎臓での濃縮能が低い新生児や乳児はこの調節ができず、尿中への水分排泄量が多くなります。

子どもの脱水の症状

１つ目の症状は体重減少で、**乳児の軽度脱水では４～５%、中等度脱水では６～９%、重症脱水では10%以上減少**します。２つ目は尿量の減少で、外来受診時には最終排尿時刻をチェックしましょう。３つ目は皮膚の乾燥です。また、18ヶ月までは大泉門の観察があります。軽度脱水では正常ですが、**中等度脱水では大泉門は陥没**します。

脱水時は、経口補水療法や、脱水や強いときや吐き続ける場合には外来および入院しての輸液療法が行われます。

子どもの「脱水」が起きるしくみと症状

体内水分量
大人はだいたい体重の60%
新生児　80%
乳児　70%
大人になるにつれて水分がすくなくなる
乳児では尿をキャッチする袋（採尿バック）を使って測定するよ！

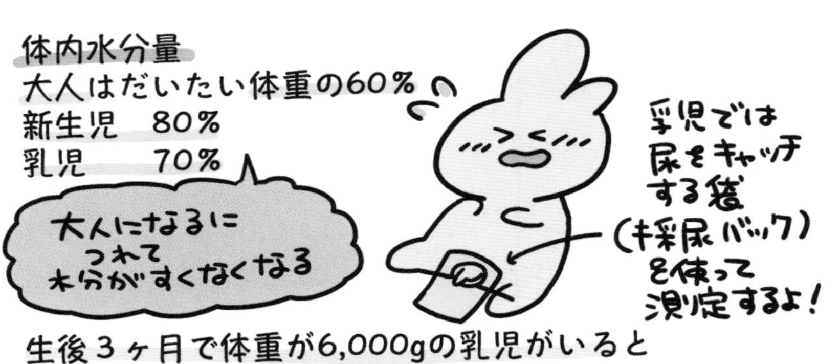

生後３ヶ月で体重が6,000gの乳児がいると
この時期のミルクの授乳量と回数は
200mL×５回＝1,000mL
この赤ちゃんが
100mLの下痢や嘔吐を１日６回すると
100mL×６回＝600mL(=600g)の水分の喪失になる
→体重6,000gの10%の水が喪失したことに…

10%の水の喪失は重症脱水だよ
治療が必要！

皮膚は乾燥すると弾力性がなくなる！

軽度脱水では皮膚をつまんですぐ戻るけれど
中等度脱水ではつまんでゆっくり
重症脱水になるとつまんで非常にゆっくり
(2秒以上かけて)戻るので皮膚状態でも
脱水の重症度がある程度判断できる！

むに
ぱっ

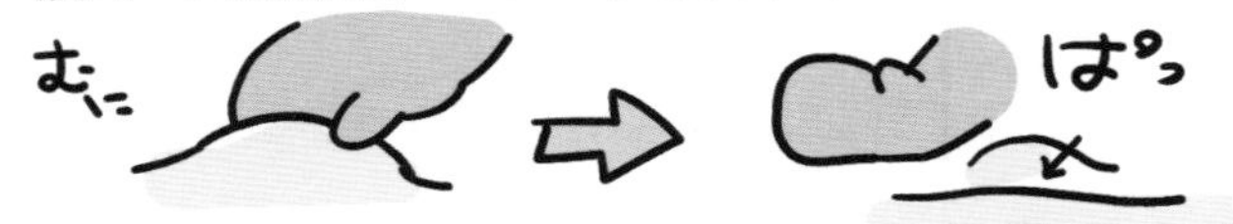

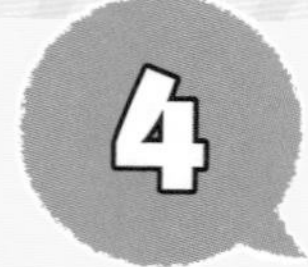

4 肥厚性幽門狭窄症

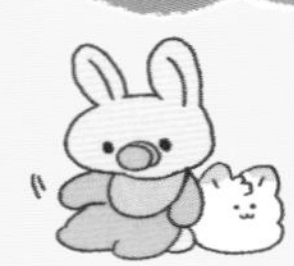

胃の出口が狭くなる疾患で、噴水のように吐き出すといった特徴的な症状を覚えましょう

肥厚性幽門狭窄症(ひこうせいゆうもんきょうさく)は、**胃の出口の幽門筋が徐々に厚くなり**、胃の出口が狭くなる疾患です。生後２～３週頃からミルクなどを飲み込んでも通過しにくくなり、その先の十二指腸に行かず胃に停滞してたまっていきます。

特徴は**噴水状に勢いよく嘔吐する**症状で、嘔吐物に胆汁(たんじゅう)は含まれません（非胆汁性）。また、吐いた後でも機嫌がよく、空腹のためすぐにミルクを飲みたがりますが、ミルクが胃を通過しないため脱水になります。さらに、栄養不足による**体重増加不良や体重減少**をきたします。また、嘔吐により胃酸とクロールイオンを失うため低クロールに、水素イオンを失うため、代謝性アルカローシスとなります（**低クロール性代謝性アルカローシス**）。

治療と看護

診断は右上腹部にオリーブ様のしこり（肥厚した筋層）が触れるかを確認し、さらに腹部の超音波検査で厚くなった筋層を観察して確定診断とします。

基本治療として手術療法と保存的療法があります。

手術は全身麻酔で**粘膜外幽門筋切開術（ラムステッド法）**を行います。手術時に胃部が膨満していると内視鏡の視野が狭くなり危険なので、手術前に胃管を挿入して胃内容物を吸引し、胃を小さくします。**手術翌日より母乳やミルクを飲むことができ**、早期に栄養障害を改善することができます。

保存的療法は抗コリン薬の硫酸(りゅうさん)アトロピンを使って治療します。授乳前に硫酸アトロピンを静脈内投与、または内服して幽門部を弛緩(しかん)させ、胃の出口を一時的に広げます。

母親には**１回量を少なくして頻回に授乳しげっぷさせる**こと、誤嚥を防ぐために上体を高くして顔を横に向かせて寝かせることを指導し、家族には病気がお母さんの責任ではないことを話して、協力を得られるようにします。

「肥厚性幽門狭窄症」が起きるしくみと症状

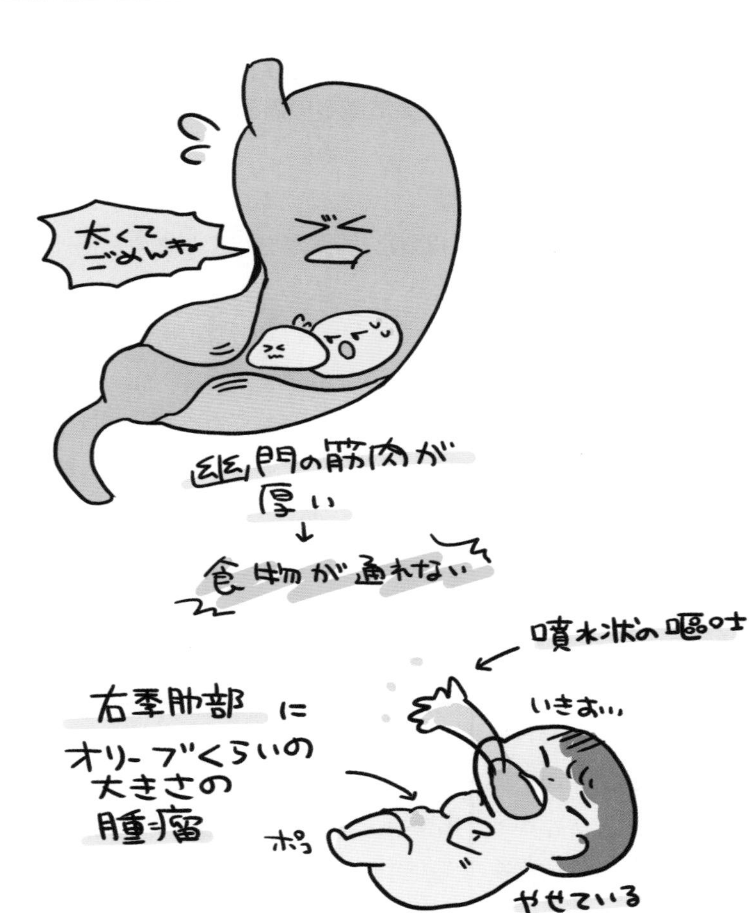

斉藤先生のワンポイント講座

保存療法では薬の作用で一時的に顔が赤くなることがあります。また、治療は脱水があれば点滴も行います。

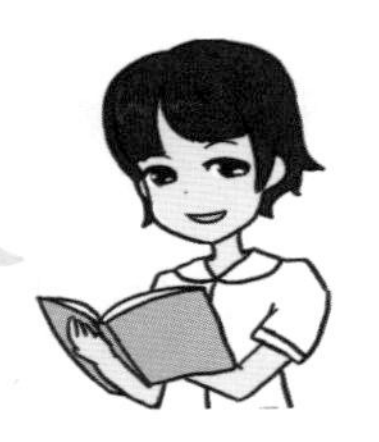

出る度

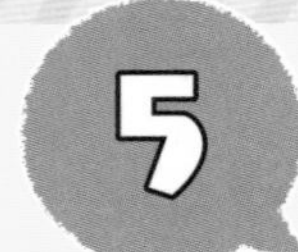

腸重積

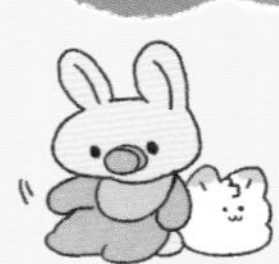

「腸重積」は生後４ヶ月〜３歳の子どもに起きやすい疾患で、突然激しい痛みに襲われます

腸重積は生後４ヶ月〜３歳頃までの乳幼児期に起こる疾患で、小腸が大腸の中にはまり込んで重なり（重積）、腸閉塞を起こします。生理的に回腸が盲腸に軽く入り込んだ状態になっているため、好発部位は回腸が大腸の盲腸部に移行する部位（回盲部）です。重積した腸は血行が悪くなるために、放っておくと腸が壊死します。

腹痛は突然で、腸の重積と元に戻るのに合わせて強くなっては治まり、時間をおいてまた強くなるというように間欠的な痛みが起きます。**痛みが起きるたびに泣く間欠的啼泣**と、**イチゴゼリー状の血便（粘血便）**が特徴です。

治療と看護

多くの場合、腹部の触診と超音波検査で診断が可能で、注腸透視により閉塞部に蟹爪様陰影が見られます。

治療はまず高圧浣腸を行います。薄めたバリウムや空気を腸内に高圧で注入し、圧力で重積した腸を戻す方法（非観血的整復術）です。

高圧浣腸で整復できなかった場合や、発症から時間が経過し高圧浣腸による整復では腸穴が空く危険性が高い場合は、手術による整復（観血的整復術）が必要になります。全身麻酔のうえ開腹して重積した腸を直接手で戻しますが、整復が不可能な場合、もしくは整復可能でもすでに腸管が壊死している場合は、切除し腸をつなぎ直す（吻合）必要があります。病院によっては腹腔鏡手術の場合もあります。

看護は、嘔吐により脱水が見られる場合には医師の指示通り輸液療法を確実に行います。注腸造影中は、脈拍や呼吸、顔色などに注意し、整復後24時間は再発のリスクが高いので症状に注意します。整復後数時間は絶食のため、おしゃぶりや抱っこで患児のストレスを緩和します。

「腸重積」が起きるしくみと特徴的な症状

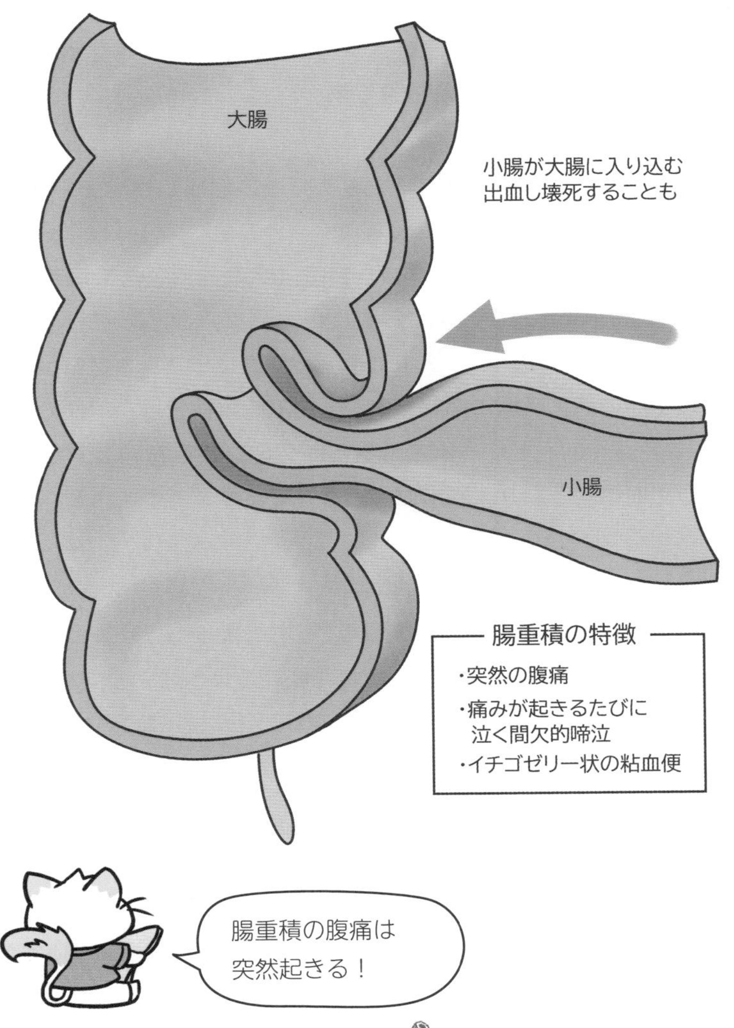

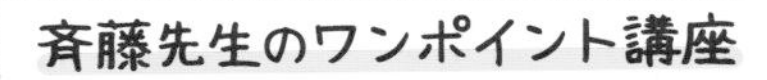

腸重積はIgA血管炎と合併していることがあります。

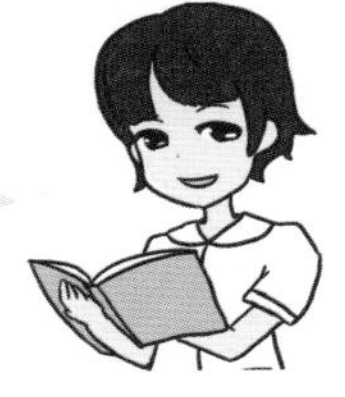

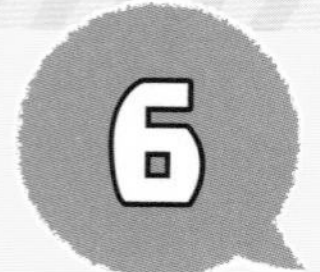

先天性胆道閉鎖症

出る度

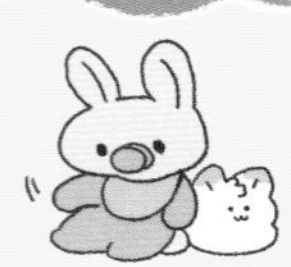

外科治療なしに放置すると２～３歳で死に至る疾患です。その原因は、胆道の閉鎖です

先天性胆道閉鎖症は胆汁の流れ道である胆道の形成が途中で阻害され、胆道の一部または全体が閉鎖する病気です。

症状はまず、胆汁の流れが悪いため、**黄疸（閉塞性黄疸）や肝脾腫をきたします**。また、便の色のもととなる胆汁が流れないことで灰白色便になり、胆汁中の直接ビリルビンが血液中に逆流して直接ビリルビン値が上昇します。胆汁は脂肪の消化吸収に必要ですが、胆道閉鎖症では脂溶性のビタミンＫが吸収障害よって不足します。すると**ビタミンＫを材料とする凝固因子の不足から出血傾向**となり、脳出血が起きることもあります。

治療と看護

確定診断は開腹、または腹腔鏡による胆道造影によって行われます。

治療は肝門部と空腸を吻合し、胆汁が腸に流れるようにします。生後60日以内に吻合術を実施すると黄疸消失率は60％、90日以降は45％以下になるため、できるだけ早期の手術が望ましいですが、手術可能例は全例の15％程度です。

手術後も肝臓の線維化が進行すると肝硬変となり、門脈圧亢進症が見られるようになります。すると門脈に流れるはずの血液が他の血管へたくさん流れ込むようになり、食道静脈瘤ができたり、脾臓が腫大して白血球や血小板、赤血球が減少します。食道静脈瘤に対しては内視鏡的結紮術や内視鏡的硬化療法、脾腫や血球減少に対しては脾臓摘出手術などが必要になります。

手術を行っても肝機能が改善しない場合、または一度よくなっても、肝硬変が進行したり静脈瘤からの出血のコントロールができなくなった場合は、肝臓移植手術の適応になることがあります。手術で黄疸が改善しない場合は、肝移植を行わなければ肝不全や食道静脈瘤破裂により死亡します。

「先天性胆道閉鎖症」の症状

黄疸
皮膚が黄色い
きいろ!
黄(茶)色じゃない
皮膚に色が行った!
灰白色
きいろ
母乳性黄疸の場合は
皮膚もうんこも黄(茶)色!

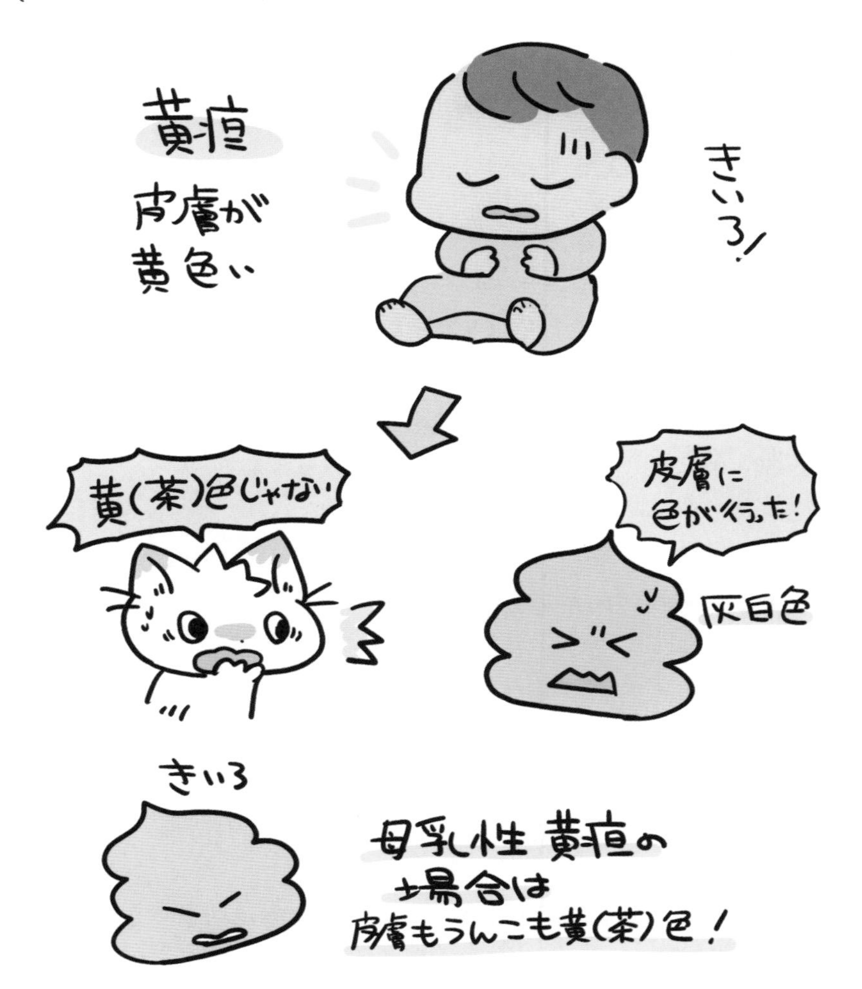

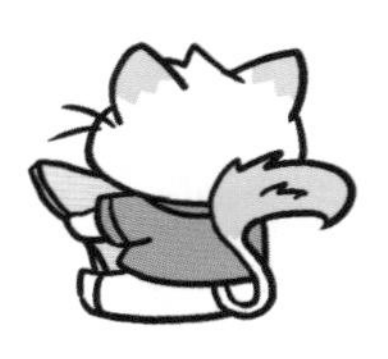

胆道が一部、
または全体が
閉鎖する病気だよ

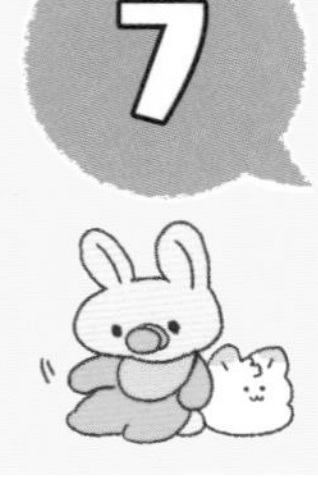

7 人工肛門を造設する疾患

出る度

子どもが人工肛門をつくらなければいけない疾患には、「ヒルシュスプルング病」と「鎖肛」があります

ヒルシュスプルング病

ヒルシュスプルング病は、肛門に近い腸壁の蠕動（ぜんどう）運動を起こす**神経細胞（アウエルバッハ神経叢、マイスナー神経叢）の先天的欠如**により、便が通過しにくくなる病気です。好発部位はＳ状結腸と直腸で、病変部から口側の腸管に便がたまって巨大になるため、先天性巨大結腸症ともいわれます。

症状としては**出生後から頑固な便秘になり、排泄遅延が見られます**。腹部膨満や嘔吐、哺乳力の低下から体重増加不良が見られます。

治療は、病変部の腸管が短い場合は肛門から管を入れてガス抜きをしたり（ブジー）、腸洗浄を行って一時的に症状を改善しますが、**体重が出生時の2倍の5~6kgになったら、根治手術**を行います。基本は正常な腸管を肛門に吻合（ふんごう）して肛門から排便できるようにしますが、神経節がない腸管が長い場合や、浣腸や肛門ブジー、腸洗浄などで排便がコントロールできなかったりイレウスを起こしたりした場合は、一時的に人工肛門をつくり、乳児期に根治術を行います。

鎖肛（直腸肛門奇形）

鎖肛（さこう）は、**生まれつき肛門がない**状態です。出生時にわかりますが、出生直後の体温測定で直腸に体温計が入らず発覚することもあります。

鎖肛は直腸末端の位置により低位型、中間位型、高位型に分けられ、この順にお尻の皮膚から直腸末端の位置までの距離が長くなっていきます。

低位型は新生児期に肛門をつくる根治手術を行うと、排便機能は比較的よくなります。中間位型と高位型は新生児期に大腸に人工肛門を、生後半年ほどで肛門をつくる根治術を行い、1～2ヶ月後に人工肛門を閉鎖する手術を行いますが、**便秘や便失禁が多く、長期にわたる通院が必要**になります。

「ヒルシュスプルング病」が起きる場所と症状

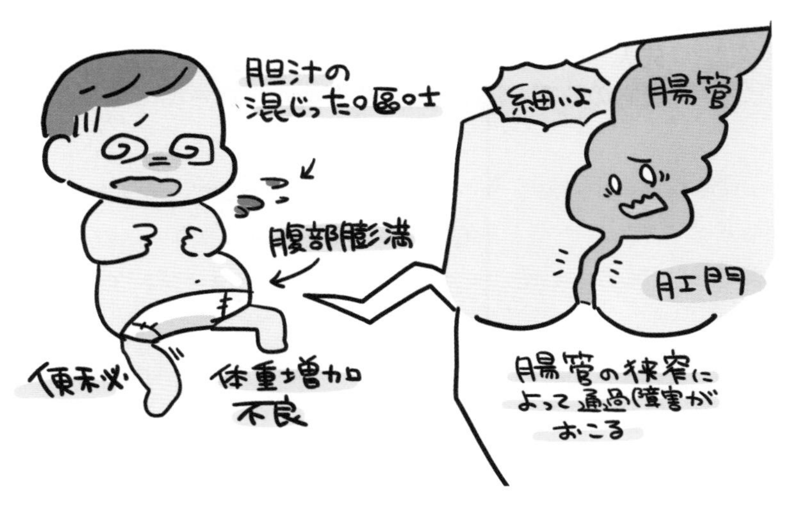

「鎖肛」とは？

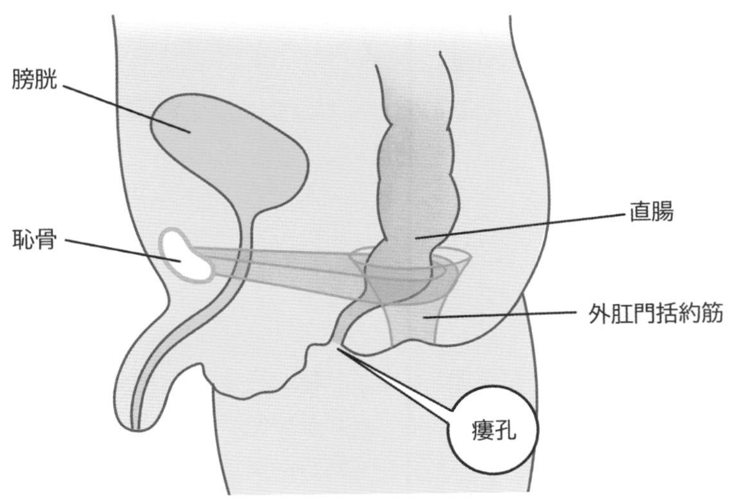

正常な肛門が形成されず瘻孔ができているものもある

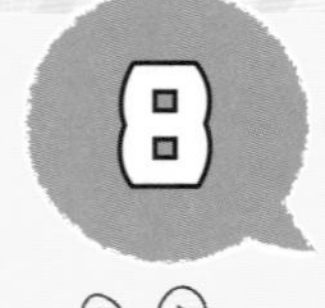

出る度 ●●○

先天性心疾患①
心室中隔欠損症

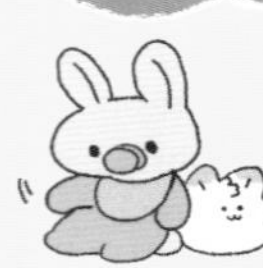

先天性心疾患の約60%を占める「心室中隔欠損症」は、左右の心室を隔てる壁に穴が空く病気です

先天性心疾患の中で最も多いのが**心室中隔欠損症**（しんしつちゅうかくけっそんしょう）で、先天性心疾患の約60%を占めます。右心室と左心室の間の心室中隔に欠損孔（こう）があり、そこから血液が左心室から右心室に流れる病気です（**左右シャント〈短絡（たんらく）〉**）。

治療とチアノーゼ

重症度は、欠損孔の大きさによります。孔（あな）が小さいと自然閉鎖することもありますが、孔が大きく心臓や肺に負担がかかる場合は、一般的に手術となります。

手術は人工心肺を用い、「パッチ」と呼ばれる人工の当て布を左右の心室の間に当てて孔をふさぎます。術後はまわりの筋肉が成長するので、パッチの取り換えは必要ありません。

心室中隔欠損症では、左心室から右心室に血液が流れる＝動脈血が静脈血に混じり合うため、チアノーゼは見られません。動脈血に静脈血が流入（右左シャント）することによって還元ヘモグロビン量が増加しますが、心室中隔欠損症では左右短絡が起こるので、還元ヘモグロビン量増加によるチアノーゼは見られないわけです。

心室中隔欠損症は左右シャントの非チアノーゼ群の心疾患ですが、**欠損孔が大きいと肺血流量が増加**し、この状態が続くと肺高血圧を合併します。結果、肺血管抵抗が増大し、右心室から肺に血液が流れにくくなって右心室圧が徐々に増大します。そのため、右心室圧が左心室圧を上回ってしまい、血液が欠損孔を通って右心室から左心室へ流れるという**逆シャント**が起こります。右左シャントでは還元ヘモグロビン量の多い静脈血が動脈血に流れ込むため、動脈血の還元ヘモグロビン量が増加するので、**チアノーゼが見られる**ようになります。これを**アイゼンメンジャー症候群**といいます。

「心室中隔欠損症」とは？

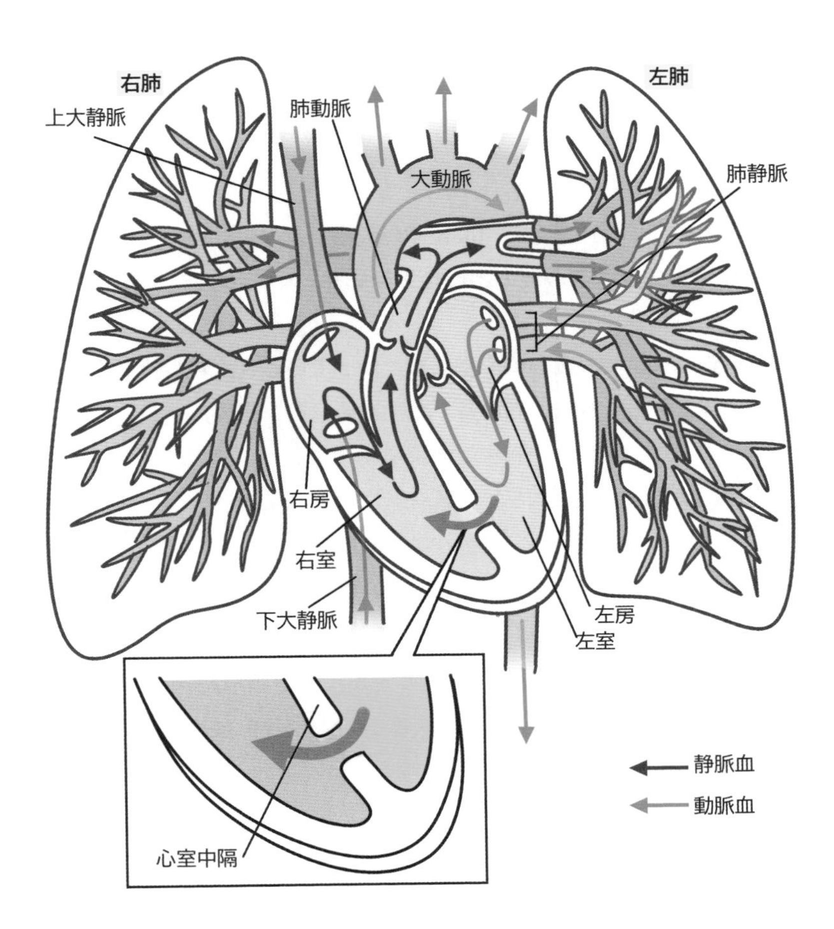

斉藤先生のワンポイント講座

血液が左心室から右心室に流れるのは、左心室圧と右心室圧では左心室圧のほうが高いからです。

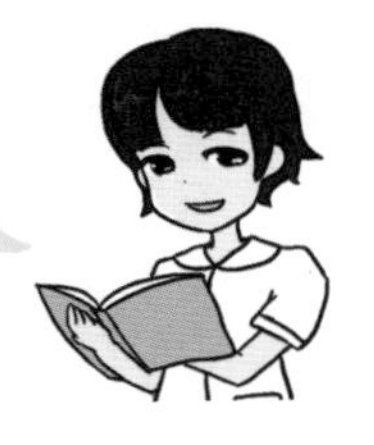

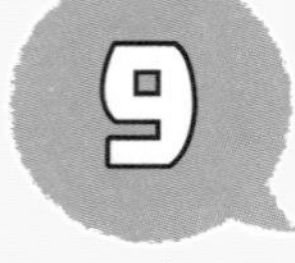

先天性心疾患②
ファロー四徴症

出る度

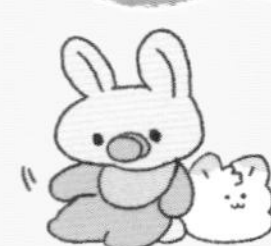

「ファロー四徴症」は、チアノーゼが見られる先天性心疾患の代表です。4つの特徴を押さえましょう

ファロー四徴症（しちょう）は、

- 左右の心室を分ける心室中隔の穴（**心室中隔欠損**）
- 肺へ血液を送る肺動脈の右心室の出口が肺動脈弁と一緒に狭くなる（**肺動脈狭窄、右室流出路狭窄**）
- 全身へ血液を送る大動脈が左右の心室にまたがっている（**大動脈騎乗**）
- 左右の心室の圧が等しくなり、右心室が肥大する（**右室肥大**）

の４つを特徴とするチアノーゼをきたす疾患です。

右心室の静脈血が肺動脈狭窄により肺動脈に流れにくくなって右心室圧が上昇し、そこに心室中隔欠損があるため右心室から左心室に血液が流れます(右左短絡)。また、大動脈騎乗があるため右心室の静脈血は大動脈に直接流れます。これらによって動脈血に還元ヘモグロビン量の多い静脈血がまじりあって流れてチアノーゼをきたすのです。チアノーゼが出る時期は重症度(肺動脈狭窄の程度）によって異なりますが、ひどいと出生直後から、多くが乳児期から見られます。

特徴的な症状と治療

ファロー四徴症の特徴的な症状に、無酸素発作（チアノーゼ発作）があります。これは主に乳児期に見られ、激しく泣いた後などにチアノーゼと呼吸困難が強くなります。発作が起きた場合は**膝胸位（しつきょうい）をとらせて**肺血流量を増やして酸素吸入を行い、薬はβ遮断剤を用います。無酸素発作時は、**幼児期になると歩行時や運動時にしゃがみ込む蹲踞（そんきょ）が見られます**。

治療の基本は根治手術です。生後６ヶ月から２～３歳くらいに、人工心肺を使って心室中隔欠損閉鎖術と右室流出路再建術（狭い右心室の出口を広げる）が行われます。

「ファロー四徴症」の4つの特徴

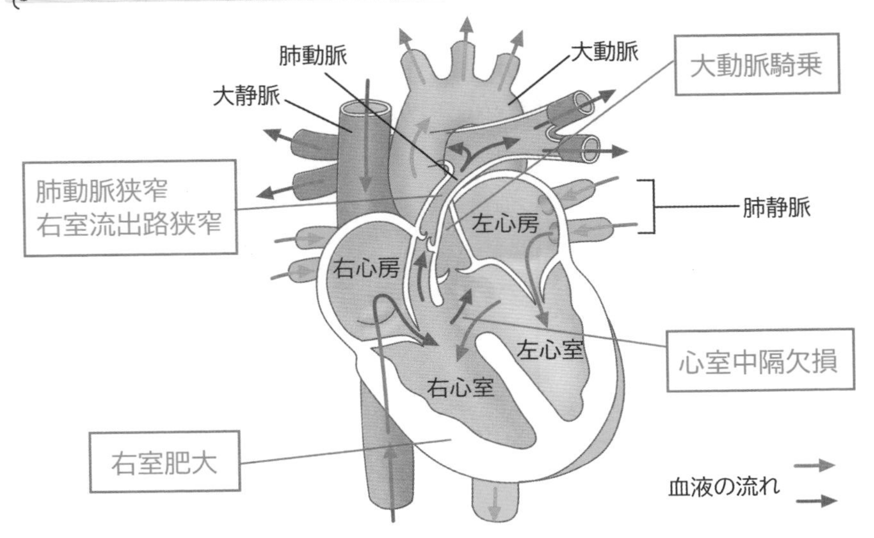

「無酸素発作」とは？

無酸素発作
①右室流出路狭窄が増悪して
右左短絡の血流量が増える
②肺血流量が減少するので肺で
ガス交換される血液が減る
→全身に流れていく動脈血が
減少するところに
静脈血が流入するため
極端に低酸素状態になる状態

泣くと一気に
チアノーゼが出たり
するから泣かないように
看護を
するよ！
あわわ

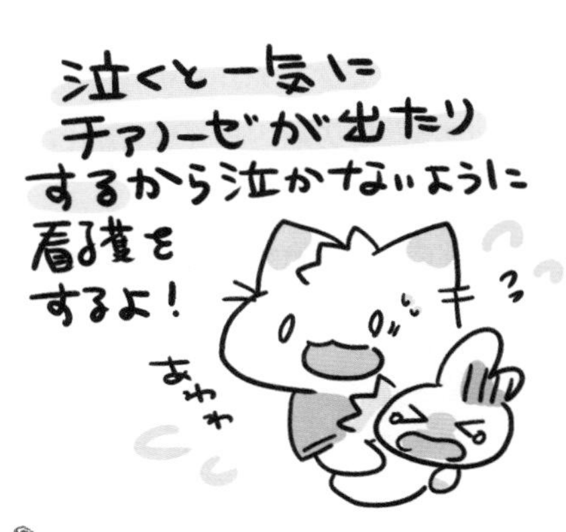

斉藤先生のワンポイント講座

体重が少ない場合は姑息的（一時的）手術として、ブラロック-タウシッヒ短絡手術が行われることがあります。これは肺血流量を増加させるために体循環と肺循環を吻合する手術です。

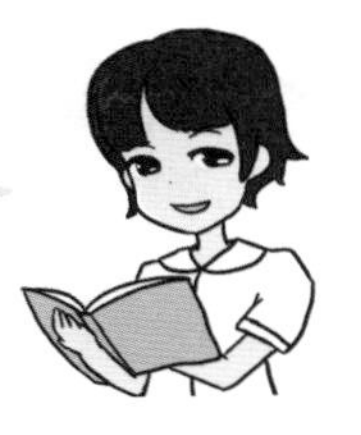

10 川崎病（急性熱性皮膚粘膜リンパ節症候群）

出る度

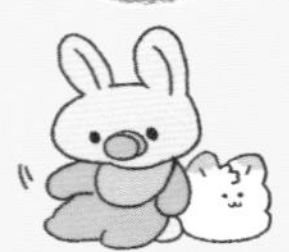

「川崎病」は全身の血管に炎症が起きる病気です。
特徴的な症状があるので覚えましょう

川崎病は、原因不明の全身の血管炎です。そのため頭の先から足の先までいろいろな症状が見られます。

川崎病の主な症状

- 発熱（38.0℃以上）
- 眼球結膜の充血
- 口唇の紅潮、イチゴ舌（舌が赤くなり表面がボツボツが盛り上がる）
- 発疹
- 四肢末端の変化

……急性期では手足の硬性浮腫（テカテカしてパンパンになる）
回復期では指先からの膜様落屑（まくようらくせつ）（手足が指先から薄く皮がむける。手のひらと足の裏の皮が全部むけてしまうこともあり、へびの脱皮のような感じ）

- 急性期での非化膿性頸部リンパ節腫脹

川崎病の診断

上記の症状と診察所見から、似たような症状の他の病気を否定して診断しますが、川崎病では白血球増加、CRP 陽性、赤血球沈降速度の亢進などが見られます。

川崎病は全身の血管に強い炎症が起こりますが、**とくに冠動脈が侵されやすく、冠動脈瘤（りゅう）ができる**こともあります。

冠動脈瘤は心エコーでわかりますが、大きいほど重症です。

「川崎病」の症状

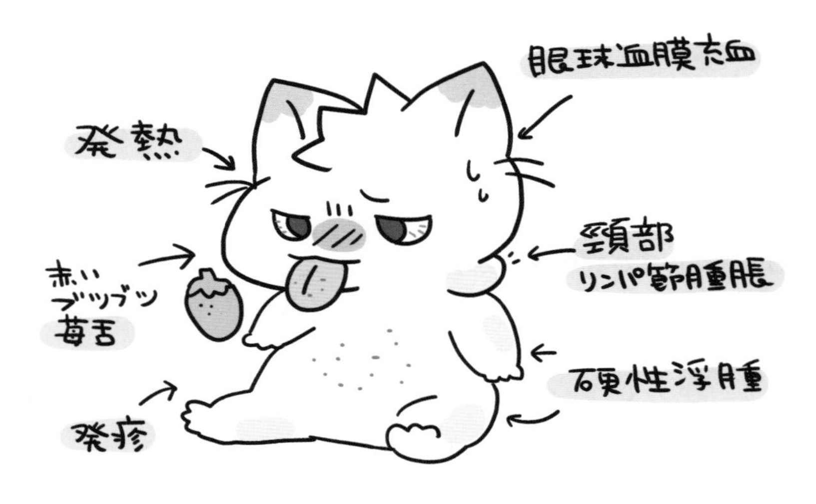

「川崎病」の臨床所見

症 状	現れる時期（病日）
発 熱	初日～10日
発 疹	3～10日
眼球結膜症状	3～12日
口唇発赤	3～15日
イチゴ舌	3～12日
頸部リンパ節腫脹	3～12日
硬性浮腫	4～10日
膜様落屑	12～25日

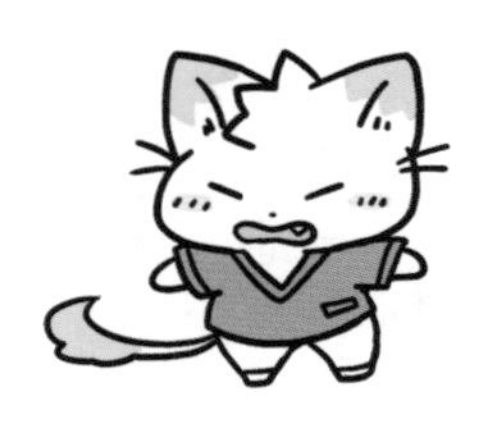

川崎病の治療

治療は急性期の強い炎症反応をできるだけ早く抑え、冠動脈瘤ができないようにすることが大切です。軽い場合はアスピリン療法のみのこともありますが、重症例は免疫グロブリン療法になります。

アスピリン療法は、血管の炎症を抑制する効果と血小板の凝集を抑制し血栓をつくらないようにする効果があります。

免疫グロブリン療法は免疫グロブリンを静脈内に点滴し、全身の炎症を抑え冠動脈瘤が形成されるのを防ぎます。副作用としてアナフィラキシーショックがあるため、投与中はアレルギー反応に注意します。

重症例では免疫グロブリン療法とステロイド薬を併用し、冠動脈瘤を合併するリスクを減らします。ステロイド薬には抗炎症作用があります。

川崎病の看護

急性期の発熱には解熱薬は効果があまりないため、冷罨法や衣類、寝具などで調節し、脱水予防のため水分・電解質の補給を行います。唇が乾燥で割れることがあるので、ワセリンなどを塗布します。

回復期に起きる膜様落屑には痛みがないため、子どもはおもしろがってむしろうとします。むけたところはハサミで切ったり、オリーブオイルなどを塗ります。また、顔色が悪かったり、不機嫌や嘔吐などは冠動脈瘤の後遺症としての心筋梗塞の症状が考えられるので、注意が必要です。

退院後は、冠動脈の障害の有無によって、看護が異なります。

冠動脈に後遺症がなかった場合は、発症後１ヶ月、３ヶ月、６ヶ月、１年、５年を目安に診察を受けることが勧められています。**抗血小板薬のアスピリンは急性期の症状がなくなっても１～３ヶ月後くらいまで服用**することがあります。日常生活で気をつけることはなく、**運動も制限する必要はありません**。

冠動脈瘤が残った場合は、**アスピリンや抗凝固薬の服用を継続する場合も多く**、定期的なフォローが必要になります。

「川崎病」の看護とは？

アスピリンの副作用
→消化器症状！　肝機能障害、出血傾向

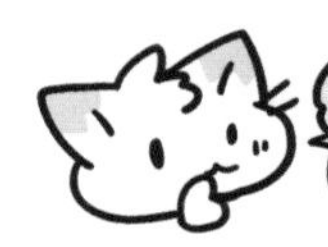

長期間の服用は採血データなどもチェックしておこう！

冠動脈の障害（瘤や心筋梗塞）に注意しよう！
→瘤の破裂は発症後2ヶ月くらいからおこりやすい！

高熱
→脱水
発熱

皮膚
→保護

薬剤
→アスピリン
γグロブリン

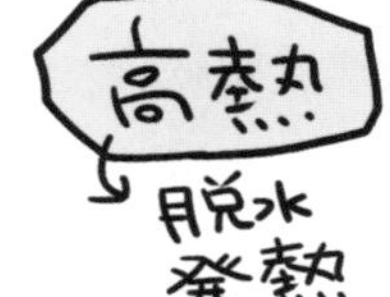

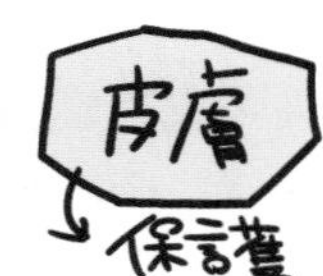

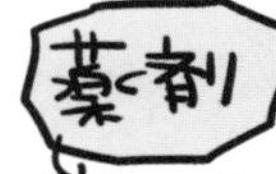

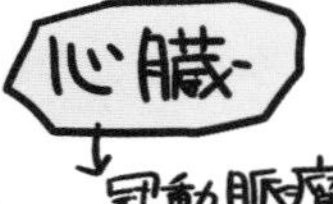

症状や状態に合わせたケアを行おう！

斉藤先生のワンポイント講座

γ-グロブリン療法を行った場合は、治療後すぐには予防接種ができません。免疫グロブリン製剤には様々な抗体が含まれているため、せっかく予防接種をしても抗体が産生されず、接種する意味がなくなるからです。予防接種は治療後6ヶ月を過ぎてから通常スケジュールで受けられる旨、保護者に説明する必要があります。

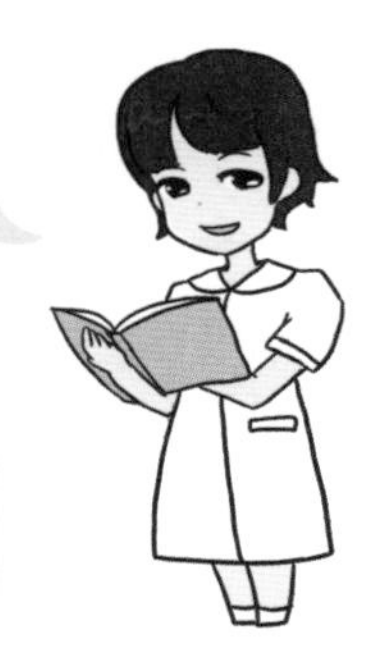

血液疾患① 血友病

出る度

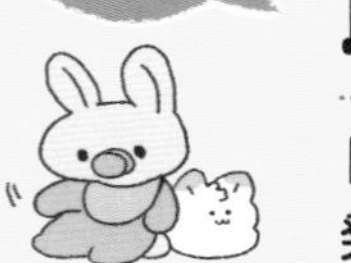

「血友病」は血が止まりにくい病気ですが、遺伝により発症するのはほとんど男児です

血友病（けつゆうびょう）は先天的に血液凝固因子が欠乏しているために血が止まりにくくなる病気で、**血液凝固因子の第Ⅷ因子の欠乏による血友病A**と、**第Ⅸ因子の欠乏による血友病B**があります。

伴性劣性遺伝（ばんせいれっせいいでん）**（X連鎖潜性遺伝）**による疾患のため、発病するのはほとんどが男児です。

血友病は、全身の様々な部位で出血しやすくなります。中でも関節内で生じる出血（関節内出血）は、血友病の最も特徴的な出血症状のひとつです。関節内出血が繰り返し起こると、関節の内側にある滑膜が増殖して炎症が生じ、痛みや腫れの原因となります。これが慢性化すると関節軟骨が破壊されて骨が変形し、激しい痛みで関節可動域制限が見られます。これが血友病性関節症です。関節内出血は肘関節にも起こりますが、比較的体重がかかりやすい膝や足関節に起こりやすい傾向があります。

診断と治療

血友病は乳児期以降に出血が止まらないことから診断されます。重症では出血斑、関節内出血、筋肉内出血、軽症では抜歯時の出血などがあります。出血傾向がある場合には、スクリーニングとして血小板数、出血時間、プロトロンビン時間、活性化部分トロンボプラスチン時間を検査し、第Ⅷ因子と第Ⅸ因子の凝固因子活性を測定して診断を確定します。

治療は、**不足している血液凝固因子を製剤によって補充する補充療法**で、止血効果を生み出します。出血時に注射するだけでなく、運動会など出血が予想されるときに事前に注射をする予備的補充療法、さらに将来に起こる可能性のある血友病性関節症を予防するために、数日ごとに一定間隔で注射をする定期補充療法も行われています。

「血友病」の症状

血友病は凝固因子の欠乏で
血小板には何ら問題はない
→血小板数は正常で
　血小板のはたらきをみる出血時間も正常

プロトロンビンは第Ⅱ凝固因子なので
トロンビン・プロトロンビン時間は正常だけれど
活性化部分トロンボプラスチン時間が延長する

筋肉内や
関節内の
出血が多いよ
いてて
筋
疼痛
腫張
する

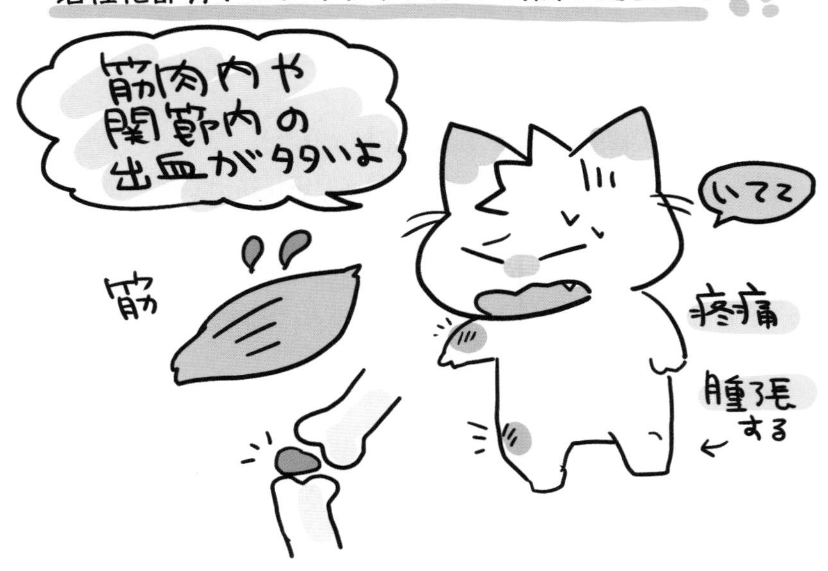

斉藤先生のワンポイント講座

伴性劣性遺伝は異常遺伝子がＸ染色体上にあり、Ｘ染色体をもつ女性は発病しない保因者となり、発病するのが男性となる遺伝形式を持つものをいいます。血友病のほか、デュシェンヌ型筋ジストロフィーなどがあります。

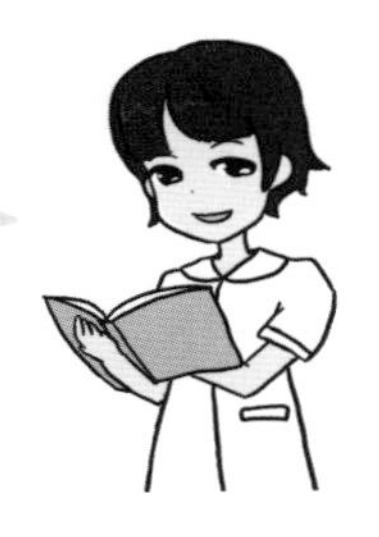

12 血液疾患②
紫斑病

出る度

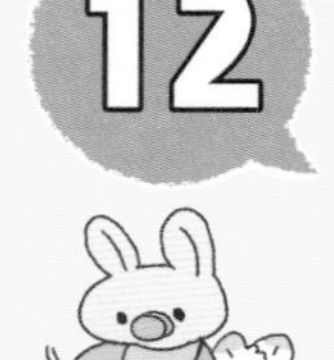

「紫斑病」はまだらな皮下出血が見られる病気で、IgA 血管炎と血小板減少性のものがあります

IgA 血管炎（ヘノッホ・シェーンライン紫斑病／血管性紫斑病）

IgA 血管炎は感染やアレルギーをきっかけにIgA が産生され、皮膚の真皮浅層の血管炎が起こり、血管が弱くなって出血斑を生じます。同じしくみで腎臓や消化管などの臓器障害が見られることもあります。

皮膚症状として、**左右対称性の点状出血斑**が足に現れます。また、足関節と**膝関節に疼痛（とうつう）と腫脹（しゅちょう）**が見られます。

消化器症状として腹痛や嘔吐、血便、下痢が見られ、ときには**腸重積も合併**します。さらに**腎症状として紫斑（しはん）（点状出血斑）が出て２～３週間後に血尿や蛋白尿**を認めることがあります。

特別な治療法はなく、対症療法を行います。消化器症状が強い場合には絶飲食とし、副腎皮質ステロイドが使用される場合には副作用（感染症、高血圧、肥満、胃潰瘍など）に注意します。

特発性血小板減少性紫斑病

特発性血小板減少性紫斑病は、血小板の細胞膜にある糖蛋白に対する抗体が産生され、**脾臓や肝臓での血小板の破壊が進んで血小板が減少**し、出血しやすくなるもので、風疹などのウイルス感染後に発症することがあります。6ヶ月以内で正常化する急性型と、6ヶ月以上持続する慢性型がありますが、小児はほとんどが急性型です。

症状としては出血斑が最も多く見られます。外からの力を受けやすい下腿、前胸部などに紫斑が出ますが、関節内出血はまれです。また、血小板は減少しますが、凝固因子は正常なので、凝固検査では異常が見られません。

血小板の減少が軽い場合は経過観察、著しい場合（1～2万／μL未満）は入院し、**γ-グロブリン療法や副腎皮質ステロイドパルス療法**を行います。

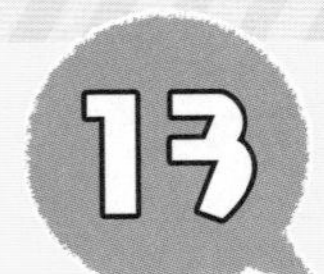

進行性筋ジストロフィー

出る度 ●●○

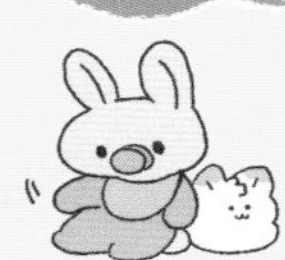

「筋ジストロフィー」は伴性劣性遺伝の病気です。シリーズ2巻でも詳しく解説しています

筋ジストロフィーは**筋線維に変性・壊死が起こり、進行性で筋肉の力が衰えていく病気**です。顕微鏡で見ると筋細胞が徐々に壊死を起こし、脂肪に変化していくのがわかります。全身が障害される**最も重症なものがデュシェンヌ型筋ジストロフィーで、3～5歳頃に、走れない、階段の上り下りが難しい、転びやすいなど、歩行に関する異常で発覚**します。

この病気の原因は性染色体のひとつであるX染色体にあります。この染色体によって筋肉の膜を構成する蛋白質がつくられますが、この蛋白質をつくる設計図となる遺伝子に変異が生じ、うまくつくられなくなるのが病気の原因です。蛋白質の生成が障害されるため、正常な機能を維持できなくなり、筋肉の変性壊死が起こります。その結果、筋萎縮や脂肪・線維化が生じ、筋力が低下して運動機能など各機能障害をもたらします。

筋ジストロフィーは血友病と同じ、**伴性劣性遺伝（X連鎖潜性遺伝）**です。

筋ジストロフィーの症状

筋力が低下すると、しゃがみ込んでからスッと立てなくなり、床に手をついたりして立ち上がるようになります。さらに進行すると、まず床に手をついて少しずつ足を前に動かしてから、体の重心の下に持っていって手を膝に当てて背を伸ばし、大腿部に手を当てて立ち上がるようになる**登攀（とうはん）性起立**が見られるようになります（シリーズ2巻248ページ参照）。手や足の起立筋が使えなくなる筋ジストロフィーに特有の現象です。

背骨は左右の背筋で均等に支えられていますが、背中の筋肉が衰えるため支えがなくなり、重力で左右に曲がってしまいます（**側彎（そくわん）**）。

治療法はなく、デュシェンヌ型筋ジストロフィーの場合、20歳頃に呼吸不全や心不全などから死に至ります。

14 けいれんを起こす疾患

出る度

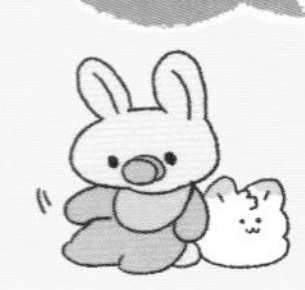

けいれんが起きる小児疾患には、
「熱性けいれん」と「髄膜炎」があります

熱性けいれん

生後6ヶ月〜6歳頃に起こる小児期に最も多いけいれんです。**通常38℃以上の急な発熱**で起こります。半数近くが再発しますが、成長に伴い6歳前後でほとんど起きなくなります。この年齢の子どもに熱性けいれんが起きやすいのは、脳神経細胞が未熟で急な体温の変化に弱いためです。

診断は、発熱時のけいれんや、けいれんを起こす他の病気（脳炎や髄膜炎など）がないことが条件となります。遺伝的な要因もあるようです。

症状は急に手足をかたくして突っ張る**強直性（きょうちょくせい）けいれん**、手足をぴくぴくさせる**間代性（かんだいせい）けいれん**が見られます。けいれん中は意識はありませんが、けいれん後に意識障害や運動麻痺は見られません。**てんかんと異なり脳波は正常で、髄膜炎と異なり髄液も正常**です。

髄膜炎

髄膜炎は細菌やウイルスが副鼻腔（ふくびくう）などを通って脳を覆う髄膜（ずいまく）に炎症を起こす疾患です。熱性けいれんが数分で収まるのに対し、けいれん時間が長いのが特徴です。

ウイルス性（無菌性）髄膜炎の予後は比較的良好ですが、細菌性髄膜炎は重篤になり、劇症型は熱が出てから1日で死亡することもあります。

細菌性髄膜炎の原因菌は年齢によって異なり、**新生児〜生後3ヶ月の乳児はB群溶血性連鎖球菌（ようけつせいれんさきゅうきん）**、大腸菌、黄色ブドウ球菌、**生後3ヶ月以降は主にインフルエンザ菌（ほとんどがHib）**、**肺炎球菌**です。後遺症には難聴、脳梗塞や脳萎縮、水頭症などがあり、脳に後遺症があると知能や運動の障害が起こります。後遺症は20〜30%に見られるため、**予防接種が大事**です。

「熱性けいれん」発作時の状態と対応

けいれん時の対応とけいれんの予防が大切

・けいれん時は身体や顔を横向きにして
　唾液、吐物などを誤嚥しないような体位にする

通常、けいれんは
数分で自然に収まって
元にもどるよ
口にモノを
くわえさせたり
しない！

・けいれんの予防は、ジアゼパムの座薬が用いられる

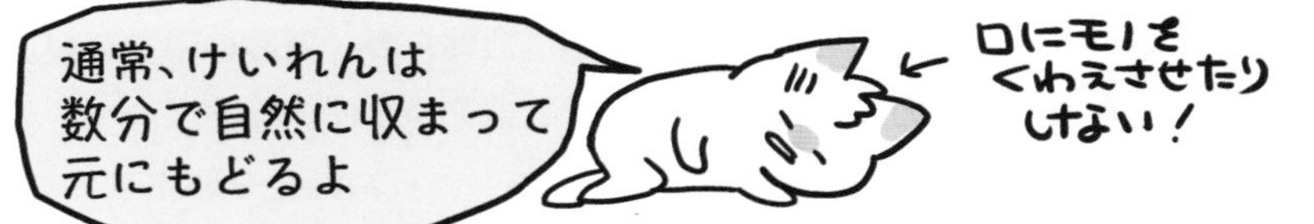

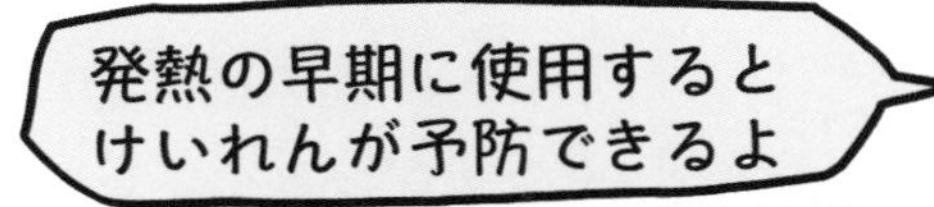

座薬！

発熱時のけいれん発作（大発作型）

発熱
眼球上転
大きな
けいれん
（ガクガク）
ガクガクガク

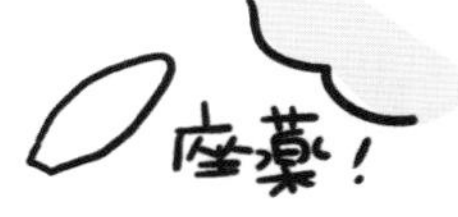

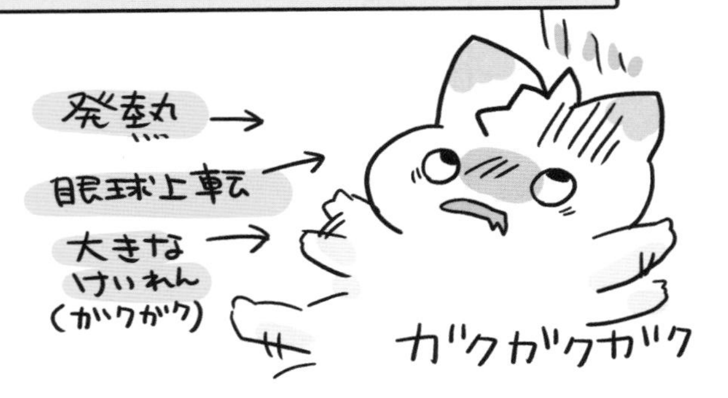

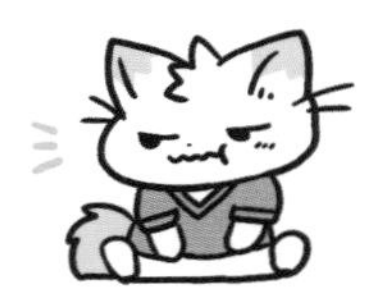

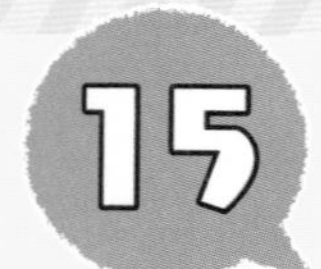

出る度

急性糸球体腎炎

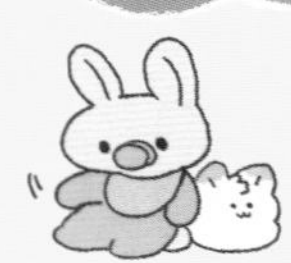

「急性糸球体腎炎」は腎臓の糸球体が炎症する疾患です。シリーズ2巻でも詳しく解説しています

急性糸球体腎炎（しきゅうたいじんえん）はA群β（ベータ）溶血性連鎖球菌による上気道炎（咽頭炎、喉頭炎）の後に、菌の毒素（溶血毒：ストレプトリジンO）や菌成分と菌に対する抗体が結合した**免疫複合体（抗原抗体複合体）が、腎臓の糸球体基底膜に沈着して糸球体の炎症を起こす**病気で、**Ⅲ型アレルギー**です。

免疫複合体の処理に血液中の補体が沈着し、さらに炎症を悪化させます。炎症の結果、糸球体基底膜が厚くなり、毛細血管からの血液の濾過（ろか）が困難になって、尿量が減ったり腎機能が悪化したりします。

治療と看護

症状は、**血尿、乏尿（ぼうにょう）、高血圧が3大症状**で、乏尿に伴い浮腫（ふしゅ）も見られます。

診断は、糸球体濾過値の低下による血清尿素窒素（BUN）、血清クレアチニンの上昇と、A群β溶血性連鎖球菌の抗体であるASO（アンチストレプトリジンO抗体）値が上昇、抗原抗体複合体の免疫複合体が形成されること、血清補体価低下を確認します。

1週間程度の急性期の後、多くの患児は自然治癒することも多いため、対症療法を中心として、**安静、食事療法、薬物療法が3本柱**になります。

食事療法は水分制限（乏尿があるため）、蛋白制限（尿素窒素の上昇を防ぐため）、塩分制限（浮腫があり、血圧が高いため）を行い、**抗菌薬を投与し、乏尿や高血圧がひどい場合は利尿薬や降圧薬を投与**します。

一般状態の観察として、バイタルサイン、尿の性状・量、水分摂取量、浮腫、体重の増減などに気をつけます。合併症として高血圧脳症があるので、血圧の上昇には注意します。

16 ネフローゼ症候群（微小変化型ネフローゼ症候群）

出る度

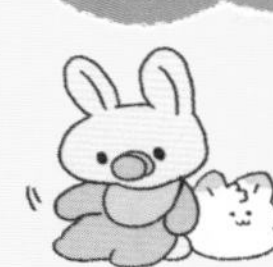

「ネフローゼ症候群」を引き起こす原因疾患は様々です。シリーズ２巻でも詳しく解説しています

ネフローゼ症候群は糸球体基底膜の透過性亢進により血清蛋白（アルブミン）が尿中に漏れ出して**高度の蛋白尿**となり、その結果、**低蛋白血症となる病気**です。小児の場合、原因の大半は微小変化型（リポイド）ネフローゼ症候群で、大量の蛋白尿が見られますが、腎生検を行うと腎組織の糸球体の病変が軽微で、将来的に腎機能が悪化する可能性の低い疾患です。しかし、**再発が多い**のも特徴です。

治療と看護

高度な蛋白尿（アルブミン尿）、低蛋白血症（低アルブミン血症）、浮腫、脂質異常のうち、高度な蛋白尿と低蛋白血症が診断の必須条件です。浮腫と脂質異常は必須ではありませんが、認めれば診断はより確実となります。

治療は食事療法と安静、薬物療法が中心です。

浮腫が強い場合には３～5g/日の塩分制限を行い、血圧が正常であれば蛋白尿が消えたら解除します。水分制限をすると血漿膠質浸透圧低下のため血管外に水が漏れ出して血液が濃縮され脱水が悪化するため行いません。また、蛋白制限も原則行いませんが、腎機能の程度により行うこともあります。

浮腫がひどい場合や蛋白尿がある場合は安静にしますが、過度な安静は静脈血栓のリスクを高めます。

また、薬物療法は副腎皮質ホルモン薬のプレドニゾロンの内服を行います。

症状が安定したら普通の生活に戻しますが、副腎皮質ステロイド薬を内服していることから、易感染状態になっているので、**感染予防が大切**になります。

17 先天性内分泌疾患①
先天性甲状腺機能低下症

出る度

甲状腺機能が生まれつき弱いのがこの病気。必須の「新生児マススクリーニング」についても押さえましょう

甲状腺機能低下症のうち、生まれつき甲状腺のはたらきが弱いものが**先天性甲状腺機能低下症**で、**クレチン症**ともいいます。

胎児期から成人になるまでの間、甲状腺ホルモンの作用が不十分だと、低身長などの**発育不全や精神発達の遅れ、知能低下など**を起こします。

先天性甲状腺機能低下症では、甲状腺ホルモンの分泌低下によるフィードバックにより、TSH（甲状腺刺激ホルモン）が高値となります。新生児マススクリーニングでTSHが高値であれば、再検査や精密検査の対象となります。また、血中TSH、T_3（トリヨードサイロニン）、T_4（サイロキシン）、甲状腺エコー、膝のX線検査などの結果からも診断されます。

日本では**新生児マススクリーニング**によって、生後間もなく発見されるケースがほとんどです。

不足している甲状腺ホルモン薬を内服して補えば、症状は見られません。

新生児マススクリーニング

新生児マススクリーニングは生後4～6日のすべての児を対象にした検査です。

先天性の病気で、治療をせず放置すると後に障害が出くる病気を新生児期に検査し、早期発見・治療することによって、知能障害や発達障害を予防するのが目的です。

検体は血液で、ランセットという穿刺（せんし）針で足底をカット（ヒールカット）して、しぼらずに自然に出てきたものを検査紙に染み込ませます。検査結果は、採血後おおむね1週間以降に、採血した医療機関に報告されます。

なお、この検査の対象疾患で発見される疾患で一番多いのが、先天性甲状腺機能低下症です。

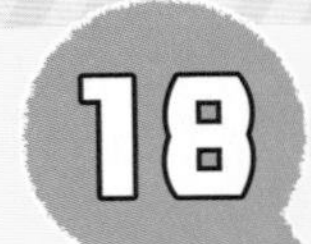

先天性内分泌疾患②
先天性副腎過形成

出る度

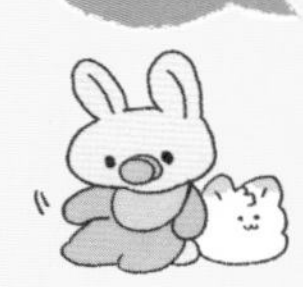

副腎皮質でのステロイドホルモン分泌が障害される病気。特徴的な症状を覚えましょう

先天性副腎過形成（ふくじんかけいせい）は、副腎皮質から産生されるステロイドホルモンである**糖質コルチコイド（コルチゾール）の分泌が障害される病気**です。

副腎皮質でのステロイドホルモンの合成過程に必要な酵素が障害されるために起こります。

過形成が起きるしくみ

副腎皮質から分泌されるホルモンは主に、糖質コルチコイド、アルドステロン、アンドロゲンの３つがあります。

副腎皮質からの糖質コルチコイドの分泌低下のため、副腎皮質刺激ホルモンを分泌して副腎皮質からの糖質コルチコイドの産生を促しますが、この病気では副腎皮質はいくら刺激されても糖質コルチコイドを合成できず、副産物として弱い男性ホルモン作用を持つアンドロゲンを過剰に産生します。副腎皮質刺激ホルモンの過剰な刺激により副腎皮質は腫大（しゅだい）し、過形成となるのです。

糖質コルチコイドの分泌不全により哺乳力の低下、体重増加不良、嘔吐などが、副腎皮質刺激ホルモン分泌亢進により皮膚の色素沈着が起こります。

女児の場合、アンドロゲンが過剰に産生されることにより外性器の男性化が起こり、出生時に外性器による性別判定が困難になることもあります。

この疾患も**新生児マススクリーニング対象疾患**です。

治療は不足する糖質コルチコイドを補充して、過剰な副腎皮質刺激ホルモン、アンドロゲン分泌の抑制を図ります。

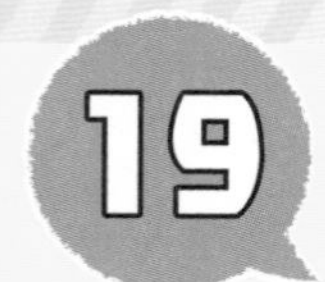

出る度 ●●○

先天性代謝異常症

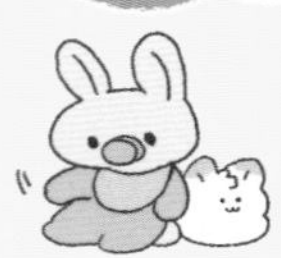

**生まれつき代謝のはたらきが弱いこの病気は、
髪や肌の色が薄くなる色素欠乏などの症状が見られます**

「先天性」とは、広い意味では生まれてくる前にすでに病気の状態が存在していることを示しますが、狭い意味では遺伝子が病気の原因になる変化を持っていること、つまり遺伝性であることを示しています。先天性代謝異常症は、原因になる遺伝子が常染色体上にあり発病する**常染色体劣性遺伝**です。

先天性代謝異常症で最も多いのが、**フェニルケトン尿症**です。必須アミノ酸のフェニルアラニンを、チロシンという別のアミノ酸に変える酵素のはたらきが生まれつき弱く、体にフェニルアラニンが蓄積しフェニルアラニンから作られるチロシンが少なくなる病気です。

症状と治療

新生児期にはほとんど症状はありません。

血中のフェニルアラニン値の高値が続くと、**精神発達遅滞などの神経症状を発症**することになります。なお、増加したフェニルアラニンは、ネズミ臭のするフェニルケトン体として尿に排泄されます。

チロシンが欠乏すると、色素がつくれなくなって、**髪の色や肌の色が薄くなる色素欠乏症**を引き起こします。

先天性代謝異常症は、**蛋白質を制限した低フェニルアラニン食事療法（乳児期は治療用ミルクのフェニルアラニン除去ミルク）**によって、血液中のフェニルアラニンを一定の範囲にコントロールすることで、発症を予防することができます。ただ、低フェニルアラニン食事療法は、生涯にわたって必要になります。

この疾患も**新生児マススクリーニングの対象**です。

「フェニルケトン尿症」が起きるしくみ

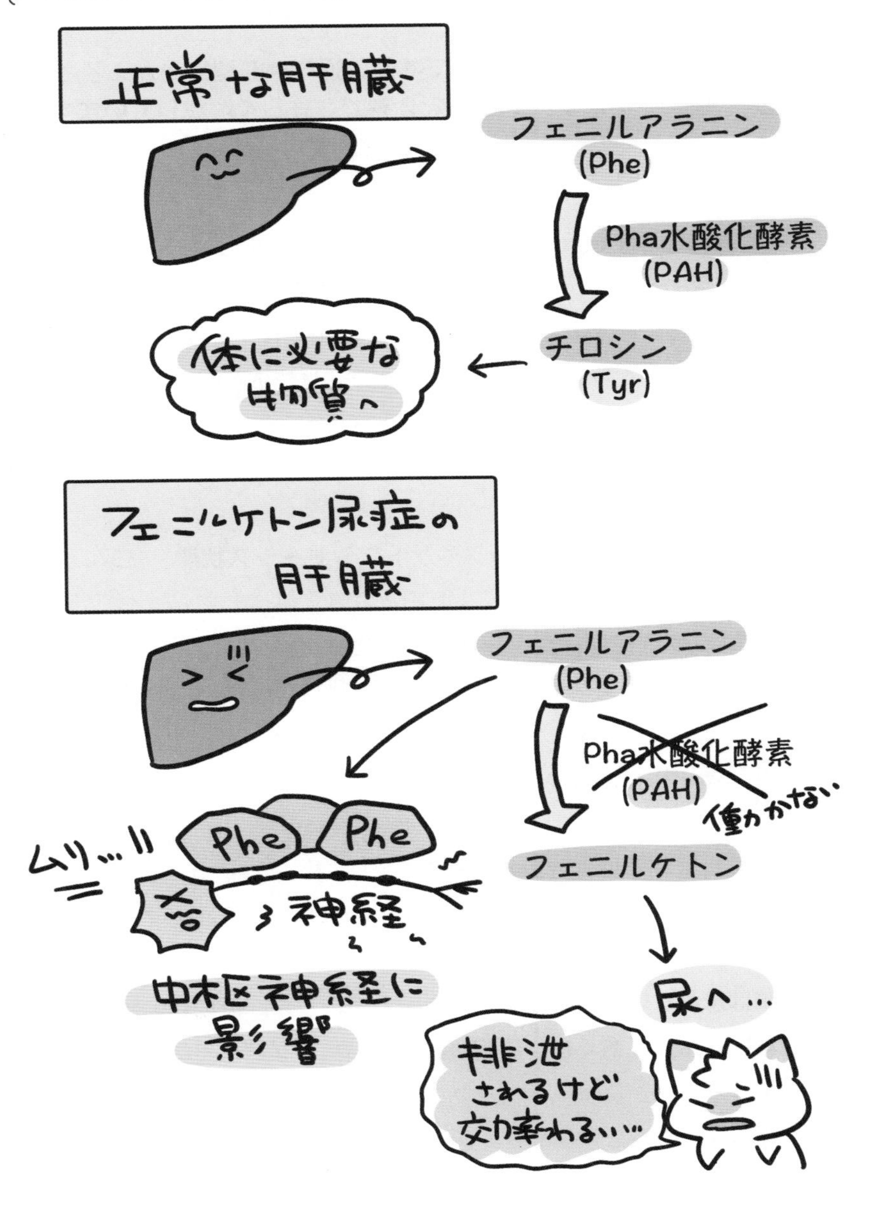

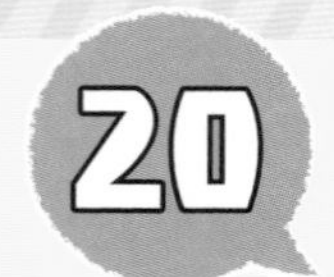

出る度

糖尿病

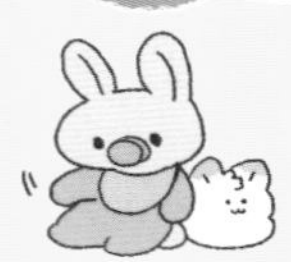

小児のほとんどがⅠ型ですが、近年はⅡ型にかかる子も増えています。シリーズ２巻でも詳しく解説しています

糖尿病には小児に多いⅠ型、成人に多いⅡ型があります。

Ⅰ型はインスリン分泌不全が原因で、インスリン治療が不可欠なので「**インスリン依存型**」といわれます。**10歳未満の糖尿病はほとんどⅠ型**です。

Ⅱ型は運動不足や過食による肥満によって、インスリンは分泌しているもののはたらきが弱まるのが原因です。「**非インスリン依存型**」ともいわれます。10歳以降に発症した場合は、Ⅰ型もⅡ型もあります。

症状と治療

糖尿病では、**高血糖、ケトーシスやケトアシドーシス状態、多尿、口渇、多飲**が見られます。診断は血糖値、HbA1cの値を調べます。

糖尿病治療の３本柱は、食事・運動・薬物療法です。Ⅰ型の基本はインスリン療法です。主なインスリンには、超速効型、速効型、中間型、持効型があります。健康な人のインスリン分泌に近づけるように、患児の生活や発達に合わせて糖尿病専門医の指導のもと、注射の種類や方法を選択していきます。

食事は過度に厳密なことは求めませんが、食べすぎないようにし、３大栄養素（糖質、蛋白質、脂質）をバランスよく食べるようにします。運動は通常通り（他の子と同じ）で大丈夫で、むしろ制限のないようにします。ただし、**低血糖対策は忘れないように配慮**する必要があります。**低血糖の場合、空腹感、顔面蒼白、冷汗、あくび、傾眠傾向、けいれんなどが出る**ので、糖質を経口で補給したり、緊急時にはグルコースを注射します。

また、高血糖になると頭痛などを訴えます。その場合は血糖値を測定して追加インスリンを注射し、昏睡の場合は速効型インスリンを点滴で静脈内投与をします。

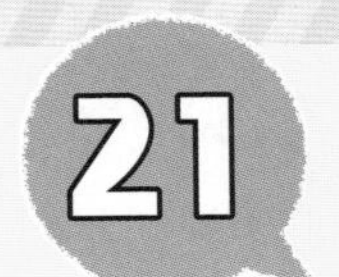

21 アトピー性皮膚炎

出る度

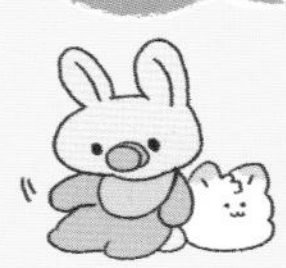

強いかゆみを伴う湿疹が出る「アトピー性皮膚炎」。
小児におけるアレルゲンや湿疹の特徴を押さえましょう

アトピー性皮膚炎はよくなったり悪くなったりしながら、かゆみを伴う湿疹が全身または部分的に発生する病気です。患者の多くがアトピー素因を持つとされています。アトピー素因とは、①アトピー性皮膚炎、気管支喘息、アレルギー性鼻炎の家族歴・既往歴、② IgE 抗体を産生しやすい、の２つをあわせ持つ体質をいいます。原因には**Ⅰ型アレルギーや、皮膚のバリア機能の低下による皮膚の過敏性亢進も関与**しているとされますが、小児のアレルゲンとして多いのが、**食物、ハウスダスト、ダニ、動物の毛**などです。

症状と治療

湿疹は、赤みがある、じゅくじゅくして引っ掻くと液体が出てくる、ささくれだって皮がむける、長引くと固くなって盛り上がるような形状で、左右対称にできることが多く、おでこ、目・口・耳の周り、首、わき、**手足の関節の内側に出やすい**のが特徴です。

乳児期のアトピー性皮膚炎は、新生児期から乳児期に見られるおでこや頬できる乳児脂漏性（しろうせい）湿疹と間違えられることが多いのですが、**乳児脂漏性湿疹は皮脂分泌も多いことで起きるため、石けんで顔を洗って余分な皮脂を取り除けばきれいになります**。

アトピー性皮膚炎は主に臨床症状で診断し、アレルギーの有無は血液検査や皮膚テストで調べます。

治療は**外用薬により皮膚の炎症を鎮めてバリア機能を回復させ、悪化を防ぐ**スキンケアを行います。炎症を鎮めるには副腎皮質ステロイド薬や免疫抑制薬の外用薬を使用し、かゆみには抗ヒスタミン薬や抗アレルギー薬の内服をし、保湿剤による保湿を行います。

アレルゲンが特定されている場合は、アレルゲンを回避する生活をします。

22 気管支喘息

出る度

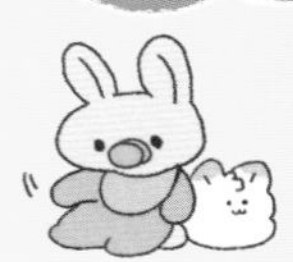

発作が起きると呼吸困難を伴う病気です。そのしくみや症状など、詳しくはシリーズ２巻でも解説しています

気管支喘息は、**発作に咳やゼーゼー、ヒューヒューといった喘鳴を伴う**、呼吸困難を繰り返す病気です。Ｉ型アレルギーが関与していることが多く、アレルゲンとして多いのが**ハウスダスト**です。

症状と治療

気道狭窄に伴い、呼気性呼吸困難が見られます。小児の気管支喘息ではＩ型アレルギーが関与していることが多いので、この場合、血清 IgE が上昇しています。喘息発作は程度により小発作、中発作、大発作、呼吸不全に分けられ、**小発作では喘鳴は軽度ですが、中発作では明らか、大発作では著明に**なってきます。診断は典型的な喘息発作の症状である呼気性の喘鳴や、呼気延長を伴う呼吸困難で確定します。

何よりも**発作を予防することが大事**なので、室内環境整備と、長期管理薬として吸入ステロイド薬を使用します。吸入ステロイド薬は発作が起きないように、また重症な場合は軽い発作で済むように、気道の炎症を抑えることを目的に長期間にわたって使用する薬で、発作を止める作用はありません。１日に１～２回の吸入を行います。発作時にはβ刺激薬やテオフィリンなどの気管支拡張薬を使用します。

看護

発作時の看護は、**呼吸困難に対して起坐位**とします。呼気性呼吸困難による呼気の延長によって不感蒸泄が増え、**脱水傾向となるので水分補給を行い**ます。**呼吸は腹式呼吸**をさせます。

非発作時の看護は、まめに掃除をして、吸入アレルゲンや化学汚染物質（タバコの煙、ホルムアルデヒドなど）をできるだけ除去します。

小児の「気管支喘息」の原因と症状

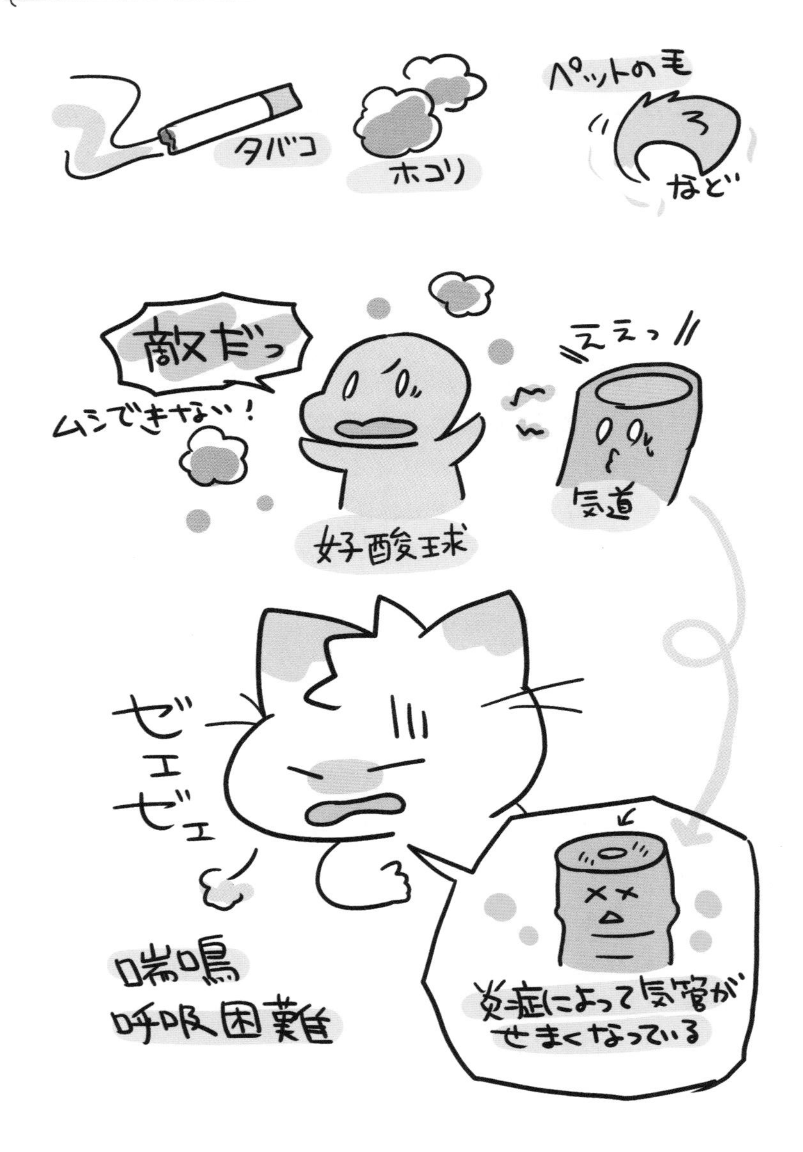

出る度

感染症

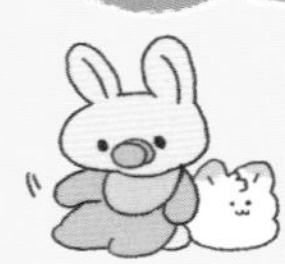

小児が「感染症」にかかると重大な合併症を引き起こすことが多いため、予防接種が大事になります

麻疹

麻疹は**麻疹ウイルスの空気・飛沫・接触感染**で起こります。潜伏期は約10～12日です。潜伏期の後、かぜ症状が見られるカタル期、発疹が出現する発疹期、一般状態が回復する回復期をたどります。

カタル期は2～4日続き、38℃前後の発熱（平熱には戻りませんが、一度下降）、咳、鼻汁、くしゃみ、結膜炎、**頬粘膜のコプリック斑が見られます**。発疹期は、カタル期の終わり頃にいったん下がった熱が再び高熱となります。熱型が2つの峰を描くようになるので二峰性発熱といいます。この再発熱時に発疹が出て、顔面から頸部、体幹、四肢へと広がっていきます。回復期には**発疹が色素沈着して消えていく**のが特徴です。

合併症として、中耳炎、頸部リンパ節炎、肺炎、熱性けいれん、脳炎、亜急性硬化性脳炎などがあります。

麻疹の診断と看護

典型的な症状やコプリック斑などから診断します。**血液検査では特異的IgMの上昇が見られます**。

麻疹ウイルスには抗ウイルス薬がないため、治療は対症療法が中心となります。発熱に対しては安静、解熱薬や冷罨法による解熱を行います。感染予防として清拭、眼、口腔ケアによって全身の清潔を保ちます。食事は消化・吸収のよいものを、また脱水予防のために水分を少量ずつ頻回に与えます。

予防として、**麻疹と風疹の混合ワクチン（MRワクチン）を1歳と5歳で接種**します。予防接種を受ける前に麻疹患児と接触した場合には、発症予防のために接触後3日以内であれば麻疹ワクチンを、6日以内であればγ-グロブリンを投与します。**学校は解熱後3日を経過するまで出席停止**です。

「麻疹」の各期の症状

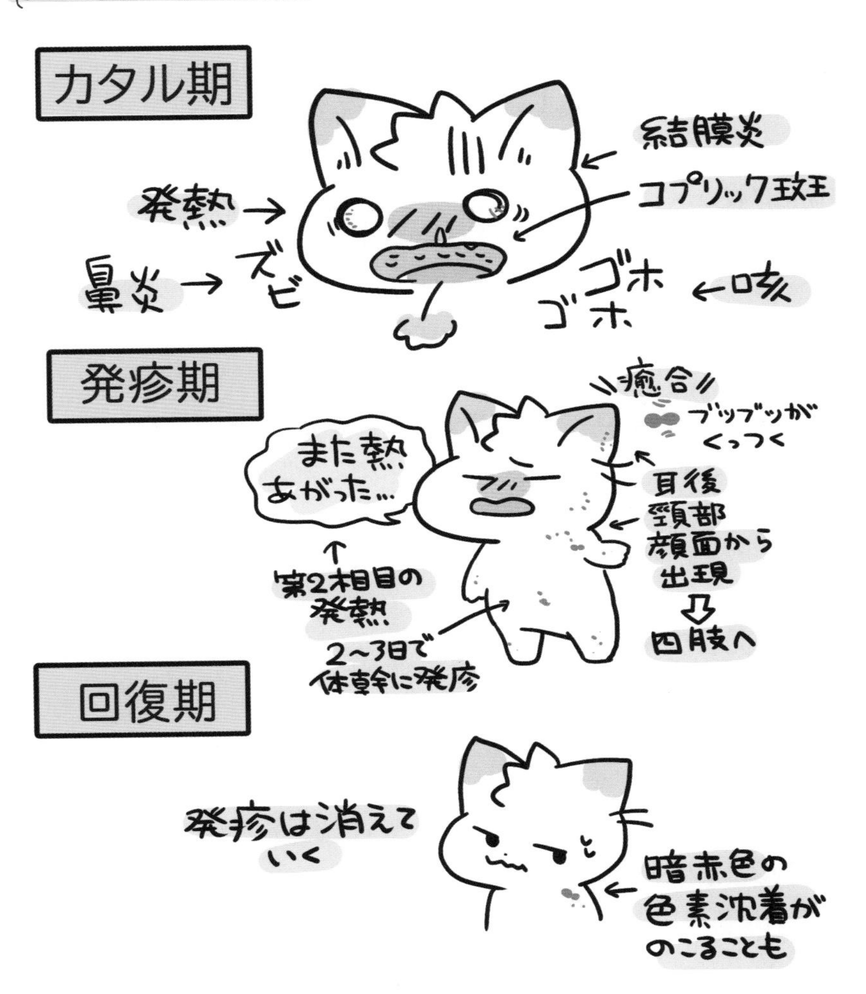

斉藤先生のワンポイント講座

炎症症状のことをカタルといっていたため、かぜ症状のような炎症症状が出る時期をカタル期と呼ぶのです。

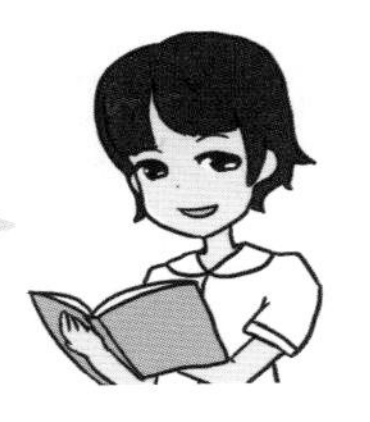

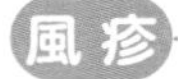

風疹

風疹は**風疹ウイルスの飛沫感染**で起こります。潜伏期は 14 〜 21 日です。

発疹は 3 日程度で消え（三日ばしかといわれる）、**色素沈着を残さない**のが特徴です。妊娠初期の妊婦が風疹ウイルスに感染すると児に先天性風疹症候群（58 ページ参照）を引き起こします。先に述べた**MR ワクチンの接種が予防には有効**です。なお、学校出席停止期間は発疹が消失するまでです。

水痘

水痘は、**水痘・帯状疱疹ウイルスの空気・飛沫・接触感染**で起こります。潜伏期は 14 〜 21 日です。

発熱とともに発疹が見られ、**紅斑→丘疹→水疱となって約 3 日で乾燥して黒褐色のかさぶたをつくります**。**全身にでき、新旧の様々な段階の発疹が同時に混在**するのが特徴です。

原則として、基礎疾患のない健康な子どもの水痘では軽症で済むため治療の必要はなく、対症療法が中心となります。

免疫不全状態にある場合（白血病、ネフローゼ症候群）は重症化するため、**抗ウイルス薬のアシクロビル**が用いられます。

予防には水痘・帯状疱疹ワクチンを 2 回接種します。

伝染性紅斑

伝染性紅斑（リンゴ病）は**ヒトパルボウイルス B19 の飛沫・接触感染**で起こります。潜伏期は 4 〜 20 日です。

頬に発疹が出る時期にはウイルスはすでに感染力を失っていて、感染する心配はありません。しかし、発疹が出る 7 〜 10 日前に発熱などのかぜ症状が見られることがあり、この時期が感染力が最も強くなります。

妊娠中（とくに妊娠初期）に感染した場合、胎児にも感染して胎児水腫や流産が起こることがあります。

「水痘」の症状と皮疹の経過

発熱
かゆい
皮疹
ボリ
かきむしらないように爪を切ったり
手袋などで保護しよう！

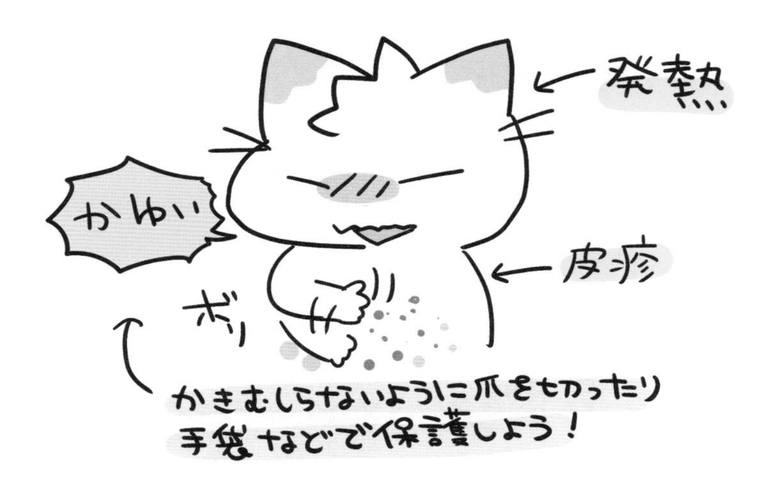

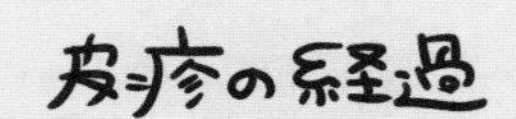

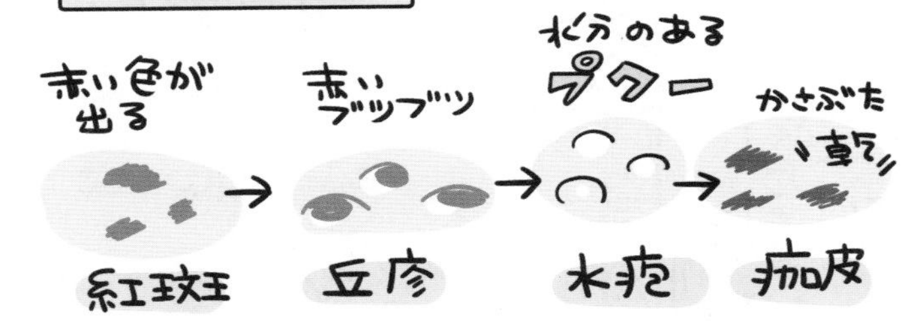

水痘の学校出席停止期間は発疹が消えるまでだよ

くすり

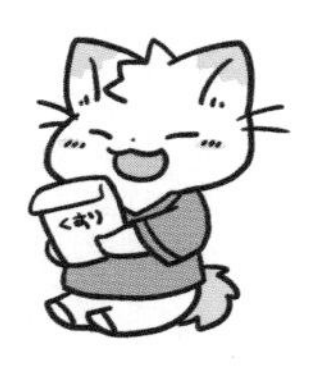

母性看護学

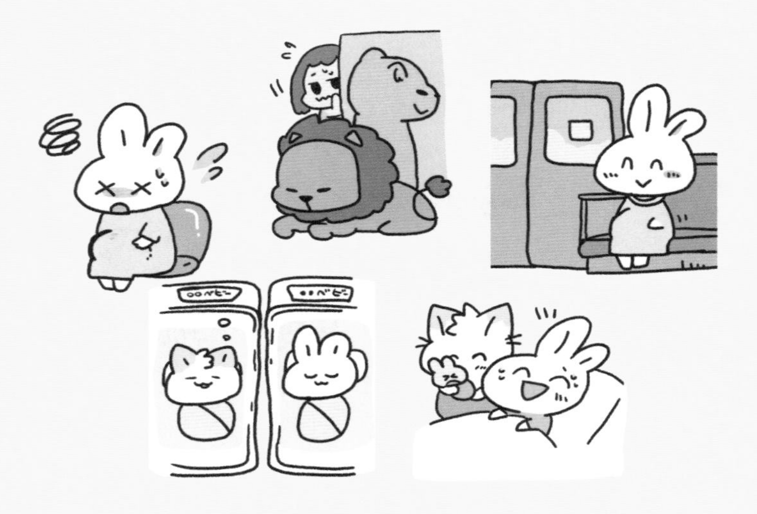

第1章

人間の性と生殖

この章では月経や妊娠などについて
勉強していくよ！
ホルモンはシリーズ１巻６章や12章の
解剖生理と合わせて
チェックしておこう！

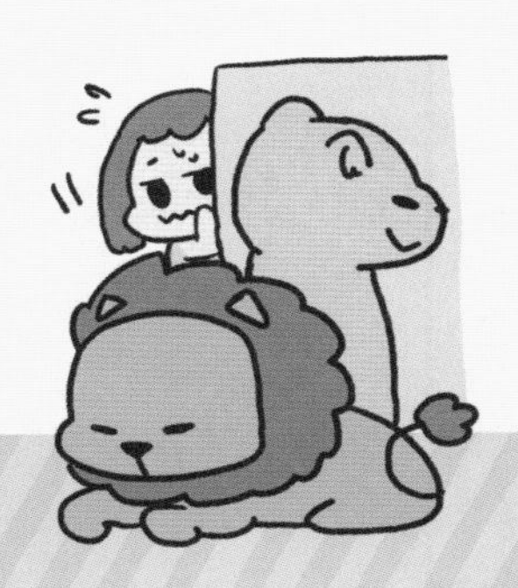

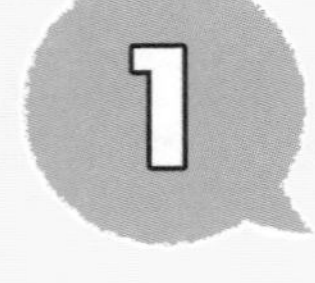

卵子・精子の形成過程と性の決定

出る度

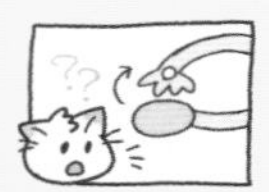

妊娠は「卵子」と「精子」がなければ成り立ちません。ここではもととなる2つの形成の過程を見ていきます

精子の基となる細胞を精原（せいげん）細胞といいます。精原細胞の染色体は44本の常染色体とXYの性染色体です。精原細胞は精母細胞となり、**2度の減数分裂を経て4つの精子に**なります。精子の染色体は基となる精原細胞の性染色体にXとYがあるので、22本の常染色体と1本の性染色体Xを持つものと、22本の常染色体と1本の性染色体Yを持つ精子がつくられます。

卵子の基になる細胞は卵原（らんげん）細胞といいます。卵原細胞の染色体は44本の常染色体とXXの性染色体です。卵原細胞は卵母細胞を経て、精子形成と同じように2度の減数分裂を経て卵子になります。卵子の染色体は、そのもととなる卵原細胞の性染色体はXしかないので、卵子の性染色体はXのみになります。精子と卵子の形成過程での違いは**精子はひとつの精原細胞から4つの精子がつくられるのに対し、卵子は排卵されるのがひとつだけなので、ひとつの卵子しかつくられない**ということです。

受精と性の決定

卵子に精子が進入することで受精となります。X染色体を持つ卵子にX染色体を持つ精子が進入すると、性染色体はXXになるので女性になります。X染色体を持つ卵子にY染色体を持つ精子が進入すると、性染色体はXYになるので男性になります。性別は受精時に決定して、**性別を決定するのは精子**です。

妊娠5週頃になると生殖隆起（りゅうき）、ウォルフ管、ミュラー管がつくられます。9週頃になると男性では精巣ができ、男性ホルモンが分泌されるとウォルフ管が精巣上体、精管、精嚢に分化していき、ミュラー管は退化します。一方、女性は男性ホルモンの分泌がないためウォルフ管が退化し、ミュラー管が分化して卵管、子宮、腟上部となっていきます。

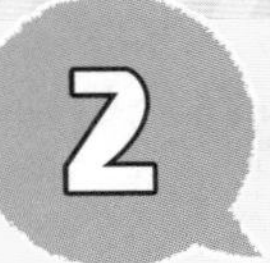

2 成熟期における月経周期

出る度

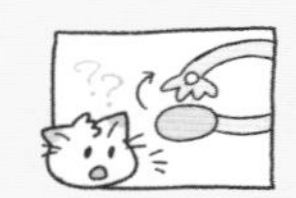

月経から月経までの間、女性の体は妊娠しやすいよう変化します。「月経周期」はシリーズ 1 巻でも解説しています

月経周期とは、**月経開始日から次の月経開始前日まで**をいいます。**月経周期の長短は排卵前（卵胞期）の長さによって決まります**。

月経開始から排卵までの期間は卵巣内には卵子を包んでいる卵胞から卵胞ホルモン（エストロゲン）が分泌されているので、この卵巣周期を卵胞期といいます。子宮では、卵胞ホルモンによって子宮内膜機能層が増殖するので、増殖期といいます。

卵胞ホルモンの分泌量が増えると下垂体から黄体形成（黄体化）ホルモンが急激に分泌（LH サージ）され、卵巣内の卵胞を破裂させて卵子を排出します。これが排卵です。卵子を排出した卵胞は黄体になるので、排卵を促進するホルモンを黄体形成ホルモンといいます。

排卵後の卵巣には卵胞から変化した黄体が存在するので、この時期の卵巣周期を黄体期といいます。黄体からはプロゲステロン（黄体ホルモン）とエストロゲンが分泌され、子宮内膜機能層をさらに厚くし、受精卵が着床しやすい状態にします。この子宮内膜の状態を分泌期といいます。排卵後はプロゲステロンが分泌され、基礎体温が排卵前より 0.3 ～ 0.5℃くらい上昇するので高温期といいます。**黄体からプロゲステロンとエストロゲンが分泌されることを黄体機能**といいます。黄体機能は約 14 日と一定で、排卵後 14 日を過ぎると黄体機能は終了し、白体となりプロゲステロンとエストロゲンの分泌を終了し、子宮内膜機能層は剝離します。これが月経です。

妊娠すると受精卵が着床した部位に絨毛が発生し、そこから hCG（ヒト絨毛性ゴナドトロピン）が分泌され、黄体を刺激し黄体は妊娠黄体となり、胎盤が形成されて（妊娠 15 週頃）プロゲステロンとエストロゲンを分泌し、妊娠継続にはたらきます。基礎体温も妊娠黄体がはたらいている期間は高温期が持続します。一般に高温期が 19 日以上続く場合妊娠が考えられます。

出る度

3 月経の異常

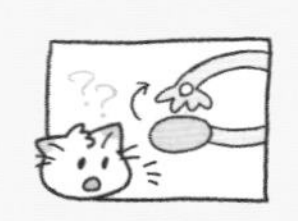

「月経」の日数は平均５日、１回の月経で失われる経血量は約50mLですが、周期や量など様々な異常が起こります

月経発来の平均は12歳ですが、**18歳を過ぎても月経がないと原発性無月経**といい、原因の多くは**ターナー症候群**です。

月経周期が**24日以内、39日以上は異常月経周期**となります。**24日以内を頻発月経、39日以上３ヶ月以内を希発月経**といいます。**３ヶ月以上月経が停止すると続発性無月経**といい、原因部位によって、視床下部性無月経、下垂体性無月経、卵巣性無月経、子宮性無月経、その他の無月経に分けられます。**続発性無月経では視床下部性無月経が大半**を占めています。

月経発来・閉経異常

９歳以下で月経が発来すると早発月経、15歳以上で月経が発来すると遅発月経です。**閉経の平均年齢は50歳前後**ですが、40歳未満で自然閉経を迎えると早発閉経です。エストロゲン不足により、骨量が減少し骨粗鬆症となったり、腟粘膜が薄くなり乾燥したりする萎縮性腟炎などが起こります。

月経前症候群

月経前症候群は**月経前３～10日の黄体期の間に続く精神的・身体的症状**で、月経が始まると症状がなくなるものが月経前緊張症です。精神的症状にはイライラや憂うつ、身体的症状には下腹痛、頭痛、乳房痛などがあります。今のところ原因不明で、確立した治療法はなく、対症療法が行われます。

月経困難症

月経痛（生理痛）が強く、日常生活に支障をきたし鎮痛剤が必要であったり、仕事ができないような場合を月経困難症といいます。月経困難症には機能性月経困難症と器質性月経困難症があります。機能性月経困難症は原因疾患がなくプロスタグランジンという子宮筋を収縮させるホルモンに似た生理活性物質が関係しているもの、器質性月経困難症は子宮内膜症や子宮筋腫など病気が原因で起こるものをいいます。

主な「月経の異常」

発来・閉経異常	早発月経	9歳以下で発来
	遅発月経	15歳以降で発来
	早発閉経	40歳未満で閉経
	遅発閉経	55歳以降に閉経
周期異常	頻発月経	月経周期が24日以内
	希発月経	月経周期が39日以上3ヶ月以内
無月経	原発性無月経	18歳過ぎても1度も月経がないもの
	続発性無月経	これまであった月経が3ヶ月以上停止
経血量異常	過少月経	経血量が異常に少ない
	過多月経	経血量が異常に多い
持続期間異常	過短月経	月経日数が2日以内
	過長月経	月経日数が8日以上
その他	無排卵性月経	排卵のない月経
	代償性月経	無月経で周期的に鼻血が出る
月経前症候群(PMS)	月経前3～10日の黄体期から頭痛、めまい、乳房緊満感、浮腫、イライラ、うつ状態などが起き、月経の開始とともに消失する	
月経困難症	生理痛や脱力感、疲労などで日常生活に支障をきたす	
	機能性月経困難症	原因疾患なし、プロスタグランジンが原因
	器質性月経困難症	子宮内膜症、子宮筋腫などが原因疾患

月経の異常には
いろいろなものが
あるんだよ

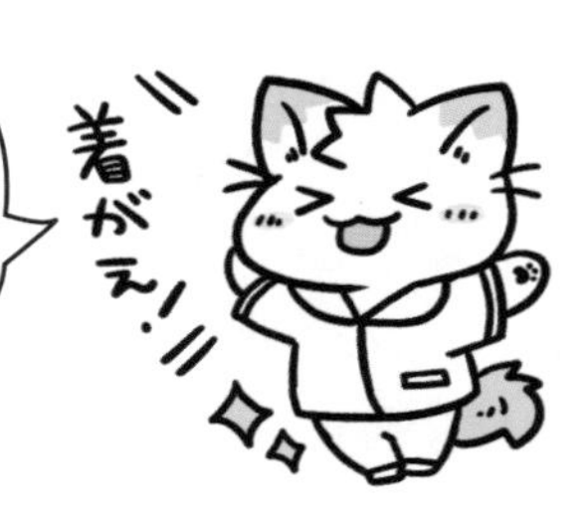

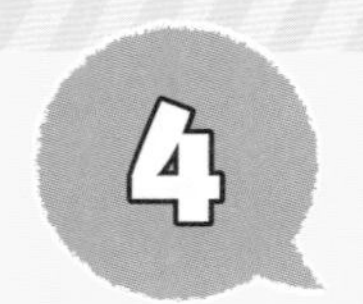

出る度

受胎のメカニズム

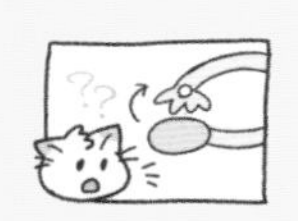

妊娠の成立、そして継続には必要なものがいろいろあります。どのような流れで受精し妊娠するのか押さえましょう

妊娠するためには条件があります。まず、排卵があること。次に、卵子が受精の場である卵管膨大部に運ばれ精子がやってくるのを待っている必要があります。卵胞から放出された卵子は一度腹腔内に排出され、**腹腔内に手を広げた形の卵管采から卵管に取り込まれます**。卵管采に取り込まれた卵子は卵管上皮の線毛運動によって卵管膨大部に運ばれ、ここで精子と出会い**受精**が行われます。卵子と精子にはそれぞれ受精できるタイムリミットがあり、**卵子は排卵後約 24 時間、精子は射精後約 72 時間**です。

受精後、受精卵は細胞分裂を繰り返しながら卵管内を移動し、**受精後 7 日頃に子宮体部の内膜に定着し（着床の開始）、埋没（着床の完了）**します。着床完了までは、受精後約 11 ～ 12 日間かかります。

妊娠の継続

妊娠の継続にはエストロゲンとプロゲステロンが必要です。

着床すると合胞体栄養膜細胞というやがて胎盤の絨毛となる部分から、**hCG（ヒト絨毛性ゴナドトロピン）**が分泌され、黄体を刺激し、妊娠黄体にして胎盤完成までの妊娠の維持のためにはたらきます。胎盤がつくられ始めると、エストロゲンとプロゲステロンの分泌は胎盤にバトンタッチし、胎盤が完成するとバトンは胎盤にわたります。

ゴナドトロピンとは性腺刺激ホルモンのことで、絨毛から分泌され、性腺である卵巣を刺激するので、ヒト絨毛性ゴナドトロピンといいます。

黄体はエストロゲンとプロゲステロンを分泌しますが、その機能は、通常約 14 日間です。排卵後 14 日すると黄体は白体となりホルモン分泌能が失われますが、妊娠すると **hCG により妊娠黄体となり**エストロゲンとプロゲステロンが分泌されます。妊娠黄体は胎盤完成まではたらきます。

「妊娠」の成立

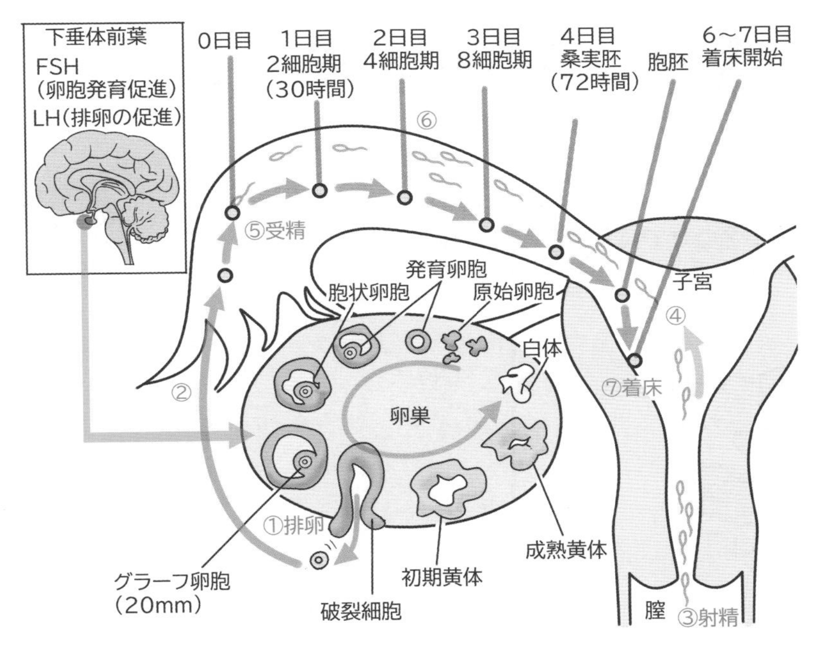

①排卵：卵巣内で成熟した卵胞が破裂し、卵子が排出される。

②排出された卵子が卵管内に進入する。

③射精

④精子が子宮腔を通って卵管内に進入する。

⑤受精：卵の中に進入した精子と卵子の核が、卵管膨大部で一緒になる。

⑥受精卵が子宮腔内に運ばれる（約３日間）。

⑦着床：受精後７日目前後に、受精卵が正常な着床部位である子宮体部の内膜に定着し、埋没する。

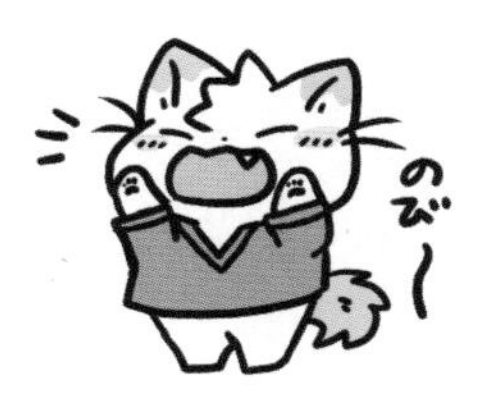

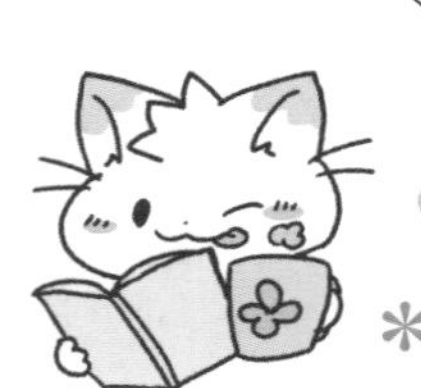

かげさんの
ちょっとひとやすみ

国試対策Q&A ❷

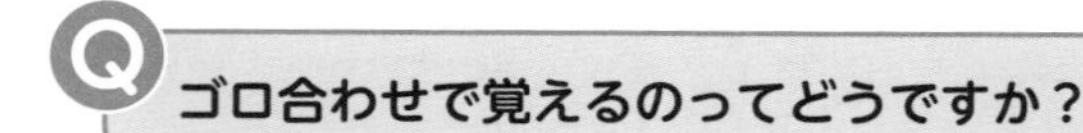

Q ゴロ合わせで覚えるのってどうですか？

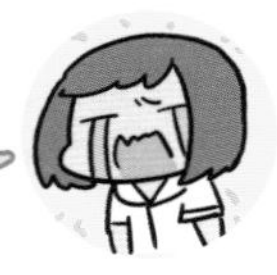

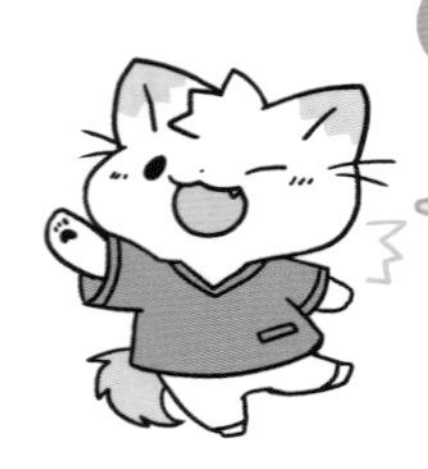

A

まずは理解。
それでダメならゴロで行こう！

ゴロ合わせは、覚えられる人とそうでない人が分かれる勉強法。インパクトがあるものはいつまでも印象に残って知識の定着になるけれど、そのぶん内容と関係がないために思い出しづらいと感じることも。また、言葉のまとまりであるゴロ合わせよりも意味を知ってから覚えていくほうが、他の単元との結びつきや理解につながることもあります。

まずは意味やしくみを理解して、それでは頭に入らない場合はゴロを作ったり、覚えやすいゴロを探すと効果的ですよ！

第2章

第2部 母性看護学

妊娠期の看護

妊娠期は母体が大きく変化するから、
妊娠前と比べたり、
「妊娠◯週目」と時間経過を追って
勉強してみたりすると
頭に入りやすいよ！

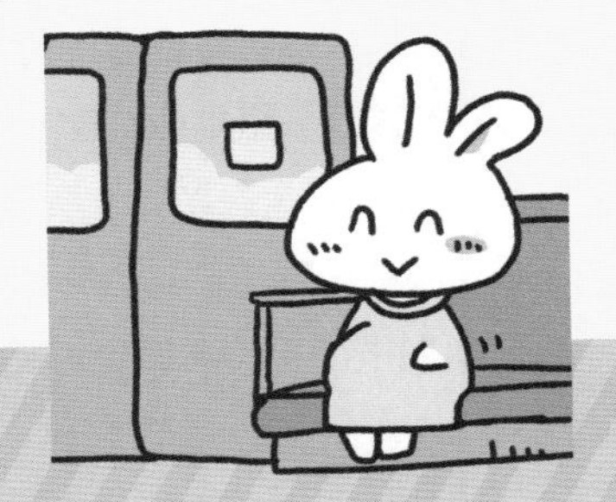

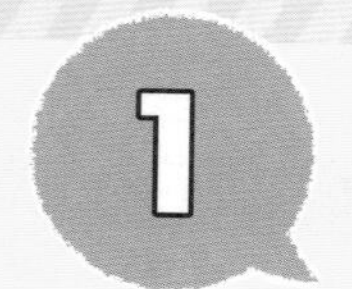

妊娠の徴候と診断

出る度

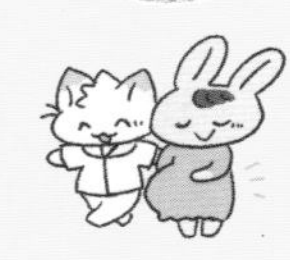

妊娠には特定の徴候が認められます。どんな徴候があるのか、また、「妊娠の診断」についても見ていきます

妊娠の徴候

①基礎体温の高温相持続

妊娠により受精卵の着床部位の絨毛からhCG（ヒト絨毛性ゴナドトロピン）が分泌されます。hCGにより黄体が白体にならずに妊娠黄体としてはたらき、エストロゲンとプロゲステロンを分泌するため基礎体温が黄体期と同じ高温相を維持します。妊娠しなかった場合、高温相は約14日間ですが、16日以上持続した時点で妊娠を疑い、19日以上続けば妊娠と考えます。胎盤が完成するとエストロゲンとプロゲステロンの分泌は胎盤に移行し、**妊娠16週頃から基礎体温は下降**します。

②月経停止〜つわり

悪心・嘔吐などの消化器症状を中心としたつわりはhCGが関与するといわれ、多くがhCGが減少し始める妊娠12〜16週頃までに自然治癒します。

③妊娠反応陽性

尿中に排泄されるhCGの検出検査で、**妊娠4〜7週で陽性**になります。

妊娠の診断

まず、超音波断層法による**胎嚢（GS）の確認**を行います。胎嚢は胎芽を包む袋状のもので、**妊娠5週で100%認められます**。胎芽は胎児になる前の状態で、妊娠7週までを胎芽、妊娠8週以降を胎児といいます。

次に超音波断層法による胎児心拍を確認し、さらに超音波ドップラー法で胎児心音を確認します。妊娠7週末で100%胎児心拍が、**12週で100%胎児心音が聴取されます**。

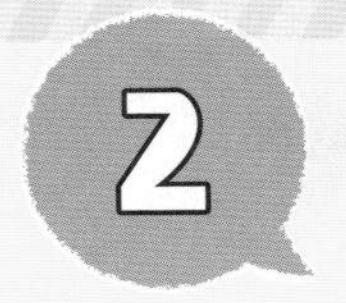

出る度 🐾🐾

2 妊娠の持続期間 — 分娩予定日

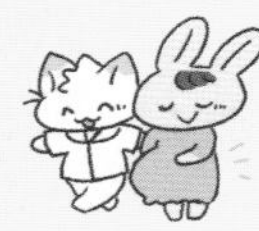

妊娠とは最終月経開始日から分娩までの期間のこと。「分娩予定日」は簡単な計算で算出することができます

妊娠の持続期間は、**最終正常月経第１日（開始日）を妊娠０日として、分娩までの期間（平均 280 日）**をいいます。

最終正常月経第１日は妊娠０日、妊娠０日から妊娠６日の７日間は妊娠０週、妊娠７日から 13 日までの７日間は妊娠１週となります。

ほとんどの妊娠は、280 日 ±15 日で分娩になるので、**分娩予定日は最終正常月経第１日の 280 日後（満 280 日目）**、妊娠 40 週０日です。

ネーゲレの計算による分娩予定日

ネーゲレの概算法による分娩予定日の算出は、正常最終月経第１日の月に＋９、日に＋７で計算します。「**急なお産！（急＝９、な＝７）**」で覚えるといいでしょう。

もし、月に＋９をして 12 以上になったら、１年は 12 月までなので、それから 12 を引けば何月なのかが計算できます。たとえば、15 月になったら「15 － 12 ＝３月」で、３月だということになります。

ネーゲレの概算法（予定日の概算をだす）

最終月経が①月②日
(①＋９)月　(②＋７)日
※月が１３以上になる場合は(①－３)月になる

7月5日
↳ 7－3と5＋7
＝ 4月 12日が予定日！

知っておくことで今後の予定を考えたりできる！

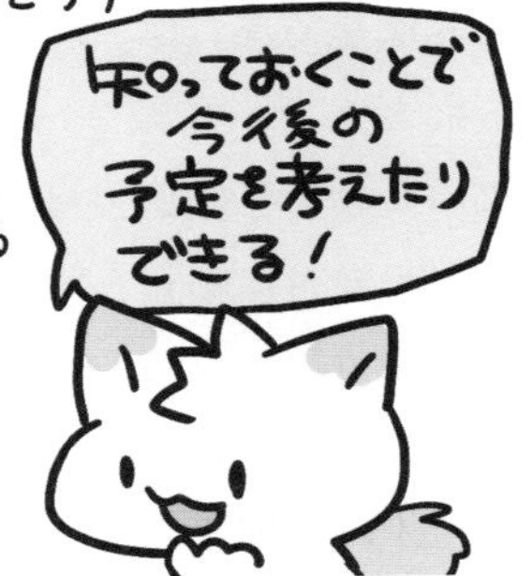

妊娠期の看護

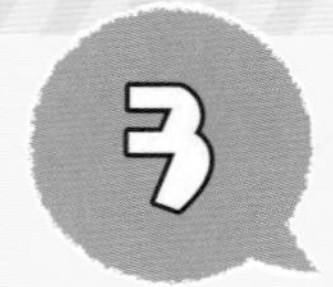

妊娠による子宮の変化

出る度

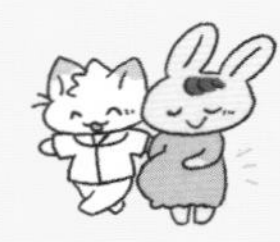

妊娠すると子宮は通常の大きさより当然大きくなります。どんな大きさになっていくのでしょうか？

子宮の大きさ

非妊時の子宮の大きさは鶏の卵の大きさです。妊娠０～３週までの妊娠１ヶ月は、最終月経から着床が完了したばかりの時期なので、子宮の大きさは非妊時と同じ鶏卵大です。

その後、妊娠月数が進むにつれて、胎児の正常な発育に伴って子宮の大きさは次のように変化します。

- **子宮の大きさの変化**

鵞卵大（妊娠２ヶ月：妊娠４～７週）
→手拳大（握りこぶし大、妊娠３ヶ月：妊娠８週～ 11 週）
→新生児頭大（妊娠４ヶ月：妊娠 12 週～ 15 週）
→小児頭大（妊娠５ヶ月：妊娠 16 週～ 19 週）
→成人頭大（妊娠６ヶ月：妊娠 20 週～ 23 週）

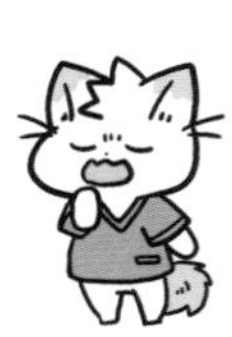

子宮底長

妊娠７ヶ月（妊娠 24 週～ 27 週）以降は、子宮の大きさは**子宮底長**（**恥骨結合上縁からから子宮底までの長さ**）が重要になります。**妊娠週数相当の子宮底長であれば、胎児の発育は順調**であると判断できるからです。

たとえば、妊娠 26 週時の妊婦健康診査で、子宮底長が 24cm であれば、この時期の子宮底長は 21 ～ 24cm のため、その範囲内にあるということで胎児の発育は順調と判断します。

妊娠月数からの子宮底長の概算は、

妊娠月数× 3cm ～妊娠月数× 3 ＋ 3cm

です。妊娠７ヶ月であれば妊娠月数 7×3 ＝ 21cm、妊娠月数 7×3 ＋ 3 ＝ 24cm で、21cm ～ 24cm がおおよその子宮底長になります。

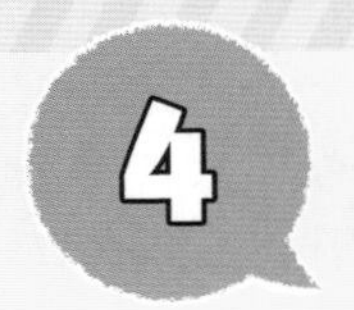

出る度

母体の変化

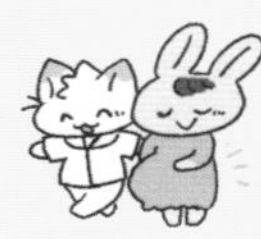

子宮の大きさが変化するように、母体も妊娠の経過とともに徐々に変化していきます。流れを見ていきましょう

妊娠初期の母体の変化

妊娠 4 週以降に、尿中 hCG による妊娠反応が陽性となります。また、hCG の影響により、つわり症状が見られはじめます。

妊娠 15 ～ 16 週に子宮内では胎盤が完成します。これによりエストロゲンとプロゲステロンの分泌は胎盤から行われるようになります。

妊娠中～後期の母体の変化

妊娠 18 週前後で経産婦が、妊娠 20 週前後で初産婦が胎動を感じるようになります。初産婦と経産婦では胎動を感じ始める時期が異なるので、注意してください。

妊娠 28 ～ 31 週の妊娠 8 ヶ月になると羊水量が最大になり、腹部には妊娠線が見られるようになります。

妊娠 32 ～ 35 週の妊娠 9 ヶ月になると増大した子宮により、肩呼吸、動悸、膀胱圧迫による頻尿や、残尿感が見られるようになります。また、腹部の張った感じ（腹部緊満）を自覚することが多くなってきます。

臨月期の母体の変化

予定日も近づいた妊娠 36 週以降になると、とくに初産婦では胎児が骨盤内に下降するため、胃・肺・心臓への圧迫がとれてきて、食欲が増してきます。なお、膀胱が圧迫されるため、頻尿は続きます。

この時期、胎児の下降感として、胃部のすっきりした感じを伝える妊婦さんが多いようです。

胎児の発育

出る度

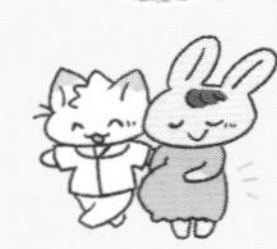

胎児の成長過程を見ていきます。胎児の身長・体重については7ヶ月以降を覚えておきましょう

胎児の**身長の概算は、妊娠月数×5**です。たとえば妊娠7ヶ月では7×5＝35cm、8ヶ月では8×5＝40cm、9ヶ月では9×5＝45cm、10ヶ月では10×5＝50cmになります。

胎児の体重について覚えておきたいのは、**1000gを超えるのが妊娠7ヶ月**であること、**妊娠10ヶ月では2500～3000g**になることです。

胎児の成長

妊娠2ヶ月末の7週になると、胎児の体の各器官形成が始まります。妊娠3ヶ月末の11週では四肢の区別ができるようになり、妊娠4ヶ月末の15週では髪の毛が生え始めます。

妊娠5ヶ月末の19週には全身にうぶ毛が生え、からだが胎脂（たいし）という脂におおわれ始めます。また、外性器で性別がわかるようになり、嚥下（えんげ）運動が見られるようになって、羊水を飲んでいる様子がわかります。また、この時期に胎児の呼吸様運動も見られるようになります。

妊娠6ヶ月末の23週には聴覚が発達します。

妊娠7ヶ月末の27週には胎動が盛んになり、皮膚が赤くしわの多い老人のような顔つきになります。

妊娠8ヶ月末の31週には皮下脂肪が増え始め、子宮の中での位置（胎位）がほぼ定まってきます。

妊娠9ヶ月末の35週には各臓器の機能がほぼ成熟に近づきます。肺の**サーファクタント（肺界面活性物質）**が完成し、肺の機能が成熟します。

そして妊娠10ヶ月になるとすべての器官が完成し、胎外生活の準備が完了します。また、初産婦の場合、出産に向けて児頭が骨盤内に下降します。

「胎児の発育」の目安

妊娠月数	身長	体重
7ヶ月末	35cm	1000g
8ヶ月末	40cm	1500g
9ヶ月末	45cm	1800～2300g
10ヶ月末	50cm	2500～3000g

「胎児の成長」の流れ

妊娠月数	子宮の大きさ・子宮底の長さ
2ヶ月	鵞卵大
3ヶ月	にぎりこぶし
4ヶ月	新生児の頭ぐらい
5ヶ月	15cmくらい
6ヶ月	臍くらいの高さ(18～21cm)

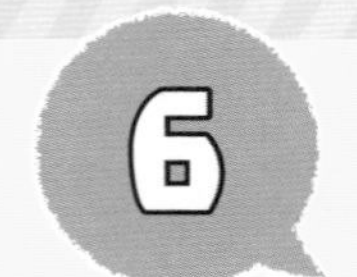

出る度

6 胎児付属物

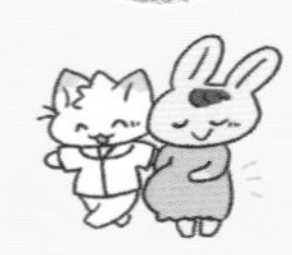

子宮内にある胎児以外のものを「胎児付属物」といいます。ここで詳しく見ていきましょう

卵膜

胎盤から袋状に広がっている膜を卵膜といい、胎児、臍帯(さいたい)、羊水が卵膜に包まれるように入っています。卵膜は母体側から母体由来の脱落膜、羊膜、絨毛膜は胎児由来の膜です。羊膜は羊水を分泌します。

羊水

羊水は**胎児と羊膜との癒着を防ぎ、胎児の自由な運動を可能にして**四肢の発育を促します。**羊水は弱アルカリ性**で、妊娠初期には透明ですが、胎児のうぶ毛、表皮、胎脂などによって**妊娠末期には白濁**します。

羊水は産生と吸収をくり返し、一定量を維持します。妊娠 16 週までは羊膜が羊水を産生・分泌し、胎児皮膚や胎児側胎盤表面で吸収されます。中期以降は羊水産生のほとんどが胎児尿になります。吸収は胎児の嚥下によって行われます。嚥下された羊水は胎児の消化管で吸収され、胎児尿として羊水中に排泄されます。**羊水量は妊娠 7 ～ 8 ヶ月が最大で約 700 ～ 800mL**、その後は減少し**分娩時は 500mL 前後**になります。

胎盤

胎盤は妊娠 7 週頃に発生し、**妊娠 15 ～ 16 週に完成**します。**胎盤重量は胎児体重の約 6 分の 1 で、500g** です。胎盤は胎児に酸素と栄養を運ぶはたらきの他に、妊娠を維持するためのホルモンを分泌します。胎盤が分泌するホルモンには、ヒト絨毛性ゴナドトロピン（hCG)、ヒト胎盤性ラクトーゲン（hPL)、プロゲステロン、エストロゲンなどがあります。

臍帯

臍帯は胎盤の胎児面に付着しています。付着部位により中央付着、側方付着、辺縁付着、卵膜付着があり、多くが側方付着です。**太い臍静脈 1 本と細い臍動脈が 2 本**があり、臍静脈には動脈血が、臍動脈には静脈血が流れます。

「胎児付属物」とは？

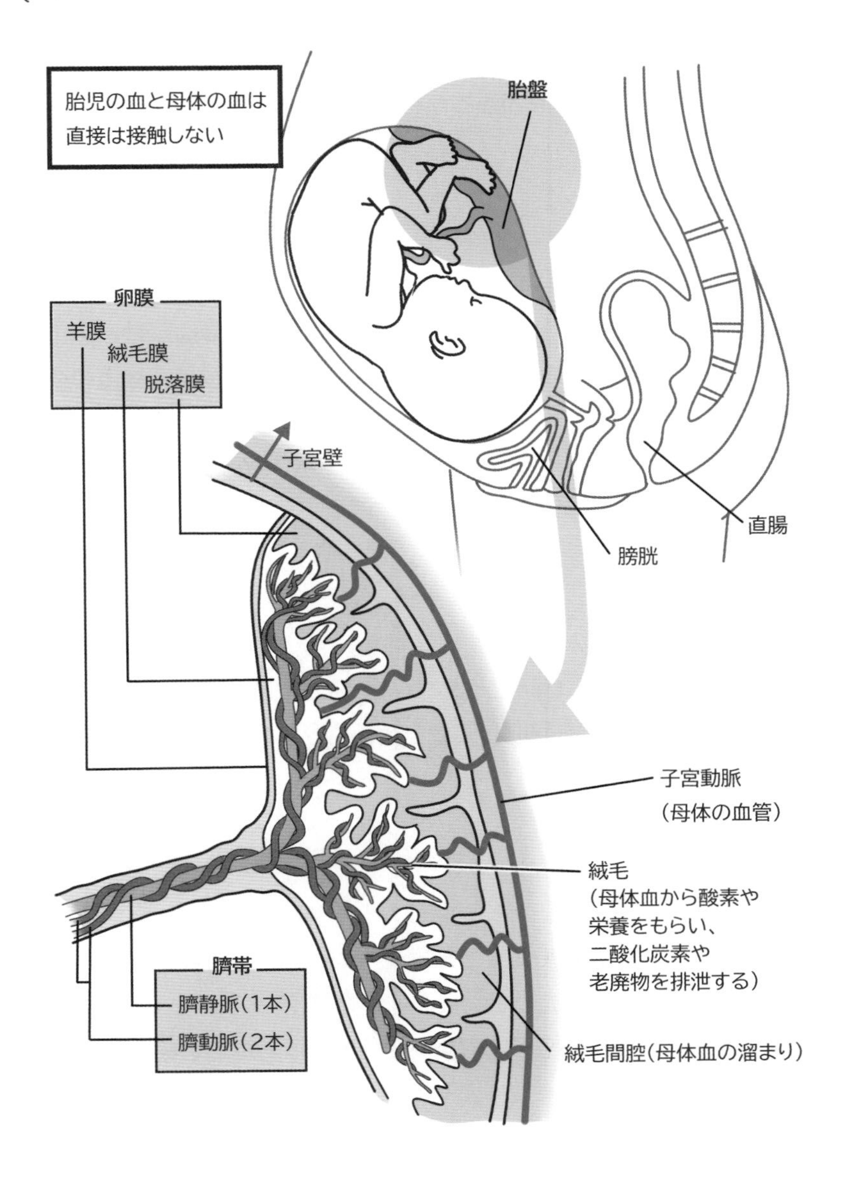

胎児の血と母体の血は
直接は接触しない
胎盤
卵膜
羊膜
絨毛膜
脱落膜
子宮壁
直腸
膀胱
子宮動脈
（母体の血管）
絨毛
（母体血から酸素や
栄養をもらい、
二酸化炭素や
老廃物を排泄する）
臍帯
臍静脈（1本）
臍動脈（2本）
絨毛間腔（母体血の溜まり）

妊婦の診察法

出る度

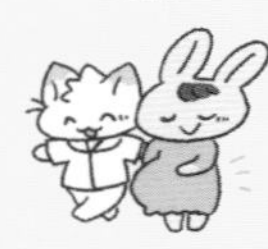

妊婦の診察は目的によっていくつかの方法があります。
どの診察で、何がわかるかを押さえましょう

胎児心音の聴取

胎児心音は**胎児の背中側で聴取**（胎向については124ページ参照）します。母体の上前腸骨棘（腰骨の前に一番出ているところ）と臍を結んだ線を臍棘線といい、**頭位（児頭が骨盤の一番近くにある状態）では臍棘線上の中央**で、**第1頭位では左臍棘線上の中央**で、**第2頭位では右臍棘線上の中央**で胎児心音を聞き取ります。

第1胎向頭位を第1頭位といい、胎向は胎児の背中が母体の左右どちら側にあるかを意味します。児背が左側にあれば第1胎向です。

母体の左側で胎児心音が聞こえるのが1、右が2です。

レオポルド触診法

レオポルド触診法は妊婦の腹部を触診し、胎児の位置などを見るものです。妊婦を仰向けに寝かせ、**膝を屈曲し腹壁を弛緩させて行う**もので、確認は4段階あります。

計測診

計測診は計測診メジャーを使用し、恥骨の上端（恥骨結合上縁）から子宮の一番上の子宮底までの長さである子宮底長（110ページ参照）と腹囲を測定します。測定は**膝を伸ばした状態**で行います。

子宮底長は恥骨結合上縁から子宮底までの距離を、おなかの膨らみのカーブに沿って測定します。子宮底長によって、胎児の発育が妊娠週数相当なのか、羊水量のおおよその目安となります。**腹囲は臍の高さでの腹部周囲の長さを測定**します。正常妊娠後期で平均85～90cmです。

妊娠後期に「胎児心音」が最もよく聴取される場所

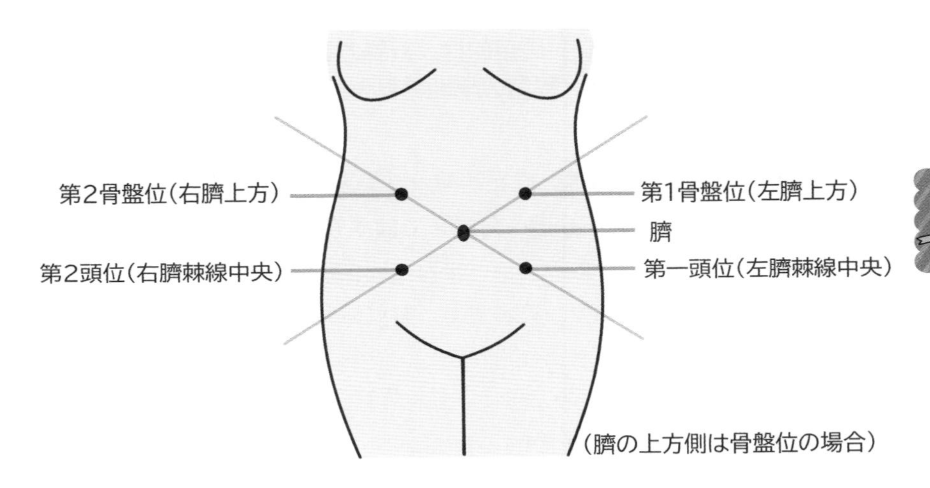

「レオポルド触診法」とは？

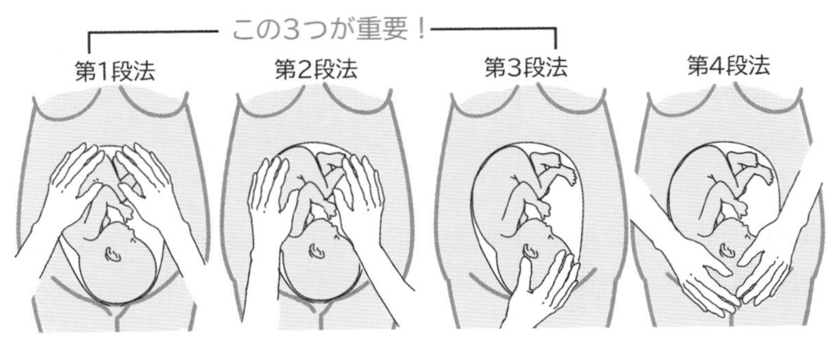

子宮底の位置に手を置き、子宮底の高さとその場所にある胎児の部分が頭なのか、おしりなのかを確認する。頭は大きく硬く丸く、おしりは頭より小さく柔らかい。おしりが触れれば頭が下にある頭位。

子宮の側面に手を置き、胎児の背中や手足が左右どちら側にあるのか（胎向＝胎児がどちら側を見ているか）を確認する。子宮の左側に背中があれば第１胎向、右側にあれば第２胎向。腹壁の緊張・羊水の量なども調べる。

恥骨付近に手を置き、その部位にある胎児の部分が頭なのか、おしりなのかを確認する。頭位であれば硬い球状の頭に触れる。

左右の下腹部に手を置き、胎児下向部と恥骨の間に触れ、胎児がどれくらい骨盤に入り込んでいるか（胎児下降度）を確認する。

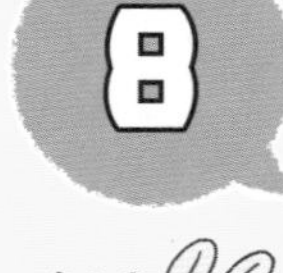

妊婦の日常生活とセルフケア①妊婦健康診査

出る度

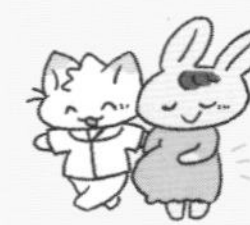

「妊婦健康診査」の目的は、妊婦および胎児の健康状態の把握・診査と、異常の早期発見・治療です

妊婦健康診査の受診回数は、**妊娠初期～23週までは4週に1回、24～35週までは2週に1回、36週～分娩までは1週に1回**です。毎回行われるのは体重・血圧測定、尿検査（糖、蛋白）で、妊娠高血圧症候群や妊娠糖尿病の早期発見のために必要な検査です。胎児の発育状態の確認のため子宮底長、腹囲の測定も行われます。

体重

妊婦の適切な体重増加量はBMIを目安にし、**妊娠前BMIが18.5未満のやせ型の場合12～15kg、18.5以上25未満の標準体型の場合10～13kg、25以上30未満の1度肥満の場合は7～10kg、30以上の2度肥満の場合は個別対応**します。**妊娠29週以降は1週間の体重増加は500g以内**が望ましい増加量です。なお、肥満女性は妊娠高血圧症候群、妊娠糖尿病、帝王切開分娩、巨大児等のリスクが高い傾向にあります。

血圧

妊娠20週以降に、収縮期血圧140mmHg以上、または拡張期血圧90mmHg以上が続く場合、妊娠高血圧症候群です。重症化すると母体も胎児も異常を起こす可能性があるので、定期的受診による管理が大切です。

尿糖・尿蛋白

尿糖は尿に糖が出ると陽性で、プラスの数が多いほど糖が多いことを示します。**陽性が続く場合や強陽性（3＋）の場合には、糖尿病（糖尿病合併妊娠、妊娠糖尿病）が疑われ**、糖尿病診断の検査が必要となります。糖尿病の場合、**妊娠高血圧症候群の合併や巨大児の出産**が見られやすくなります。

尿蛋白は尿に蛋白が出ると陽性で、プラスの数が多いほど尿中に蛋白が多いことを示します。疲れなどによることもありますが、**陽性が続く場合や強陽性の場合、もしくは高血圧に伴う陽性の場合は、妊娠高血圧症候群**です。

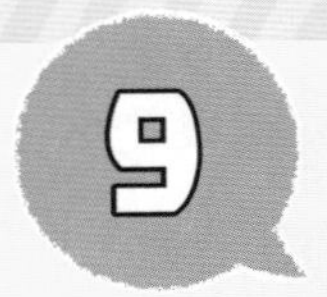

出る度

9 妊婦の日常生活とセルフケア② 妊婦の栄養

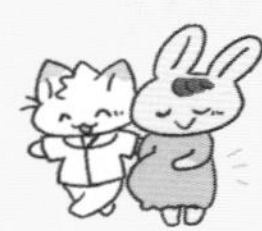

妊娠初期、胎児は母体の栄養の影響をほとんど受けませんが、16 週以降は注意が必要です

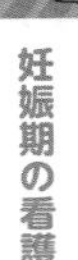

妊娠初期の妊婦には食べられるものを食べるよう指導しますが、**この時期のビタミンAの過剰摂取は、胎児奇形の可能性がある**ため注意が必要です。また、**神経管閉鎖障害予防のため、葉酸（400 μg/ 日）の摂取**が望まれます。

妊娠 16 週以降はつわり症状が落ち着き、妊娠初期に比べて食べられる量が増えます。貧血や便秘、下痢、肥満、高血圧などを予防することが、胎児の正常な発育を保つうえで大切です。食べすぎに注意しながらバランスよく栄養をとり、体重を増やしすぎないように指導します。

妊婦の総エネルギーは、**推定エネルギー必要量（基礎代謝量（kcal/ 日）×身体活動レベル）に、妊娠初期 50kcal/ 日、中期 250kcal/ 日、後期 450kcal/ 日の付加が必要**です。

- **蛋白質……推定平均推奨量として、妊娠初期には付加の必要はないが、中期には 10g/ 日、後期には 25g/ 日の付加が必要。**
- **カルシウム……カルシウムは妊娠全期を通して付加量はない。**
- **鉄……推定平均推奨量として初期には 2.5mg、中期・後期には 15.0mg/ 日の付加が必要。**
- **塩分……一般成人女性の１日当たりの塩分摂取目安量は 7.0g 未満で、妊娠中も同じ量を摂取する。**

嗜好品の注意点

タバコに含まれるニコチンは血管を収縮させるため、胎盤の血流が減少して胎児への酸素や栄養分の供給を妨げ、低体重、流産、早産、周産期死亡（妊娠 22 週以降の死産と、生後 7 日未満の早期新生児死亡を合わせたもの）のリスクが高まります。また、飲酒習慣があると、胎児性アルコール症候群（中枢神経系機能異常、発育異常、小頭症、顔面中央形成不全等）が見られます。

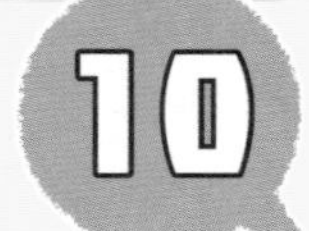

出る度

妊娠中の主なマイナートラブルと対処法

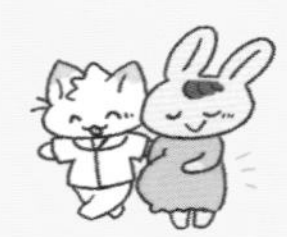

妊娠中は、病気とまではいえない様々なトラブルが起こります。具体的に見ていきましょう

つわり・胸やけ

つわりは妊娠５～６週頃から出始め、妊娠12～16週頃には治まります。代表的な症状には、食欲不振、吐き気、嘔吐、食物やにおいに対する嗜好の変化などがあります。つわりはほとんどの妊婦に見られますが、悪化すると生命の危険を及ぼす妊娠悪阻（おそ）（160ページ参照）になることもあります。対処法としては、吐き気や嘔吐を誘発するにおいの強いものは避け、**食べられるときに、食べたいものを少量ずつ頻回に食べる**ようにします。

また、子宮が大きくなって胃を圧迫する妊娠末期には、胸やけが起こりやすくなります。対処法として、少量ずつ頻回に食べること、寝るときに上半身を上げておくなどがあります。

腰背痛

腰椎はもともと前に彎曲（わんきょく）していますが、妊娠末期になると**増大した子宮や体重増加のために重心が移動し、腰椎の前への彎曲が強くなって腰背痛が起きます**。予防・対処法は、**脊柱をまっすぐに保つような姿勢**、妊婦体操、妊婦用ガードルを着用して腰部を保護する、**ヒールが２～3cmの靴**で姿勢を保つなどがあります。

帯下

妊娠すると、エストロゲンの影響で腟粘膜のグリコーゲンが増加します。グリコーゲンは感染予防にはたらきますが、酸性に強い真菌類が増加してカンジダ腟炎にかかることがあります。感染していなくてもホルモンの影響で帯下（おりもの）は増加しますが、悪臭や掻痒（そうよう）感を伴う場合は感染を疑います。**カンジダ腟炎の場合は、帯下は酒かす様、チーズ様**です。

予防・対処法は、入浴・シャワー浴や、こまめに下着を取り換えるなどで清潔に保つことです。

便秘・痔

便秘はプロゲステロンの影響で、**平滑筋が弛緩するために起こります**。妊娠初期には、つわりによる食事摂取量の減少、妊娠後期には増大した子宮による腸管の圧迫、妊娠全期を通しての運動不足も影響します。予防・対処には、妊婦体操や散歩などの適度な運動、食物繊維・水分摂取を心がけます。下剤は流産や早産につながる可能性があるので、医師の指示が必要です。

痔は、増大した子宮の圧迫による骨盤内の血液のうっ滞により、妊娠後期に起こりやすくなり、便秘でいきむことで悪化します。まず便秘を予防し、入浴などで温めて骨盤内の血行を促進します。

静脈瘤

静脈瘤は、プロゲステロンによる静脈血管壁の緊張低下と子宮の増大による下肢静脈の還流障害が原因で、妊娠後期に起こりやすくなります。**静脈還流を妨げる体を締め付ける服は避け、マタニティ用の弾性ストッキングを着用**して下肢静脈の還流を促進します。

足のけいれん

妊娠中期から後期にかけて、足がつりやすく、こむらがえりが起きやすくなります。これは胎児の成長により足の筋肉に重みがかかることが主な原因のひとつです。また、カルシウムの摂取不足、疲労なども原因となります。

予防にはマッサージやストレッチ、体を温め血行をよくして筋肉をゆるめるなどがあります。また、体は電解質を使って神経や筋肉のはたらきを調節するので、**カルシウムや筋肉疲労を改善するビタミンB群を十分に摂取**するようにします。

掻痒感

妊娠中期以降、全身のところどころに蕁麻疹のような小さな赤い盛り上がりができてかゆみが生じますが、出産後は症状が改善することが多いようです。原因は妊娠によるホルモンの変化や皮膚の乾燥といわれています。

皮膚を清潔に保ち、綿など天然素材の衣服にしたり、保湿剤を塗布するなどで乾燥を防ぎますが、かゆみが強くなる場合は皮膚科の受診が必要です。

かげさんの
ちょっとひとやすみ

*国試対策Q&A③

Q ノートがつくれないので、
問題を解くだけになってしまいます……。

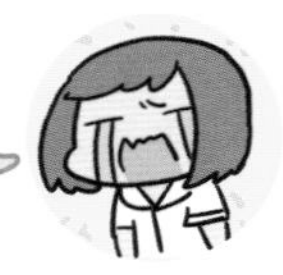

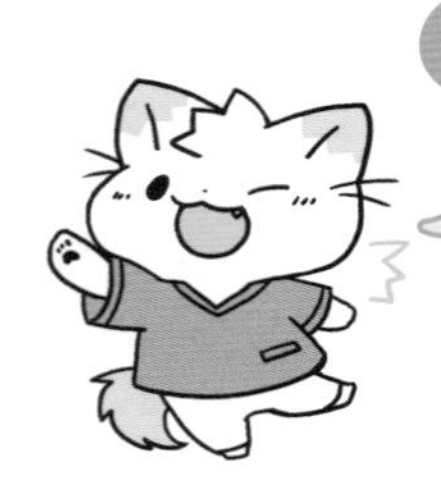

A 問題を解くだけでも
立派な国試対策！

「みんながやってるから……」とノートづくりに必死になって勉強が進まないよりは、「自分にはノートづくりは合わなかった。じゃあどうすればいいだろう？」と考えていくことのほうがとても大切。

ノートがなくても、本書シリーズのように国家試験に沿ったテキストと過去問を組み合わせることによって、知識の確認や定着のための学習はできます。

それに、過去問を解くのも立派な国試対策！自信を持って！

第3章

第2部 母性看護学

分娩・産褥期の看護

分娩に限らず、母性看護では
母体に大きな変化があるけど、
病気によるものではない点がポイント！
分娩期は分娩の３要素や
１～４期の特徴をまず整理してみよう！

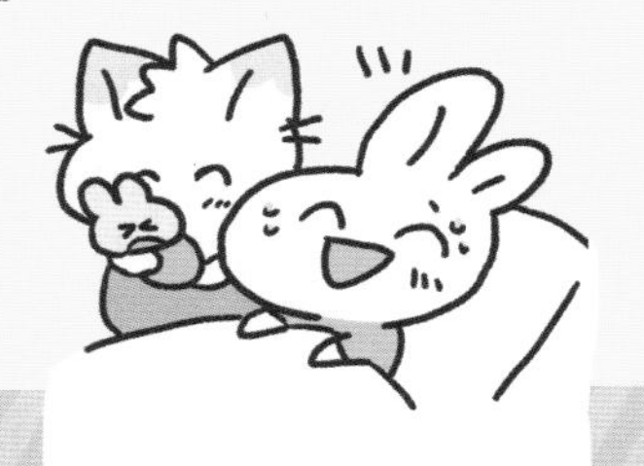

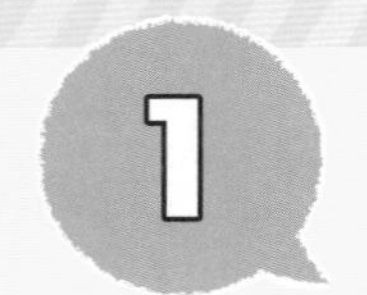

出る度

1 分娩の３要素

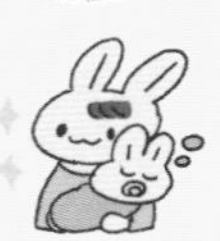

分娩は胎児や付属物である胎盤、臍帯、卵膜、羊水が母体外に排出される現象です。要素をそれぞれ見ていきましょう

妊娠22週0日以降37週未満（36週6日まで）の分娩を早産、妊娠37週0日以降42週未満（41週6日まで）の分娩を正期産、妊娠42週0日以降の分娩を過期産といいます。分娩には娩出物（胎児と付属物）、産道、娩出力が影響し、これを分娩の３要素といいます。

娩出物（胎児とその付属物）

産道を通過する胎児の大きさ、胎位、胎勢が分娩経過に影響します。

胎児の大きさ

胎児が小さければ産道を通りやすくなりますが、適正な大きさ（平均3kg）が必要なので、小さければよいというわけではなく、胎児が大きくても産道が広ければスムーズに生まれます。胎児と産道は相対的関係です。

胎位

胎位は、**子宮の縦軸に対する胎児の縦軸の関係**です。子宮の縦軸に対して胎児の縦軸が横になっていれば横位、縦になっていれば縦位です。頭位も骨盤位（逆子）も縦位で、頭を下にしていれば頭位、頭が上だと骨盤位です。

胎勢

胎勢は**胎児の姿勢**です。正常は顎を引き、下顎が胸に接して背中を丸める姿勢で、屈位といいます。反対に、下顎が胸から離れて頭を後ろに反らして体を伸展させている状態を反屈位といい、ほとんどの場合で正常な分娩ができず、帝王切開分娩となります。

胎向

胎向は、**胎児の背中と母体の関係**のことです。**胎児の背中が母体の左側にあると第１胎向、胎児の背中が母体の右側にあると第２胎向**といいますが、どちらでも正常で、分娩に影響はありません。

「胎位」とは？

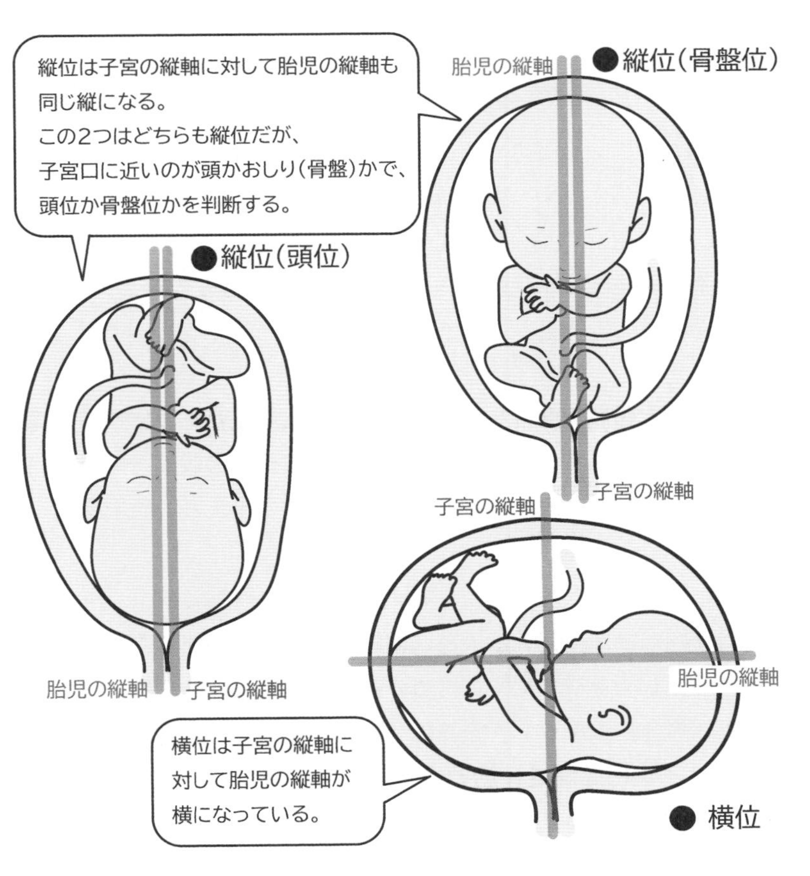

斉藤先生のワンポイント講座

胎児は頭が一番大きく、通常分娩では頭が出ると後はすみやかに肩、腹部、足が出てきます。しかし骨盤位だと最後に頭が出るために産道通過に時間がかかり、難産になりやすくなります。

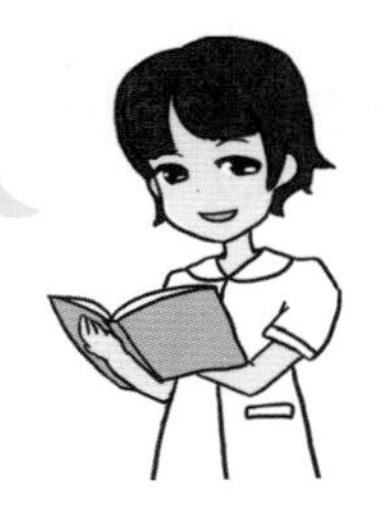

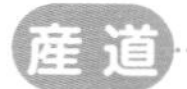

骨盤は左右の寛骨、仙骨、尾骨からなり、寛骨は腸骨、坐骨、恥骨が癒合したものです。産道は**胎児の通り道**で、骨盤の内側の骨産道と、子宮頸部や膣、外陰部などの軟産道からなります。産道は娩出力に対して抵抗するため、産道の抵抗力が少ないほどスムーズな分娩になります。つまり、骨産道が児頭より広く、軟産道がやわらかいほどスムーズな出産になります。

骨産道が児頭に対して狭い場合を児頭骨盤不均衡、軟産道が硬かったり広がりにくい場合を軟産道強靭といい、帝王切開の適応となります。

娩出力

娩出力は**胎児と付属物を押し出す力で、陣痛と腹圧があります**。陣痛は胎児や胎盤などを排出するときに**不随意に繰り返す子宮の収縮**です。陣痛には妊娠陣痛、前駆陣痛、分娩陣痛、後陣痛があります。また、腹圧は便をするときのようないきみです。

妊娠陣痛は妊娠中にときどき起こる不規則な子宮収縮です。

前駆陣痛は妊娠後期に起こる子宮収縮で、間隔が不規則です。子宮の入り口をやわらかくし開きやすくするための陣痛で、痛みはそれほど強くありません。前駆陣痛は強くならず、安静にしていると次第におさまります。

分娩陣痛は**子宮口を開き、胎児を押し出す子宮収縮**です。**10分以内に規則的にくり返し起こる、または1時間に6回以上規則的に起こった場合、分娩開始**となります。分娩陣痛は、子宮口が全開大（10cm開大）するまでの**分娩第1期の開口期陣痛、胎児を押し出す分娩第2期の娩出期陣痛、胎盤を押し出す分娩第3期の後産期陣痛**に分類されます。

後陣痛は、胎盤がはがれた部位の血管を収縮させ、子宮が小さくなる（子宮復古）ための子宮収縮です。だいたい産後3日までで、不規則で弱い子宮収縮です。

「陣痛」をやわらげるには？

腰さすりますね♪
看護師や
夫がうしろから
声をかけながら
マッサージ
円座に
なっている
ゆれる
安楽チェアーまたはアクティブチェア
というよ♪

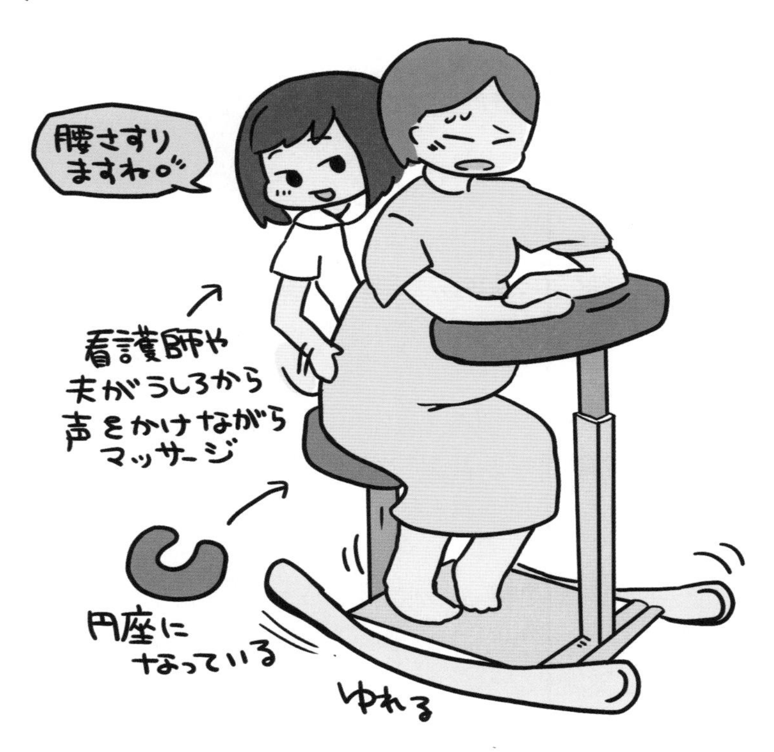

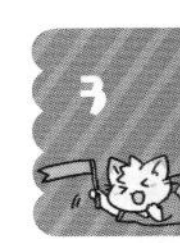

分娩・産褥期の看護

斉藤先生のワンポイント講座

後陣痛は、授乳による乳頭への刺激によってオキシトシンが分泌されて強くなることがあります。また、初産婦より経産婦、巨大児や双子を出産した人は後陣痛が強くなる傾向があります。

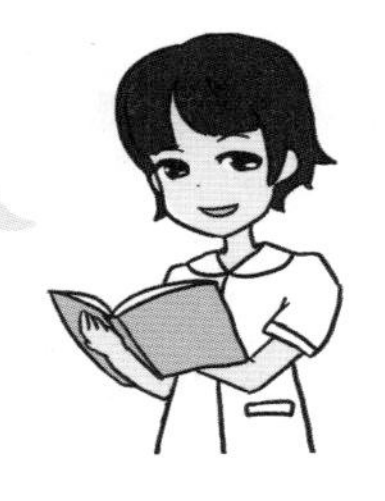

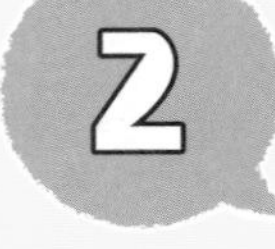

出る度

分娩の経過①
分娩第１期

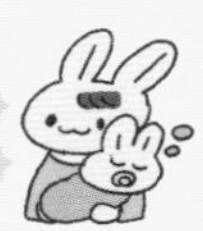

分娩には「これから始まりますよ」というサインがあります。そこからの分娩の流れを見ていきましょう

分娩第１期の始まり

分娩第１期は**分娩開始から子宮口全開大まで**です。**分娩開始とは陣痛が１時間に６回以上、または10分以内の規則的な状態**をいいます。

卵膜が羊水を入れたまま開き始めた子宮の入り口（頸管、子宮口）の中に膨らんできたものを胎胞といい、子宮口開大を促します。分娩が進むと、児頭が次第に産道に入って子宮口全開大となり、陣痛も強くなって子宮内圧が上昇します。この圧に卵膜が耐えられなくなると胎胞が破れて羊水が流出します。これが破水で、さらに陣痛が強くなり分娩が進みます。

看護

入院後はバイタルサインと胎児心拍の測定を行います。一般に入院時は分娩監視装置を装着し、陣痛と胎児心拍の関係から胎児の健康状態を観察します。子宮収縮に伴って、胎児心拍が一過性に速く（一過性頻脈）なれば問題ありません。胎児に問題がないと判断されたら分娩監視装置は外し、その後は少なくても１時間に１回、陣痛の発作（何秒続くか）と間欠（陣痛開始から次の陣痛開始までの長さ）と胎児心音を超音波ドップラーで聴取します。

産婦（分娩開始した人）は本人の楽な姿勢でかまいませんが、仰向けになると、増大した子宮によって下大静脈を圧迫され静脈血が減少し、心拍出量が減少するため血圧が下がる（仰臥位低血圧症候群）ことがあるので、注意が必要です。その場合、**子宮を押して側方に移動させるか、左側臥位にすると下大静脈の圧迫が解除され症状が自然に治ります**。

食事はエネルギー源となる単糖類と二糖類、水分を産婦の好みを優先して勧め、眠いようであれば、陣痛間欠時に眠れるようにします。

尿がたまると産道を圧迫するので２～３時間ごとに排尿を促します。児頭が骨盤内に入り込んで自然排尿ができない場合には、導尿を行います。

分娩開始の前兆とは？

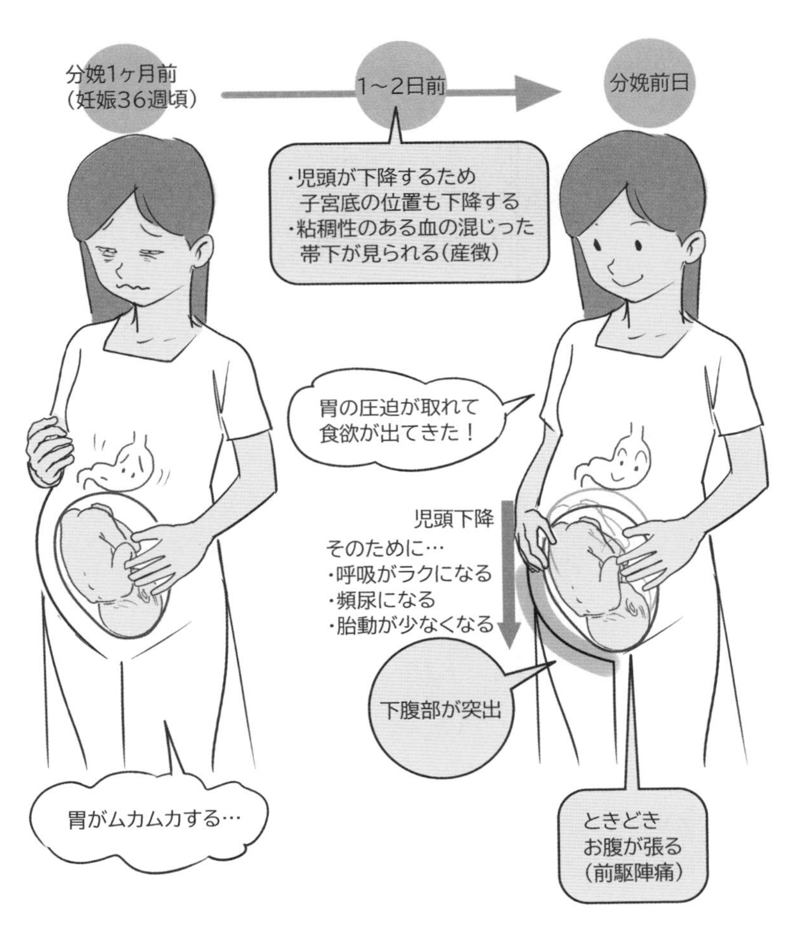

分娩・産褥期の看護

斉藤先生のワンポイント講座

分娩第１期は子宮口が開いていく時期なので開口期ともいいます。また、分娩中はサンドイッチやおにぎりなどが産婦は食べやすいようです。

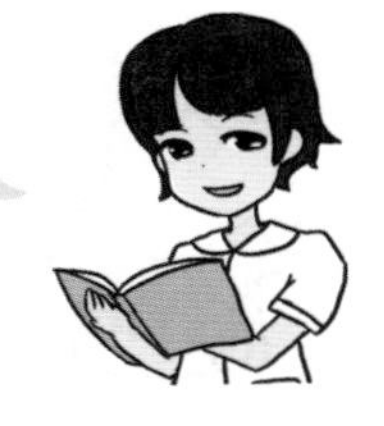

分娩第１期の終わり

分娩第１期の終わり頃（子宮口が７～8cm 開く頃）になると、自然にいきみ（努責）が出てきますが、**子宮口全開大前のいきみは、頸管が裂けてしまい（頸管裂傷）、大出血の原因となるので禁止**です。

子宮口が全開大になるまではいきまないように、力を抜くようにあえぐような呼吸（ヒ・ヒ・フー）をさせます。

子宮口の開大に伴い、分泌物が増えてくるので、正常な血液の混じった粘液か異常出血かを鑑別します。

破水がなければ、シャワー浴や入浴は可能です。入浴は、温かいお湯の効果で陣痛の痛みをやわらげることにつながります。

看 護

この時期の産婦は、どんどん強くなる陣痛に加え、いきみたくてもいきんではいけないため、とてもつらい状態です。そばに寄り添い、少しでも不安を軽くすることを心がけ、夫や家族への配慮も忘れないようにします。

破 水

破水は、子宮口が全開大する頃に起こる**適時破水**、分娩開始前の**前期破水**、分娩は開始したが子宮口が全開大する前の**早期破水**があります。

破水すると感染する可能性が高まるので、外陰部に清潔なナプキンを当て、流出した羊水の量や色、においなどの性状を観察します。正常な羊水は軽く白濁しています。

前期破水・早期破水時は、医師や助産師にすみやかに報告します。

破水により、臍帯が胎児よりも早く子宮から出てしまう臍帯脱出が起こることがあるので、胎児心音を聴取してその変化に注意する必要があります。

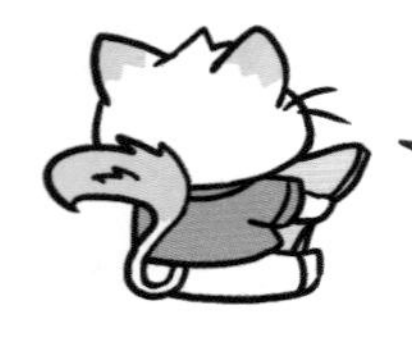

妊婦さんだけでなく
家族への配慮も大事だよ

「胎胞」と「破水」のチェックポイント

胎胞
卵膜が羊水を入れたまま
開きはじめた子宮の入口のところで風船のように

ふくらんでできたもの。
胎胞が破れることが破水

きゅう くつ…
時期が大切!
このふくらんだところが胎胞だよ
プク
陣痛あるのにおふろ?!
破水がなければ入れますよ
びっくりされる
あたためることで苦痛をやわらげたり
汗を洗い流すことでスッキリできる
けれど不安や苦痛に合わせて清拭も◎

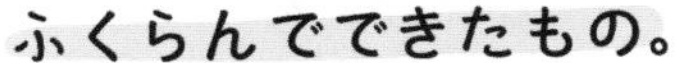

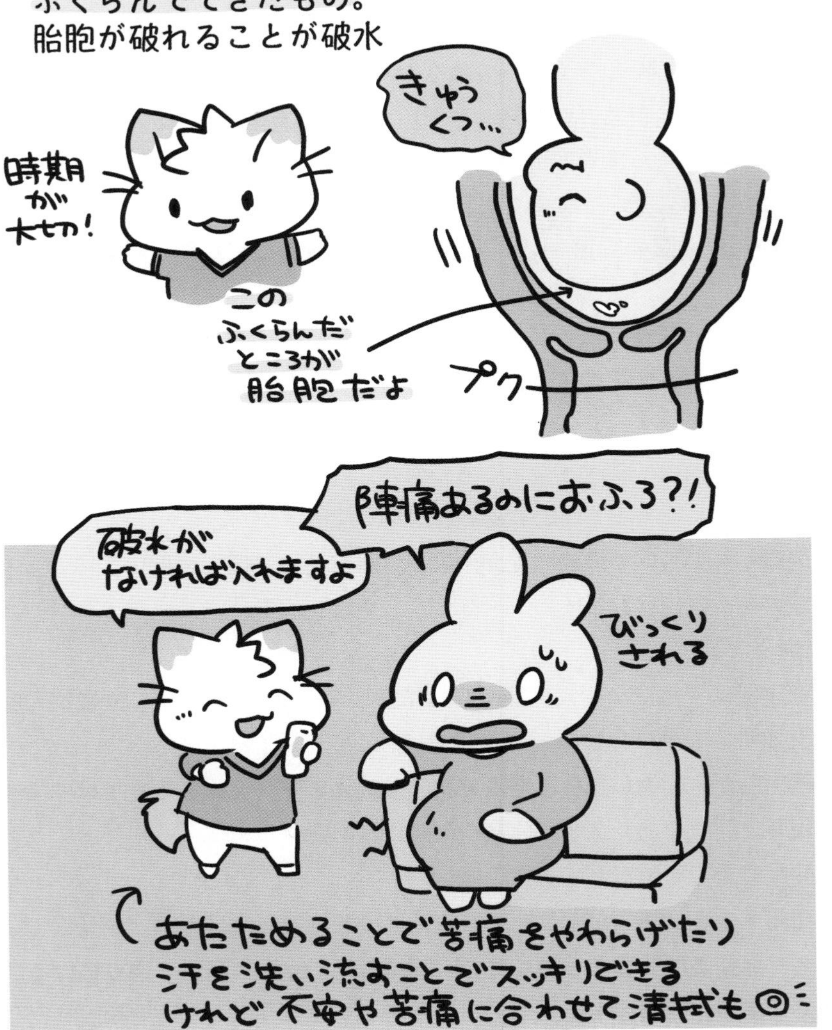

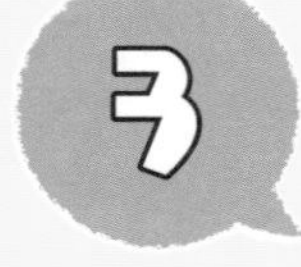

分娩の経過② 分娩第２期

出る度

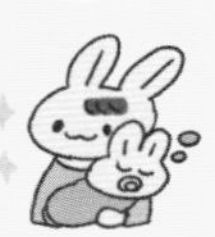

子宮口が完全に開き胎児が生まれるまでが「分娩第２期」。排臨、発露、いきみの開始時期を押さえましょう

子宮口前開大から胎児が生まれる（胎児娩出）までが**分娩第２期（娩出期）**です。陣痛は著しく強くなって長くなり、陣痛と陣痛の間の間欠も短くなって、陣痛時には自然にいきみ（怒責）が見られます。この状態を共圧陣痛といい、これによって先進部の児頭が産道を広げながら下がってきます。

児頭がさらに下がってくると、**産婦は直腸の刺激により便意を訴え、肛門が開いたり会陰（えいん）の膨隆（ぼうりゅう）（ふくらんで高くなること）が見られる**ようになります。

児頭は陣痛発作時に下がり、やがて会陰の間から見えるようになりますが、陣痛間欠時には産道抵抗により腟内に後退して見えなくなります。この状態を**排臨（はいりん）**といいます。さらに分娩が進んでくると、胎児先進部がさらに下がってきて、児頭の一番大きなところが骨盤を通り抜けて、陣痛間欠時にも常に見える状態になります。これを**発露（はつろ）**といいます。

発露からの数回の陣痛で児頭が娩出され、続いて胎児の肩甲（けんこう）、体幹、上肢、下肢の順で娩出されます。

看護

初産婦は子宮口全開大、経産婦は子宮口７～8cm 開大が、分娩室入室の目安です。

子宮口が全開大したら、努責で腹圧を加えます。発露するまでは陣痛発作と同時に腹圧を加えさせ、陣痛間欠時には努責を止めてゆっくりとした普通の呼吸で全身を弛緩（しかん）させます。

発露すると、陣痛が間欠時でも先進部（頭位であれば児頭）が見えているため、**発露後は努責をしなくても、陣痛だけで胎児は産道を通り抜けることができます。努責を中止**して、ハッハッハッというような**短速呼吸**を行うようにしてもらい、全身の力を抜いて会陰部の裂傷を予防します。

「排臨」と「発露」とは？

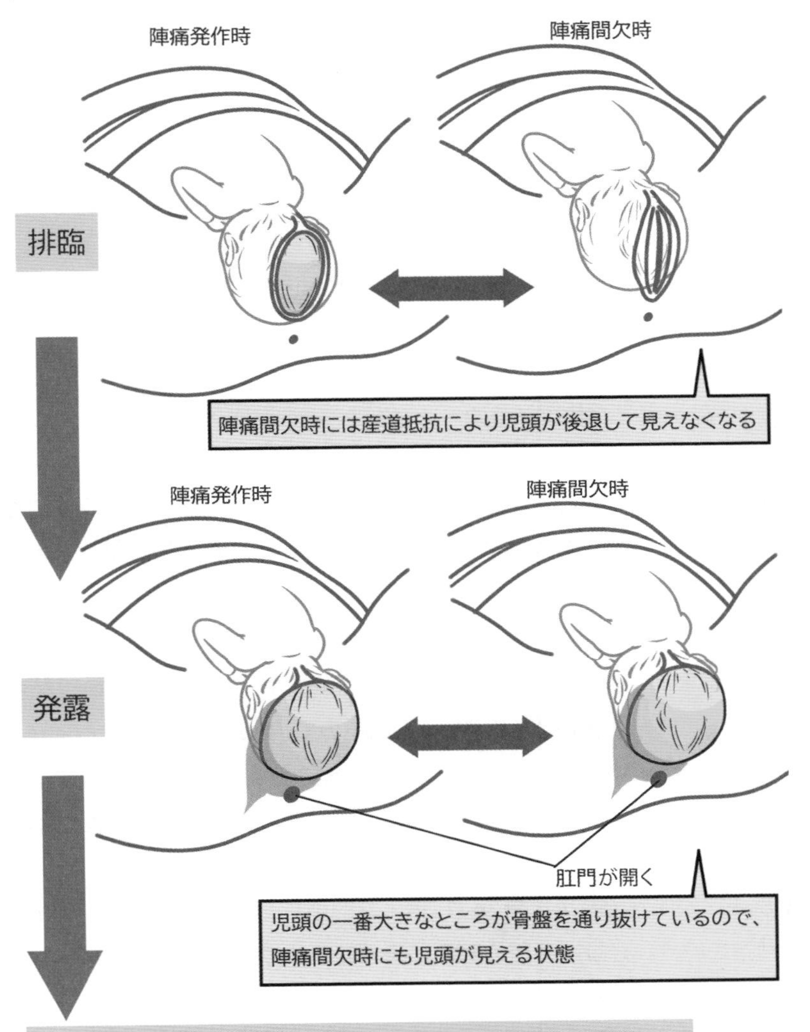

発露から数回の陣痛で児頭、肩甲、体幹、上肢、下肢の順に娩出される

胎児の産道通過の過程

胎児が産道を通過する際、できるだけ小さく負荷の少ないよう、**児頭の応形機能**、**胎児の娩出機転**などが起こります。

児頭の応形機能

胎児の頭の骨である前頭骨、左右の側頭骨、後頭骨は結合していないので、移動性があります。このため、児頭は産道を通過する際、強い圧迫を受けてそれぞれの骨が重なり合います。これが**骨重積**（こつじゅうせき）です。狭い産道を少しでも通過しやすくなるように進行方向へ細長くなり（大斜径に延長）、周囲を短縮するように変形します。これを**児頭の応形機能**といいます。

胎児の娩出機転

狭く屈曲した産道を通り抜けるため、胎児は姿勢と向きを変えます。これを回旋といい、4段階あります。

- 第１回旋……陣痛が開始すると、胎児は子宮収縮により骨盤内に下降し、児頭に娩出力と産道抵抗が加わって、前屈位に姿勢を変えて後頭を先進部として産道を通過する。胎児が姿勢を変える回旋なので胎勢（たいせい）回旋という。
- 第２回旋……さらに児頭が下降すると、後頭部が母体の前方（恥骨側、腹側）に向きを変えるよう回旋する。この向きを母体の前方に児頭の後頭がくる**前方後頭位**、回旋は胎児が向きを変えるので、胎向（たいこう）回旋という。
- 第３回旋……胎児の後頭部が下降し、排臨・発露を経て児頭が娩出する際、第１回旋とは反対に反屈し、伸展しながら前頭部、顔面、顎の順に会陰を通って娩出される。姿勢を変える胎勢回旋。
- 第４回旋……児頭娩出直後に後方（母体の肛門側）を向いていた顔面が母体の側方を向き、分娩開始前の胎向に戻って母体の大腿部を見るような状態になる。第１頭位では母体の右大腿内側、第２頭位では母体の左大腿内側に向きを変える。胎児が向きを変える胎向回旋。

肩は一度に両肩は娩出できないため、上側（母体前方）にある肩がまず娩出され、続いて下側（母体後方）にあるほうが娩出され、体幹部は簡単に娩出されます。

「児頭の応形機能」と「娩出機転」とは？

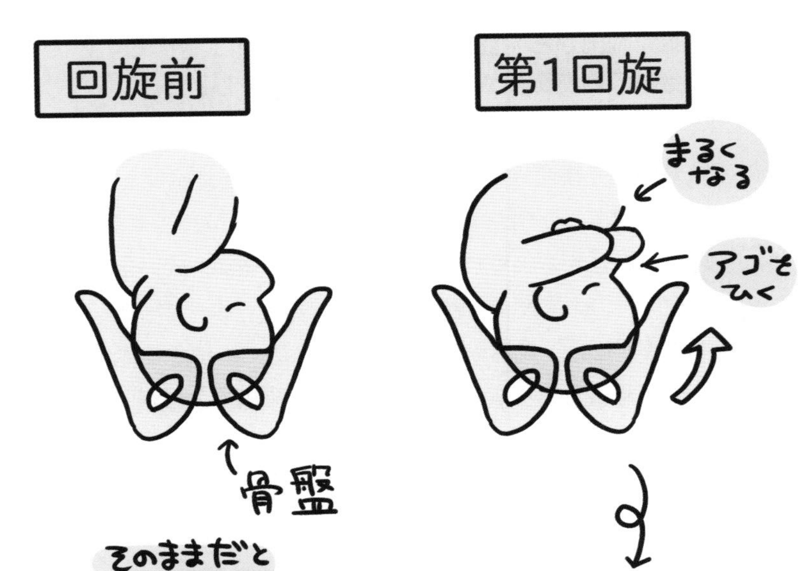

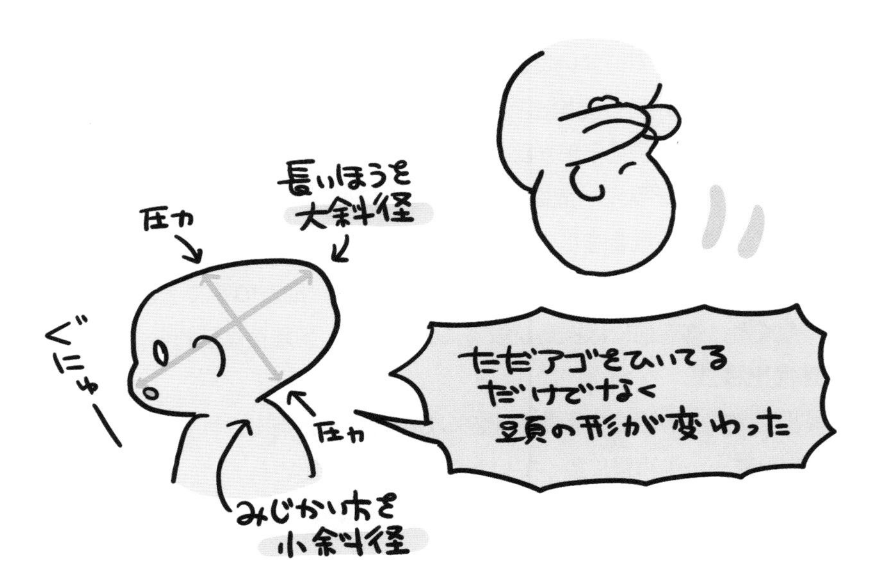

出る度

分娩の経過③ 分娩第３期

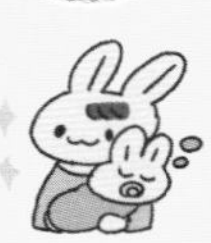

胎児娩出から胎盤娩出までが「分娩第３期」です。
胎盤の剥離徴候や娩出様式を押さえましょう

分娩後の胎盤娩出を後産（あとざん）といい、分娩第３期または後産（こうさん）期ともいいます。子宮壁から胎盤を剥離（はくり）し、胎盤を娩出する後産期陣痛が起こります。胎盤娩出後には子宮を収縮させる後（こう）陣痛が起きますが、後産期陣痛と間違えないようにしましょう。

胎盤が娩出する前には、胎盤が子宮壁から剥（は）がれる胎盤剥離兆候が、胎児娩出後２～３分で見られます。胎盤は多くは10分以内に娩出されます。

分娩第１期から第３期までの所要時間の合計が分娩所要時間で、平均時間は初産婦で12～15時間、経産婦で５～８時間です。

胎盤剥離徴候

- アールフェルド徴候……胎盤は剥離すると産道を下降するため、それとともに児娩出後に比べて、臍帯（さいたい）が自然に12～16cm程度下降してくる。
- キュストネル徴候……恥骨結合のすぐ上を手で圧迫すると、臍帯が下降する。胎盤が剥離していない場合は、臍帯は腟内に引き込まれる。
- シュレーデル徴候……児娩出後、ほぼ臍（へそ）の高さにあった子宮底がやや上昇して右に傾き、子宮下部が膨らんでやわらかく触れる。
- ミクリッツ・ラデッキー徴候……剥離した胎盤が下降し腟内に達すると、直腸を圧迫し便意を感じる。
- ストラッツマン徴候……一方の手で臍帯を持ち、他方の手で子宮底を軽くたたくと、剥離前には振動が臍帯に伝わるが、剥離後は伝わらない。

胎盤娩出様式

- シュルツェ式……胎盤の胎児側を包んでいた面から娩出される。
- ダンカン式……子宮壁に接していた母体面から娩出される。
- 混合式……胎盤の一部が母体面で娩出しかかるが、残りは胎児面で娩出される。

2つの「胎盤娩出様式」

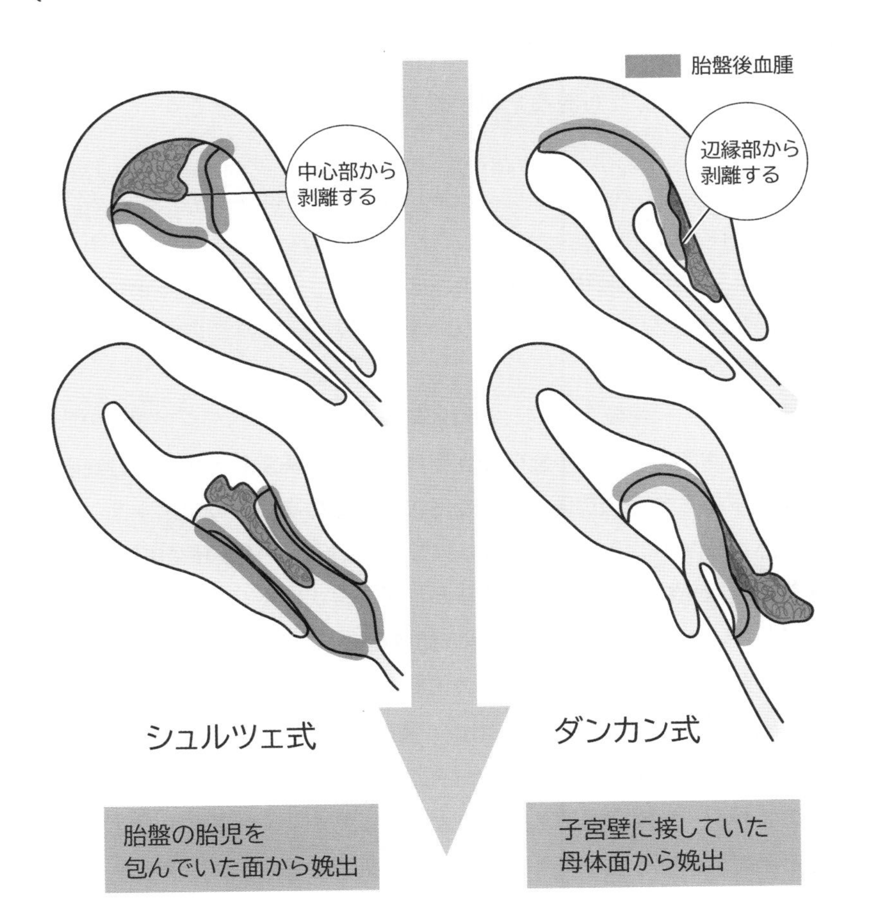

胎盤の剥離や
娩出にはいろいろな
様式がある！

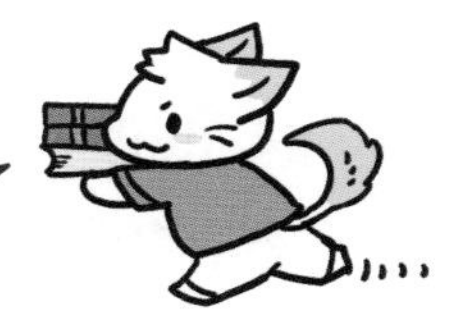

分娩・産褥期の看護

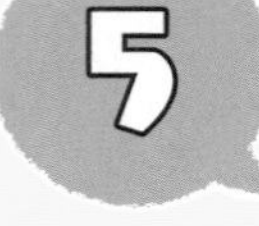

分娩の経過④ 分娩第４期

出る度

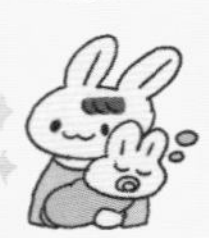

分娩終了後１～２時間が「分娩第４期」です。突然容態が変わることもあるため、看護には注意が必要です

胎盤が娩出すると分娩は終了し、産婦から褥婦となります。分娩後１～２時間は大出血や状態が変化しやすく、注意深い観察と看護が必要です。

血圧、脈拍、顔色、呼吸困難の有無、悪寒戦慄、発汗、口渇、四肢冷感、疲労状態などを確認した後、下記の点について観察していきます。

分娩第４期の観察点

- 子宮収縮状態……分娩後１時間と２時間に、悪露（140 ページ参照）の量とともに子宮底の高さ、子宮の硬さを観察する。**子宮底の高さは分娩直後に臍の下指３本分の位置になったものが、臍の高さまで上昇する**。子宮の硬さは硬式テニスボールくらいであれば良好。子宮収縮が悪い場合は、子宮底を保冷枕などで冷罨法するか、手で輪状にマッサージして子宮収縮を促す。尿がたまると子宮収縮を妨げるので、必要ならば導尿を行う。
- 出血量……分娩第１期～第３期までの出血量と悪露の合計量が分娩時出血量で、500mL 以上で異常出血。また、量だけでなく悪露に凝血や、卵膜・胎盤のかけらが含まれていないかも観察する。
- 後陣痛の強さ……後陣痛は子宮を元の大きさに戻す（子宮復古）収縮で、子宮と胎盤に栄養を届けるために発達した血管を収縮させ、子宮からの出血を止めるはたらきがある。出産当日や翌日あたりに強く、３日後頃には次第に落ち着いてくるが、**経産婦は初産婦に比べ後陣痛が強くなる傾向にある**。後陣痛は生理的なものだが、我慢できないほどの痛みの場合はスタッフに伝えるよう説明する。

母子ともに問題がなければ母に子を抱っこさせ、直接授乳をします。可能であれば、**直接授乳は出生後 30 分以内が望ましい**とされています。

「後陣痛」とは？

後陣痛

→子宮復古
（妊娠して増大した子宮を
元の大きさに縮小させる）
を進めるための
不規則な子宮の収縮

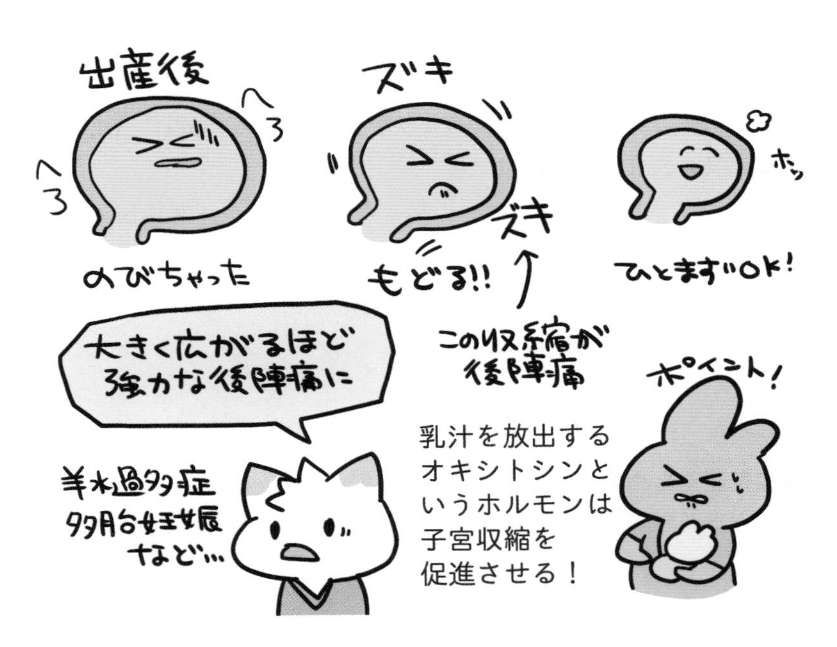

乳汁を放出する
オキシトシンと
いうホルモンは
子宮収縮を
促進させる！

斉藤先生のワンポイント講座

分娩後の褥婦の歩行開始は施設によって異なりますが、分娩経過や分娩時出血量、子宮収縮状態に問題がなければ、分娩後６～８時間で歩かせる施設が多いようです。

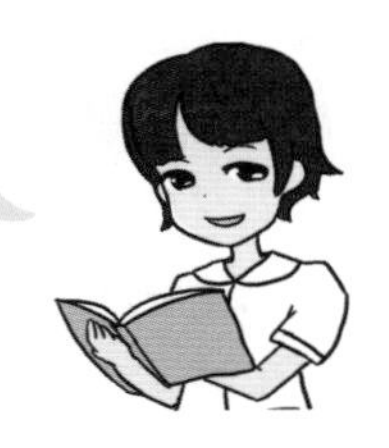

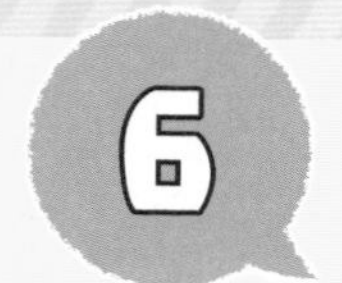

退行性変化

出る度

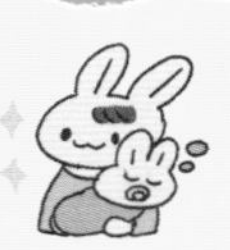

産褥期に起こる、子宮がもとに戻る子宮復古や、悪露の変化が「退行性変化」です

分娩後およそ6～8週間の、妊娠・分娩により変化した性器・周囲組織や母体の生理的機能が妊娠前の状態に戻るまでの期間を**産褥期**といい、その時期にある人を褥婦といいます。

妊娠・分娩によって変化した子宮が非妊時の状態に戻ることを**子宮復古**といい、子宮の胎盤剥離面に生じた多数の血管の断端面を圧迫して止血をする役割をします。子宮復古に伴い、子宮底の位置も変化します。

臍（へそ）を基準に、臍から指何本分下にあるかが子宮底高で、**恥骨結合上縁からから子宮底までの長さが子宮底長**です。

胎盤娩出後、子宮底は臍下3横指の高さにありますが、弛緩した骨盤底筋群の回復と膀胱の充満により徐々に上昇し、**分娩数時間後には臍高**となり、その後は徐々に下降して産褥10日目以降には腹壁上から触れなくなります。子宮は産褥6週間後には妊娠前と同じ大きさになります。

悪露

子宮復古を促すための不規則な子宮収縮を**後陣痛**といい、胎盤剥離面の止血をし、子宮を非妊時の大きさに戻すための生理現象で、**経産婦のほうが強くなります**。また、乳汁を放出する作用を持つオキシトシンには後陣痛を促進する作用もあるため、オキシトシンの分泌が亢進（こうしん）する授乳時には後陣痛が強くなります。**産褥期に子宮腔内から排出される分泌物**を**悪露**といい、**胎盤・卵膜剥離面からの血液や分泌物が含まれます**。

産褥1～3日の悪露は、血液成分が多く含まれ赤色です。**産褥3日以降はヘモグロビンが変性し褐色**となり、産褥8日～15日には血液成分は減少し、白血球主体となり黄色悪露に、産褥4週頃には白血球は減少し、子宮腺分泌液が主体となり白色の悪露となり、その後、悪露は停止します。

「子宮底高」と「子宮底長」の目安

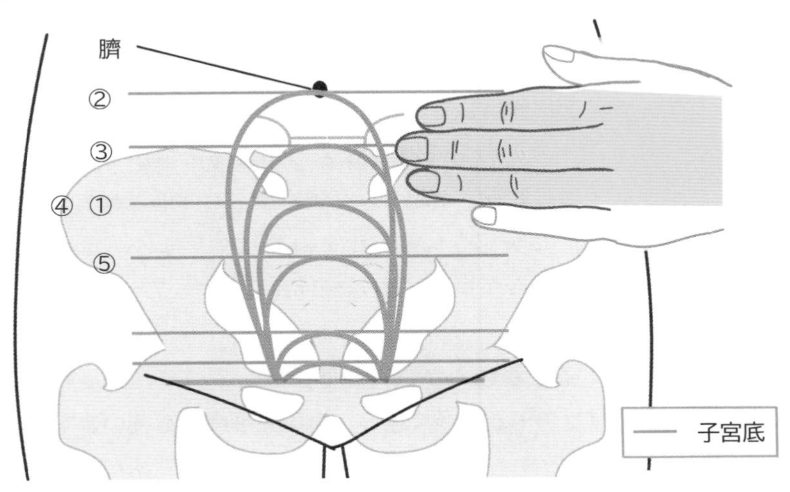

	子宮底高	子宮底長
①分娩直後	臍下３横指	10cm
②分娩数時間後	臍高	15cm
③産褥１～２日	臍下１～２横指	12cm
④産褥３日	臍下３横指	10cm
⑤産褥５日	臍と恥骨結合上縁中央	9cm

「悪露」の状態の目安

産褥日数	悪露の状態
産褥１～３日	赤色（血性）悪露
産褥３日以降	褐色（漿液性）悪露
産褥８～15 日以後	黄色悪露
産褥４～８週	白色悪露になり停止する

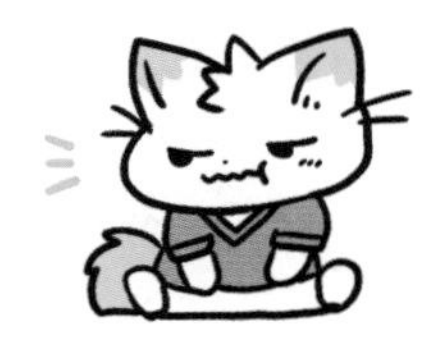

乳汁

胎盤が娩出すると、胎盤から分泌されていたプロゲステロンとエストロゲンによる乳腺への乳汁(にゅうじゅう)分泌抑制作用がなくなり、**下垂体前葉(かすいたいぜんよう)から分泌されるプロラクチンが乳腺に作用して乳汁が産生（乳汁分泌）**されるようになります。また、授乳による**児の吸啜(きゅうてつ)刺激により下垂体後葉(こうよう)からオキシトシンが分泌**されて乳汁放出（**射乳**）が起こり、子宮復古も促進されます。

産褥２～３日頃までに分泌される乳汁を初乳(しょにゅう)といいます。母乳は日ごとに変化していき、初乳から産褥５日頃の移行乳を経て、７～10日以降からは成乳(せいにゅう)となります。

初乳は成乳に比べると黄色みが強くねばねばしていて、免疫物質のIgAや殺菌作用のあるリゾチームを多く含み、児の免疫機能を補います。

成乳は初乳に比べエネルギーが高くて脂肪分が多く、乳糖が多く含まれ児の発育成長を促します。乳汁分泌が始まったばかりのときは、乳房が乳汁分泌により硬くなる乳房緊満がみられます。乳房緊満は産褥３～４日にピークを迎え、乳管が開通して射乳が十分になると落ち着いてきます。

産褥乳腺炎

産褥乳腺炎は、産褥期の乳汁分泌に伴う異常で、うっ滞性乳腺炎と化膿(かのう)性乳腺があります。いずれも症状として、乳房の腫脹(しゅちょう)、疼痛(とうつう)、熱感、硬結(こうけつ)、発赤(ほっせき)などが見られます。

うっ滞性乳腺炎は、産褥３～４日頃に乳管の閉塞などで乳汁が乳腺内にたまってしまうことで起こるもので、頻回の授乳、搾乳(さくにゅう)、乳房マッサージで軽快します。乳房に熱感がある場合はクーリングを行いますが、授乳は可能です。

化膿性乳腺炎は産褥２～４週間頃に、乳頭の傷から主にブドウ球菌によって細菌感染した場合に起こります。38℃以上の高熱となり、腋窩(えきか)リンパ節の腫脹が見られます。抗菌薬の使用や、切開による排膿(はいのう)、乳房マッサージを行います。細菌感染によるものなので、授乳は控えたほうがいいでしょう。

「初乳」と「成乳」の違いと母乳のメリット・デメリット

	初乳	移行乳	成乳
分泌時期	産褥2～3日	産褥5日頃	産褥7～10日以降
色調	黄～淡黄色	→	白色
性質	粘稠性	→	漿液性
特徴	・児の免疫機能を補う ・免疫物質（IgA、リゾチームなど）、ミネラル、蛋白質が多い		・児の成長発育を促す ・エネルギーが高く、脂肪、乳糖が多い
母乳栄養のメリット	・母子間の絆ができる ・子宮復古を促進する		
母乳栄養のデメリット	・母乳性黄疸 ・ビタミンKの不足 ・母乳感染 ・薬剤の母乳への移行		

「初乳」と「成乳」はいろいろ違う！

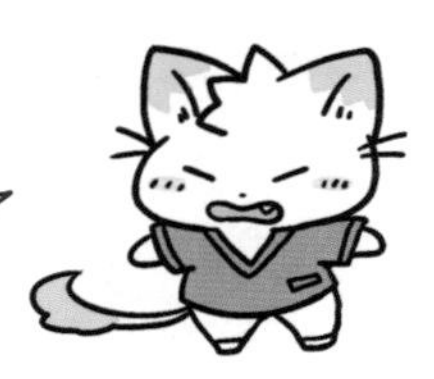

斉藤先生のワンポイント講座

新生児には血液凝固因子の生成に必要なビタミンKを合成する腸内細菌が不足していること、母乳にビタミンKが少ないことから、生後2～3日頃に消化管出血が起こることがあり、これを新生児メレナといいます。予防には、授乳開始後、退院の頃、生後1ヶ月に、ビタミンK_2シロップを内服させます。

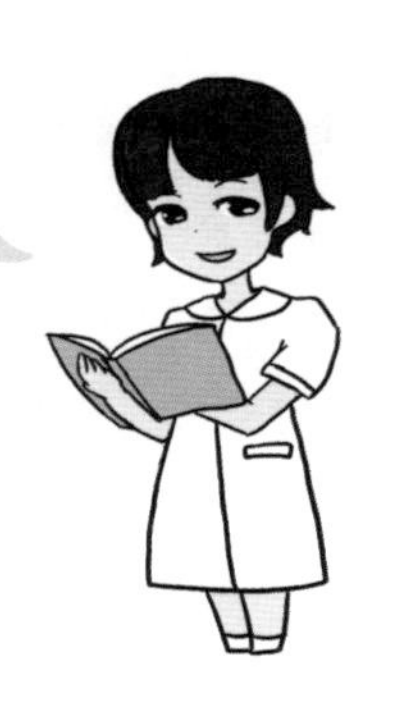

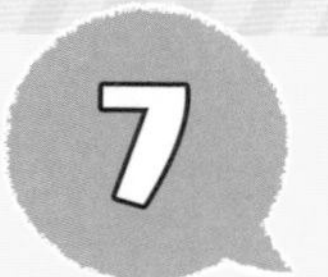

出る度 ●●○

マタニティブルーズ

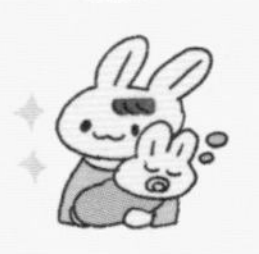

出産後はホルモンバランスなどから「マタニティブルーズ」になりやすく、進行すると産後うつになります

分娩によるホルモンバランスの変化や、母親になったことによる環境変化や育児に伴う疲労などによって心は不安定になりやすく、マタニティブルーズや産後うつなどを発症することがあります。マタニティブルーズは**産褥3～10日に発症する、一過性の軽い抑うつ状態**をいいます。

マタニティブルーズの原因

- ホルモンバランスの乱れ
- 体調不良・睡眠不足
- 出産・育児への不安・孤独
- 育児疲れ　など

マタニティブルーズの主な症状として、**涙もろさ、軽度の抑うつ感の他、不安感や集中力の低下**がありますがいずれも**軽度で、通常2週間ほどでなくなります**。生理的なもののため、治療は必要ありません。

マタニティブルーズが重症化すると、産褥精神障害の産後うつ病に移行することがあります。**症状回復のためには、疲労回復と十分な睡眠が必要**になるので、夜は児を預かり、夜間授乳の負担を軽減します。

産後うつ病

産後うつ病は産褥精神障害の中で約半分を占める、最も多い病型です。多く**は産褥2週間以降、1ヶ月以内に発症**します。抑うつ気分、不安、焦燥（しょうそう）、不眠などの症状が見られ、自分を責めたり、育児に対する不安や恐怖などを訴えたり、うつ状態からほとんど何もできなくなるなど、その重症度は様々です。重症化すると自殺の危険性もあります。

エジンバラ産後うつ病質問票（EPDS）などのスクリーニングで産後うつ病が疑われる場合、専門医への相談・受診が必要となります。

「マタニティブルーズ」とは？

産褥3〜10日
軽度のうつ症状
授乳つらい
ず〜ーん
不安感
涙もろさ
集中力低下

産褥2週
調子よくなってきた！
かわいい…！
うつ症状消失

産後一時的なうつ症状だからとないがしろにするのは×
周りの理解や精神支援が大切！

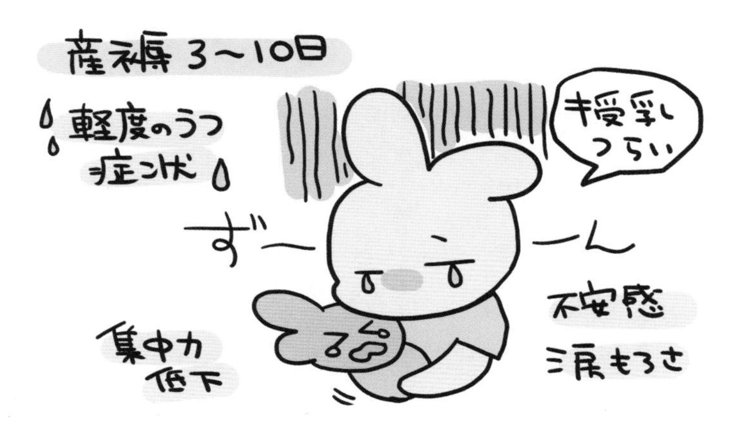

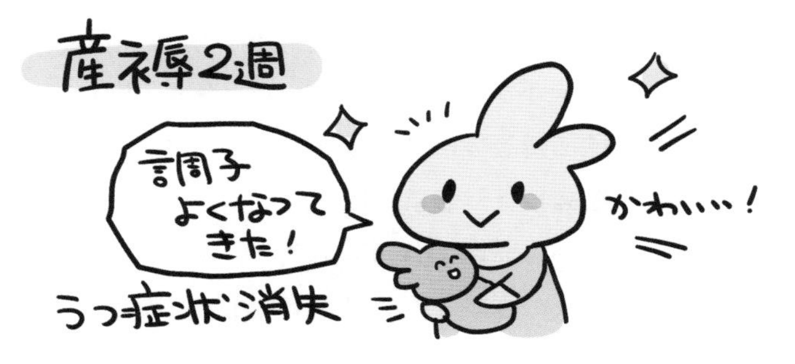

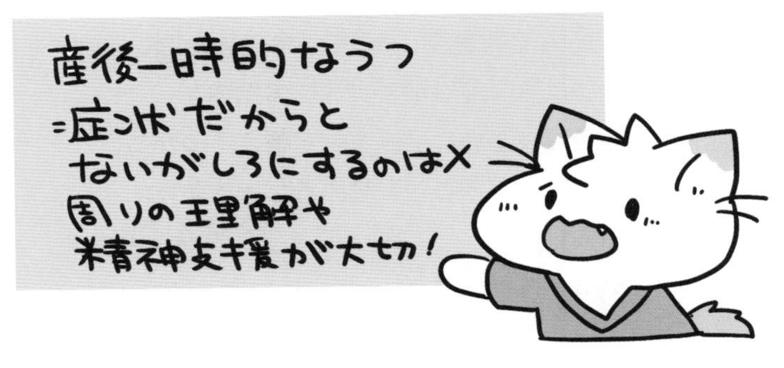

かげさんの
ちょっとひとやすみ

＊国試対策Q&A④

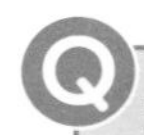

勉強に集中できません！

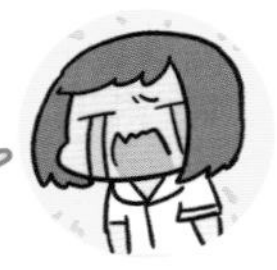

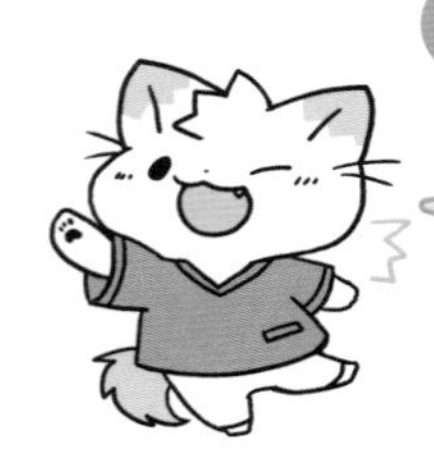

「集中できない自分」に気づけただけで一歩前進！

集中に必要な要素は様々ですが、実は「興味」という部分がかなり大きかったりします。私の場合、印象に残る実習やドラマなどで内容を確認しながら勉強したりしました。

でも、国家試験では「興味を持ったらやろう」なんて悠長に待つことはできません！　興味がなくてもやらないといけないときは、「必要性」を心に留めておきましょう。「今勉強しないと受からないよ！」ではなく「ここの勉強をしないと○○の分野が進まないぞ！」と考えるのがコツ。必要だと実感できると、眺めるだけでも身につきます。

「集中できない自分」に気づけただけで一歩前へ踏み出しているのだから、次はどんなときに集中できないかを考えてみて。そこから、集中力だけでなく学習のヒントも見えてきますよ！

第4章

第2部 母性看護学

新生児の看護

新生児期は分娩直後から新生児の評価や
家族への対応など、様々なケアを行うよ。
病院実習ではあっという間に
時間が過ぎていくから、看護ケアとして
何が行われているのかを観察しよう！

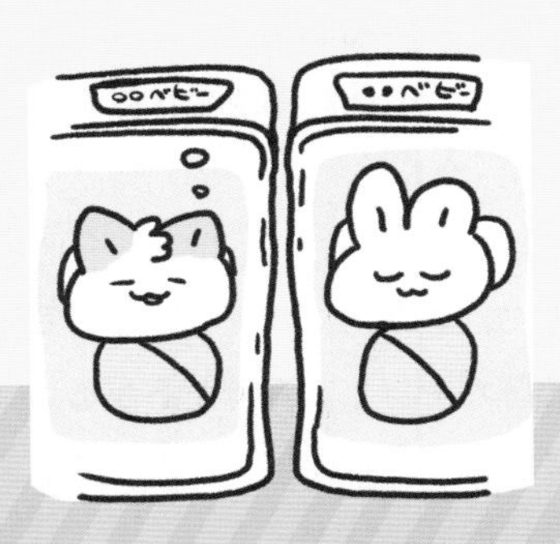

出る度 🐾🐾

1 出生直後の看護

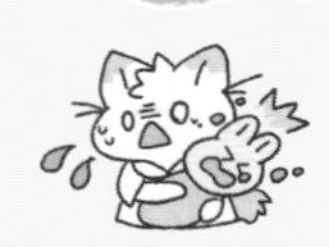

出生直後には母体だけでなく、新生児にもいろいろなケアが必要です。具体的に見ていきましょう

出生直後の分娩室での新生児に対するケアには、①アプガースコアの採点、②水分除去、清拭、体温管理、③臍（へそ）処置、④点眼、⑤体重・身長・頭囲の測定、⑥母子標識の装着、⑦母子面会、などがあります。

①アプガースコアの採点

アプガースコアは出生直後の新生児の呼吸、循環、中枢神経の状態を評価する方法です。**出生の1分後、5分後に5項目（心拍数、呼吸、筋緊張、刺激に対する反応、皮膚色）をそれぞれ0～2点で評価**します。10点満点で、**8点以上が正常**で出生直後の状態が良好と判断されます。5分の値が7点以下であった場合など、必要であれば10分値も測定します。

1分後より、5分後のほうが神経学的な病気との関係をより強く示すため、5分後のアプガースコアが7点以下の場合はその後も採点したり、8点以上になるまでどのくらい時間がかかったかを観察する場合もあります。

シルバーマンスコア

シルバーマンスコアは**シルバーマンのリトラクションスコア**ともいい、**新生児の呼吸状態に異常がみられる場合にその重症度を判定**するものです。0～10点で評価し、アプガースコアと異なり点数が低いほど呼吸状態は良好と判定されます。シルバーマンスコアで異常呼吸とされるものは下記です。

異常呼吸の種類

- シーソー呼吸……正常では吸気時に腹壁と胸壁は同時に上昇するが、シーソー呼吸は吸気時に腹壁が上昇し、胸壁が下がる。
- 陥没呼吸……吸気時に肋間や剣状突起下が陥没する。
- 鼻孔（びこう）の拡大……吸気時に鼻孔が拡大する。
- 呼気性呻吟（しんぎん）……呼気時にうめき声が聞こえる。

「アプガースコア」の採点

点 数	0	1	2
心拍数	欠 如	100 回 / 分未満	100 回 / 分以上
呼 吸	欠 如	弱い啼泣	強い啼泣
筋緊張	弛 緩	四肢を軽度屈曲	活発な運動
刺激への反応	な し	顔をわずかにしかめる	強く啼泣
皮膚色	全身チアノーゼ 蒼 白	四肢チアノーゼ 体幹がピンク色	全身ピンク色

例）心拍数が 100 回 / 分以上で、強く啼泣（ていきゅう）していて、手足を活発に動かし全身がピンク色なら 10 点満点

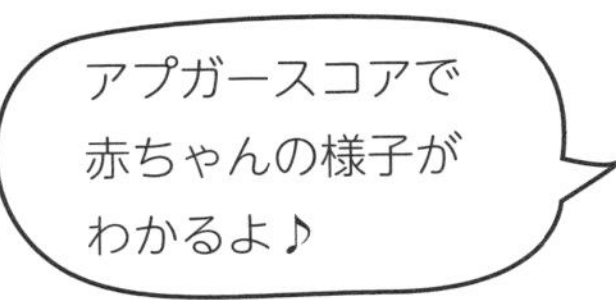

斉藤先生のワンポイント講座

アプガースコアの項目は、「しごきはイヤ！（し＝心拍数、ご＝呼吸、き＝筋緊張、は＝（刺激に対する）反応、い＝色）」で覚えましょう。アプガースコアの刺激への反応と呼吸はどちらも啼泣で採点します。刺激への反応と呼吸の点数は同じになります。
また、国家試験ではシルバーマンスコアでの採点は出題されませんが、新生児の異常呼吸には何があるのかが出題されますよ。

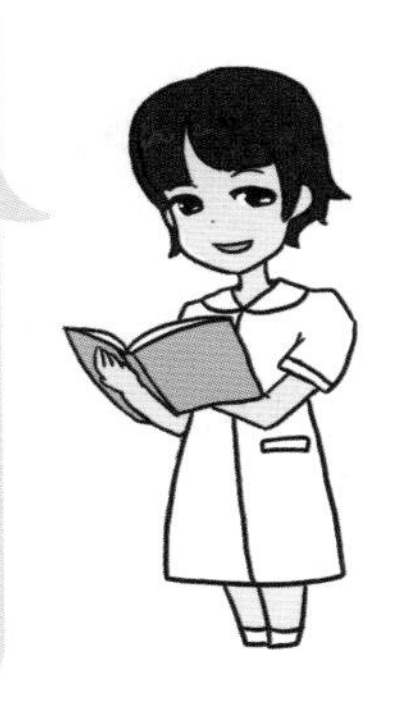

②水分除去、清拭、体温管理

新生児は環境温の変化に伴う体温調節の能力が劣るため、環境温の影響を受けやすく、すぐに低体温となります。出生直後は、体表面に付着している羊水や血液を除去し、気化熱による体温喪失を予防します。**処置はラジアントウォーマー下で行い、体温の低下を予防**します。胎脂(たいし)は保温のはたらきもあるので除去するする必要はありません。出生直後の沐浴は低体温の原因なるため、清拭とします。

③臍処置　④点眼

臍断面の清潔保持のため消毒します。このとき、臍帯(さいたい)動脈、臍帯静脈の本数、臍出血の有無を確認し、臍帯脱落のために乾燥を心掛けます。また、新生児膿漏(のうろう)性結膜炎の予防のための抗生物質点眼を行います。

⑤体重・身長・頭囲の測定　⑥母子標識の装着

子宮内発育状態の確認のために、**体重測定を優先**して、身長と頭囲も測ります。また、新生児の取り違え予防のために臍帯切断前に**母子標識**を装着し、**退院まで外さない**ようにします。

⑦母子面会

早期母子接触の促進のために、**母親の心身の状態と児の状態に問題がなければ母子面会を行い、早期接触をはかります**。母子面会はルーチンケアとして行うことが望ましいとされています。分娩台上で行うので、新生児の落下を予防するため、医療者が側に付き添います。

必要であれば気道の確保、羊水誤嚥(ごえん)の予防のために鼻腔口腔(びくうこうくう)内吸引、胎児機能不全の確認のために臍帯血ガス、臍帯血検査を行うことがあります。なお、臍帯血ガスでの pH は 7.25 以上が正常です。

新生児のケアとは？

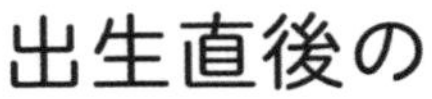

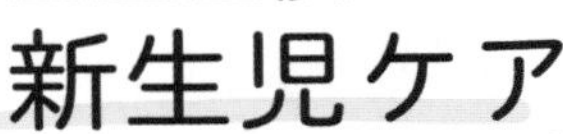

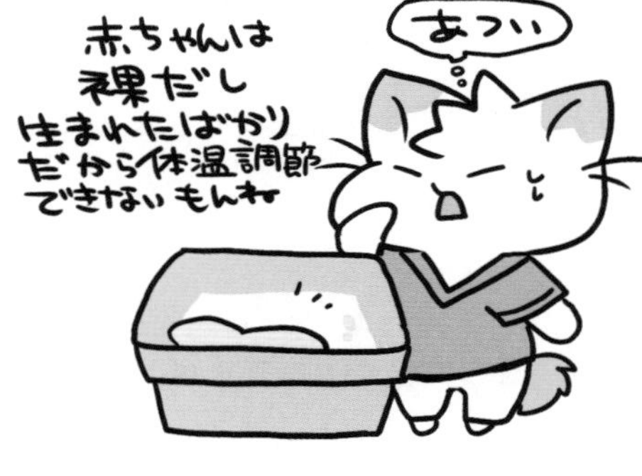

分娩室の
温度調節

・アプガースコア
・全身状態の
観察など

ドライテクニック

全身状態を
観察しながら
行おう！

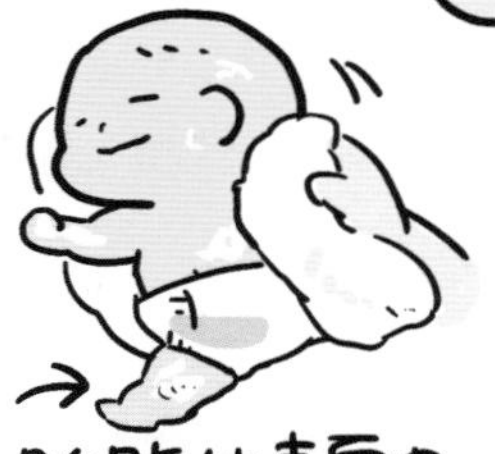

胎脂を
残して
水分や
血液を
ふきとる

胎脂は表面の
白い膜みたいなもの

新生児を
取り違えないように
母子標識を装着しよう

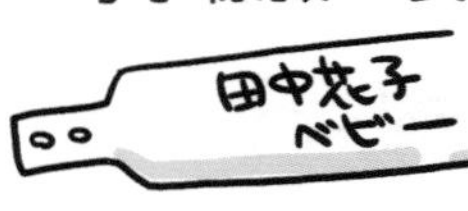

足に母の
名前のバンド

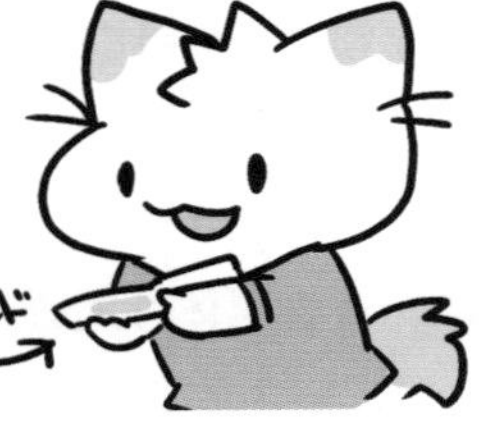

4

新生児の看護

2 産瘤と頭血腫

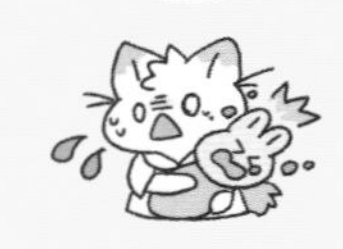

胎児は狭い産道を通って生まれるため、頭の形に異常が見られることが多くあります

産瘤

産瘤（さんりゅう）は、胎児が狭い産道を通過するときに、周囲の産道による圧迫によって先頭で進む部分の皮下の軟部（なんぶ）組織に浮腫（ふしゅ）が起こり、こぶ状に隆起（りゅうき）したものです。

多くの胎児は頭を先にして生まれてくるので、頭部に産瘤ができます。**浮腫のため、境界が不明瞭**です。**出生直後が最も大きく明瞭ですが、出生により産道による圧迫がとれると、次第に小さくなり、おおよそ 24 ～ 36 時間後には消失**します。とくに病的なものではなく、治療の必要はありません。

頭血腫

頭蓋骨は複数の骨（前頭骨、左右の頭頂骨、後頭骨）が集まってできていて、それぞれの骨は骨膜（こつまく）に包まれています。**骨膜と骨の間に出血して血液がたまった状態**を頭血腫（ずけっしゅ）といいます。

頭血腫は通常は頭頂骨上に見られ、産瘤とは違い出生直後にはなく、半日～１日して現れ、２～３日でさらに大きくなっていきます。

ひとつの骨の範囲に限局して骨縫合を越えることはなく、さわるとブヨブヨします（波動がある）。ほとんどのものは１ヶ月以内に自然に吸収され、消失します。大きなもののは吸収が遅れ、数ヶ月かかる場合もありまが、時間がかかっても必ず吸収されます。そのため、針を刺して血を抜くのは感染の原因となる可能性があるため、行いません。

産瘤、頭血腫は、それ自体は看護上とくに注意することはありませんが、褥婦の心理ケアなど、基本的な看護が重要になります。

「産瘤」と「頭血腫」の違い

	産 瘤	頭血腫
硬 さ	軟餅のように軟らかい 波動が見られない	ブヨブヨしている 波動が見られる
部 位	先進部に形成される 1 個のみ	通常、片側の頭頂骨に生じる、 ときには両側に生じることもある
境 界	不明瞭 骨縫合、泉門に無関係にひとつの骨から他の骨に及ぶ	明 瞭 常にひとつの骨の範囲に限局
可動性	あ る	な い
経 過	分娩直後に最も明瞭 次第に縮小し、24 ～ 36 時間後には消失する	分娩直後に不明で分娩後 2 ～ 3 日で著明になる 数週間消失しない

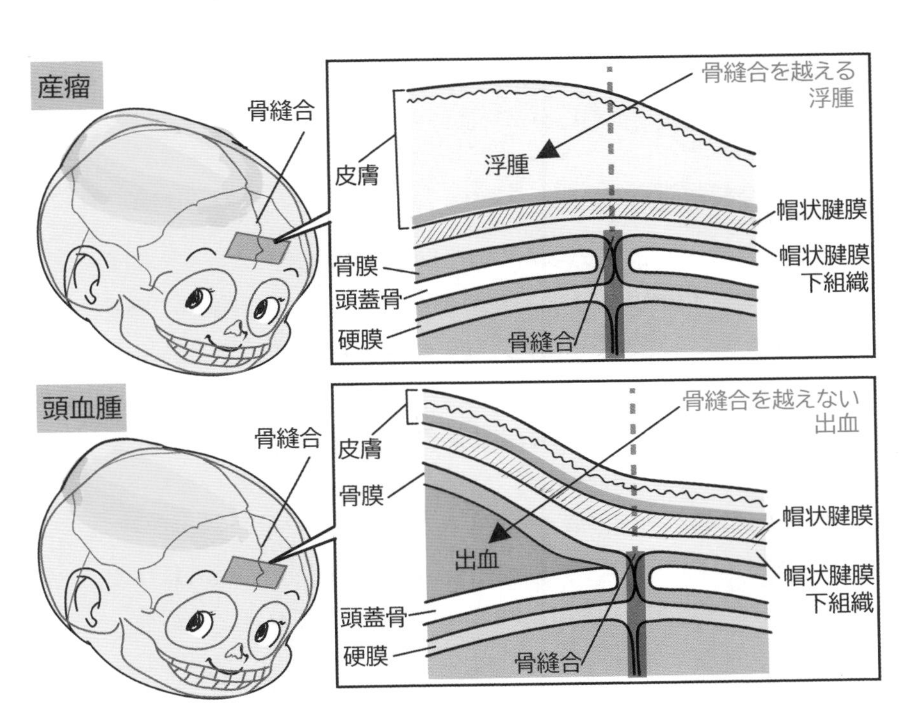

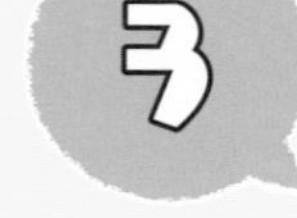

出る度

新生児の呼吸異常を引き起こす疾患①

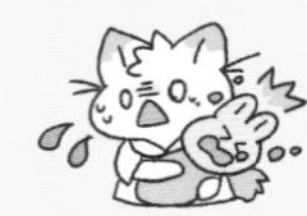

児が生まれた直後から呼吸異常を起こす疾患があります。ここでは2つについて見ていきましょう

胎便吸引症候群

正常な胎児は、子宮内で胎便（胎児期につくられた便）が排泄されることはありませんが、**成熟した胎児**が出産に際して低酸素状態など過度なストレスにさらされることで、迷走神経反射により腸蠕動運動の亢進と肛門括約筋の弛緩が起こり、**羊水中に胎便を排泄する**ことがあります。

その結果、羊水が汚染され（**羊水混濁**）、その汚染された羊水が出産直後の胎児の気道内に入り込むことで、気道閉塞による呼吸障害が引き起こされます。これを**胎便吸引症候群**といいます。

胎便吸引症候群は低酸素状態に反応する能力が確立した**正期産児や、とくに予定日を超過した胎児**に起こりやすく、次に説明する呼吸窮迫症候群とは異なり、早産児には少ないのが特徴です。

新生児呼吸窮迫症候群

正常な胎児は、在胎27週頃からII型肺胞上皮細胞によって、肺サーファクタント（肺界面活性物質）が合成され肺胞内に分泌されます。**肺サーファクタントは在胎34週までには十分な量となります**。

しかし、肺サーファクタントが完成する前に出生した**早産児（とくに在胎34週未満）は肺が未熟なため、出生時の肺サーファクタントが不足**しています。それによって、肺の表面張力が低下しないため肺の拡張不全が起こります。これが**呼吸窮迫症候群**です。生後3時間以内に多呼吸、呼気時の呻吟、吸気時の陥没呼吸が見られます。生後24～72時間頃が最も重症で、生後72時間以内の死亡が多いです。生後72時間を過ぎれば、その後、呼吸困難は消失し、改善に向かいます。

4 新生児の呼吸異常を引き起こす疾患②

出る度 🐾🐾

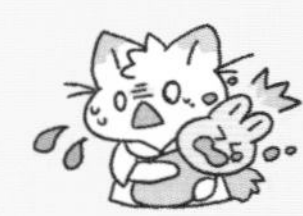

一過性多呼吸も呼吸異常を引き起こします。帝王切開で生まれた子に多く起きるものです

一過性多呼吸

帝王切開で出生した新生児に見られやすいのが、**新生児一過性多呼吸**です。

一過性多呼吸は、肺胞内の液（肺胞液）が肺から吸収されるのが遅延するために起こります。

経腟分娩では、産道を通るときに胎児の胸部が圧迫され、肺胞液が排出されます。また、ストレスによって放出されるホルモンなどにより、肺胞液の吸収が促進されます。

しかし、産道通過というストレスを受けない帝王切開で出生した場合、これらの促進がないため、新生児一過性多呼吸の発症リスクが高くなります。

多くは生後１時間以内に多呼吸が起こり、呼吸窮迫が見られますが、３～７日で正常に戻ります。

呼吸障害の徴候

呼吸障害の徴候として、多呼吸や**チアノーゼ**があります。

体幹の皮膚や口唇、舌などに見られる中心性チアノーゼは、出生直後の酸素飽和度が上昇するまでの期間を除けば病気なので、すみやかな対応が必要です。

一方で、四肢などの末梢性チアノーゼは、寒冷などで皮膚血管が収縮した結果、血流量が減少して起こるもので、とくに治療を必要としません。

呼吸異常を
引き起こす疾患は
いろいろあるよ

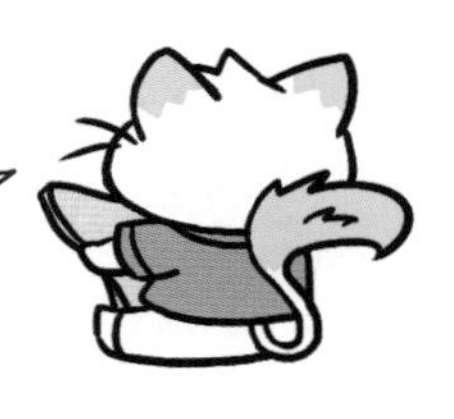

出る度

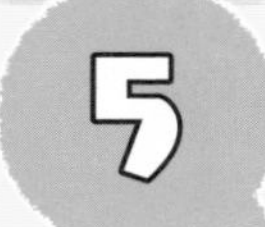

新生児黄疸

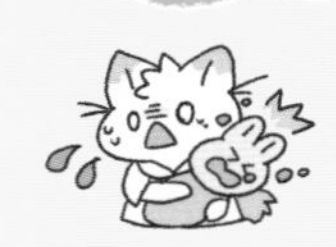

ほとんどの胎児は生後２～３日で黄疸が見られます。ほとんどが生理的ですが、ときには病的な黄疸もあります

ほどんどの新生児は生後２～３日すると**黄疸**(おうだん)が見られます。多くは胎内生活から胎外生活への適応過程で一過性に生じる生理的黄疸です（33 ページ参照）、２週間以内に自然に消えていきます。

病的黄疸

黄疸の検査は、出生後～退院までの間、黄疸計で毎日行い、高く出た場合は採血を行って、血清中の総ビリルビン濃度を測定します。総ビリルビン値の基準は、**生後日数によって変動しますが、おおよそ 15mg/dL 以内**です。

血清総ビリルビンが基準を超えた場合を病的黄疸といい、核黄疸の予防のため、光線療法や交換輸血が行われます。核黄疸は、大脳基底核(だいのうきていかく)などの神経核にビリルビンが蓄積されるもので、早期に治療をしなければ重篤な障害が残ります。

病的黄疸治療の第一選択は**光線療法**です。光線療法は波長 420 ～ 460nm の青から緑色の光線を全身に照射し、**光エネルギーにより脂溶性の間接ビリルビンを水溶性に変化させ、尿や便として体外への排泄を促進**します。

光線療法は性腺保護のため、児をおむつだけの裸にして両眼をアイマスクで覆って保育器に収容し、光線療法ユニットを使って光を皮膚に照射します。

光線療法を受けている間は不感蒸泄(ふかんじょうせつ)が増えるので、水分出納・体重減少に注意し、黄疸の症状で哺乳力が低下することがあるので注意します。また、光線療法により便や尿の色が変化して回数も増えます。便は暗緑色になります。

家族に対しては、光線療法について説明を行います。光線療法中であっても母乳を中止する必要はなく、授乳は通常通り可能です。授乳時はアイマスクをはずして、着衣させて行います。

「光線療法」とは?

特殊光線
ビリルビン
光にあたって水にとけるようになった!
尿で出せる
下から当てることも

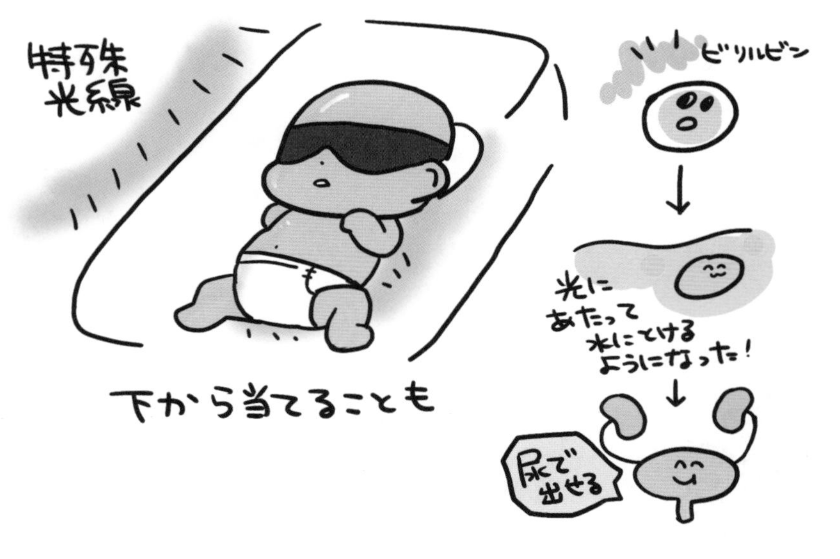

光線療法の看護

家族の不安がとても大きいのでしっかり説明しよう!

光から児の網膜を保護する目的で
治療中は児の眼にアイマスクをつけるよ

照射の効果を高めるため
光源からの距離は40～50cm

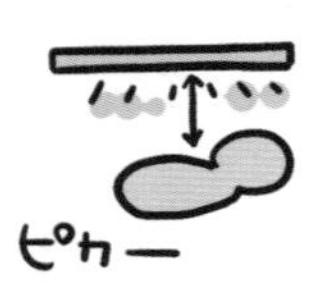

輻射熱が発生するので、発熱に注意して
時間を決めて体温測定を行う
→照射は連続して行い、全身に照射するように
2～3時間ごとに体位変換を行う

かげさんの
ちょっとひとやすみ

＊国試対策Q&A ⑤

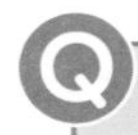

解剖生理を覚えるのが苦手です……。

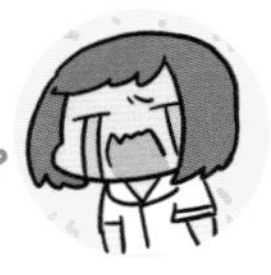

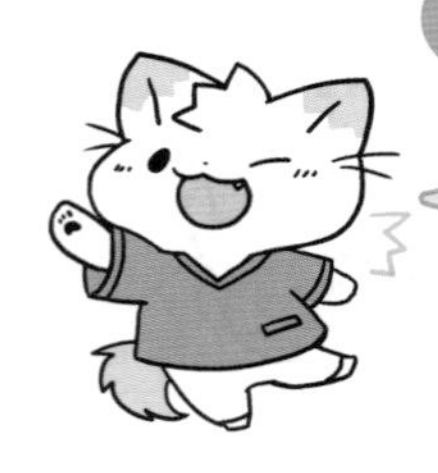

A 解剖生理は疾患と合わせて覚えるのがコツ！

解剖生理は覚えることがいっぱいで、私も新人のとき苦戦しました……。

学校の初めての授業では、臓器の位置関係から生理学のはたらきの部分という流れで学習すると思いますが、「話にはうかがっておりますが……」みたいに、理解があいまいになりやすい部分でもあります。

そんなときはまず、疾患の勉強をして、関係する臓器の解剖生理に戻って学習すると、イメージしやすいうえに頭に残ります！　たとえば甲状腺の解剖生理を覚えるときには、橋本病やバセドウ病を学習しながら甲状腺の解剖ページを開きつつ疾患に出てくるホルモンの作用を確認すると、疾患も解剖生理も学べるのでお勧めです！

第5章

第2部 母性看護学

妊婦のハイリスク状態

産科への入院は病気ではないけど、
母体には大きな影響と
様々なリスクがあるんだ。
正常な経過を知っておくと、
異常の早期発見ができるようになるよ！

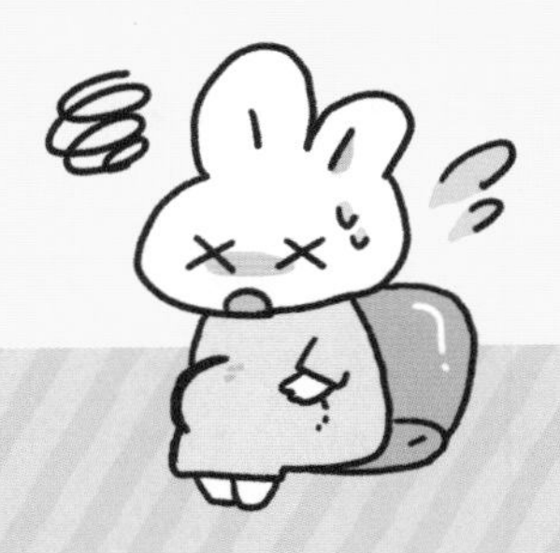

出る度

1 妊娠悪阻

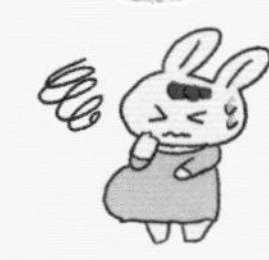

「妊娠悪阻」はたびたびの嘔吐などで体重が減る状態。
つわりと違って入院安静が必要になります

妊娠初期には悪心・嘔吐、食欲不振を主な症状とするつわりが見られます。程度の差はありますが、つわりは約50～80％の妊婦に妊娠5～6週に現れ、12～16週で症状が落ち着きます。体重減少は5％未満で、尿検査においてケトン体は（－）です。

これに対し、**頻回の嘔吐、口渇などの症状が強く、5％以上の体重減少**を認めるのが妊娠悪阻（おそ）です。つわりは治療の必要がないのに対し、妊娠悪阻は治療が必要です。

妊娠悪阻の症状と治療

妊娠悪阻は、頻回の嘔吐による脱水、飢餓（きが）状態、乏尿（ぼうにょう）、尿ケトン体（＋）となります。また、妊娠悪阻の早期には、嘔吐による胃液の喪失により代謝性アルカローシスとなりますが、飢餓状態が続くことにより脂肪の利用が進み、**ケトン体が蓄積して代謝性アシドーシス**となります。

妊娠悪阻と診断された場合は原則入院安静とし、下記の治療を行います。

- **食事療法……少量を頻回に分けて摂取するように勧める。ただし、悪心・嘔吐が強く食事療法ができない場合は絶食にして輸液療法を行う。**
- **輸液療法……脱水、電解質異常の補正をケトーシスが改善するまで行う。ウェルニッケ脳症の予防のために輸液にはビタミン B_1 を加える必要がある。**

治療によっても悪阻症状が改善せず、意識障害など全身状態が悪化した場合は人工妊娠中絶も考慮します。妊娠悪阻は心理的ストレス、社会的ストレスを受けている妊婦に多く発生するといわれるため、入院して心身の安静を保つことが、悪阻症状の軽減につながるといわれています。

「つわり」と「妊娠悪阻」の違い

	つわり	妊娠悪阻
主要症状	悪心・嘔吐 全身倦怠感、眠気 食欲不振 体重減少は 5%未満 尿中ケトン体（－）	頻回の嘔吐 食事摂取困難 5%以上の体重減少 脱水、飢餓状態 尿中ケトン体（＋）
経 過	一過性	ウェルニッケ脳症など不可逆性となることがある
妊婦にしめる割合	50 ～ 80%	1 ～ 2%
症状が見られる時間帯	早朝空腹時	1 日中
治療・管理	必要なし	必 要

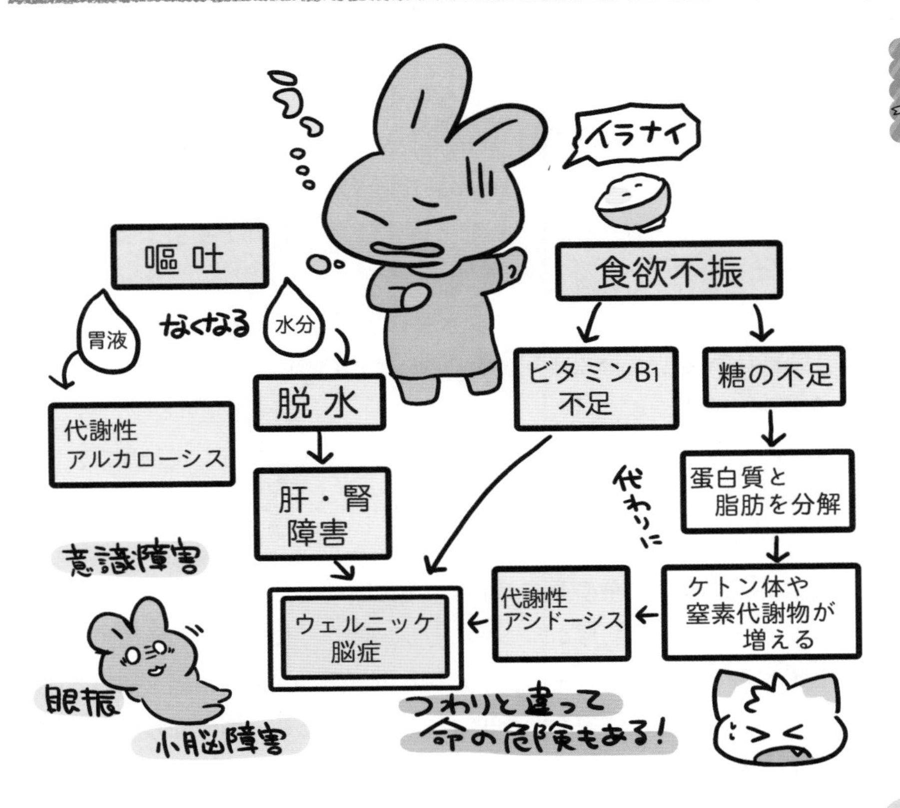

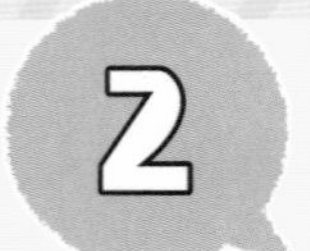

出る度

妊娠高血圧症候群

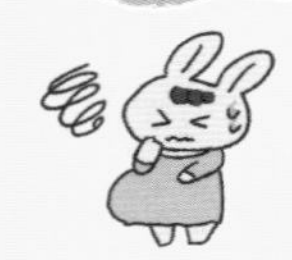

妊娠中に高血圧になると、胎児の発育が悪くなったり、ときには死産の可能性もあるので注意が必要です

妊娠20週以降に高血圧を発症し産後12週まで見られる場合を、**妊娠高血圧症候群**といいます。妊娠20週までに、もしくは妊娠前から高血圧がある場合は高血圧合併妊娠、妊娠20週以降に高血圧だけを発症するものは妊娠高血圧症、高血圧と蛋白尿が見られる場合は妊娠高血圧腎症に分類されます。

なお、蛋白尿が見られなくても肝機能障害、腎機能障害、神経障害、血液凝固障害や胎児の発育が不良であれば、妊娠高血圧腎症に分類されます。

妊娠高血圧症候群の症状とリスク

妊娠高血圧症候群は、妊婦約20人に1人の割合で起こりますが、妊娠34週未満で発症する早発型は、重症化しやすく注意が必要です。重症化すると高血圧、蛋白尿に加えてけいれん発作（子癇）、脳出血、肺水腫、肝機能・腎機能障害、溶血と血小板減少を伴うHELLP症候群などを引き起こすことがあります。

また、胎児の発育が悪くなったり（胎児発育不全）、胎盤が胎児が生まれる前に剝がれて胎児に酸素を送れなくなったり（常位胎盤早期剝離）、ときには胎児死亡などが起こったりします。

妊娠高血圧症候群のハイリスクとなるのは、基礎疾患として糖尿病、高血圧、腎臓病などがある人、肥満、40歳以上、多胎妊娠（双子など）、初産婦、妊娠高血圧症候群の既往です。

治療は入院、安静、食事療法が中心となります。極端な塩分制限は低ナトリウム血症となり、抗利尿ホルモンの分泌抑制から集合管での水の再吸収が抑制され血液の濃縮を招きます。また、水分制限も血液の濃縮を招いて血液の濃縮から血液凝固能が進んでしまいます。そのため、**塩分制限や水分制限は望ましくありません**。

「妊娠高血圧症候群」とは？

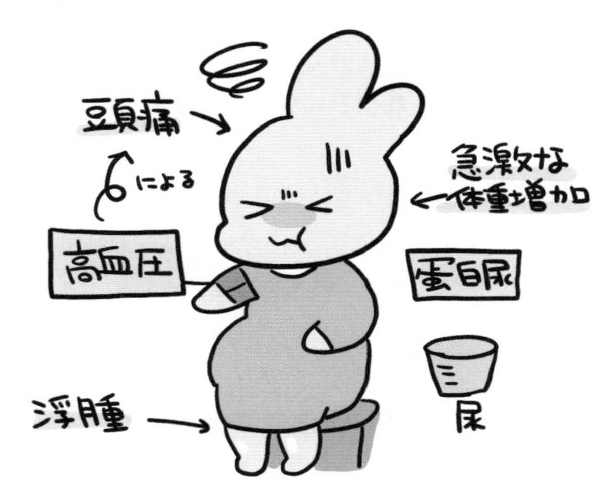

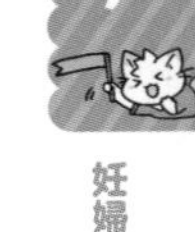

高血圧

収縮期血圧140mmHg（重症では160mmHg）以上
あるいは
拡張期血圧が90mmHg（重症では110mmHg）以上

蛋白尿

尿中の蛋白が1日当たり0.3g（重症では2g）以上

「妊娠高血圧症候群」の食事療法

エネルギー摂取（総カロリー）	非妊時 BMI24 未満の妊婦　30kcal ×理想体重（kg）＋ 200kcal
	非妊時 BMI24 以上の妊婦　30kcal ×理想体重（kg）
塩分摂取量	7 ～ 8g/ 日
水分摂取量	1 日尿量 500mL 以下や肺水腫では水分制限が必要だが、それ以外は制限しない
蛋白質摂取量	1.0g/ 日×理想体重（kg）

※理想体重は BMI22

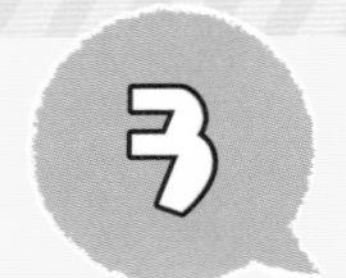

血液型不適合妊娠

出る度 🐾🐾

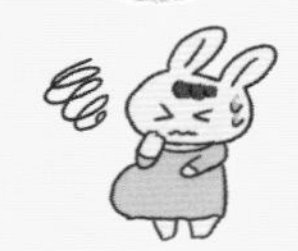

母親と胎児の血液型が異なる場合、胎児に溶血が起きることがあります。なぜそんなことが起きるのでしょうか？

母親と胎児の血液型が異なる場合に、母親の血清中に胎児赤血球に対する抗体が胎児に移行して溶血を引き起こすのが、血液型不適合妊娠です。**ABO 式血液型不適合妊娠**と、**Rh 式血液型不適合妊娠**があります。

ABO 式血液型不適合妊娠

ABO 式不適合妊娠は、母親の血液型が O 型、胎児の血液型が A 型または B 型の場合をいいます。A 型の胎児の赤血球には A 抗原が存在し、O 型の母親の血清中には抗 A 抗体が存在するので、母親の血清中に胎児赤血球に対する抗体が存在することになります。母親の抗 A 抗体が胎児に入って、胎児の A 抗原と結びつき胎児の赤血球を壊してしまいます（溶血）。

同じように、B 型の胎児の赤血球には B 抗原が存在します。O 型の母親の血清中には抗 B 抗体が存在するので、母親の血清中に胎児赤血球に対する抗体が存在することになり、母親の抗 B 抗体が胎児に入って、胎児の B 抗原と結びつき胎児の赤血球を壊してしまいます。

その結果、新生児溶血性疾患を引き起こすことがあります。ただし、母が O 型で児が A か B 型の ABO 式不適合の場合は、溶血を起こす力はあまり強くなく、重症型の免疫性胎児水腫にはなりません。

抗 A 抗体、抗 B 抗体は生来保持しているもので規則抗体といいます。

ABO 式不適合妊娠は、第 1 子から見られます。なお、ABO 式不適合妊娠は、母親の血液型が O 型で胎児の血液型が O 型以外の A 型または B 型で起こるので、この場合の父親の血液型は O 型以外の血液型になります。

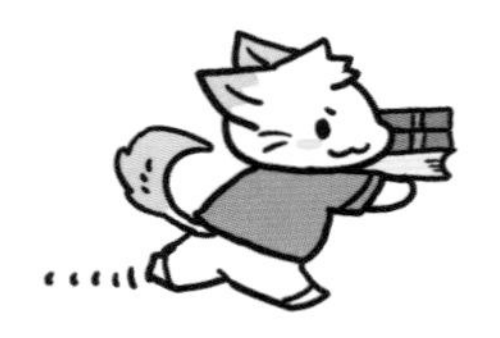

「ABO式血液型不適合妊娠」と「Rh式血液型不適合妊娠」の違い

ABO 式血液型不適合妊娠	Rh 式血液型不適合妊娠
母親 O 型、父親 A 型、B 型、AB 型 胎児 A 型、B 型 黄疸出現は第 1 子から 生理的範囲を逸脱した治療の必要な黄疸（新生児溶血性疾患）が見られることがある	母親 Rh(D) 陰性、父親 Rh（D）陽性 胎児 Rh（D）陽性 黄疸出現は第 2 子以降 新生児溶血性疾患 免疫性胎児水腫

「ABO式血液型不適合妊娠」が起きるしくみ

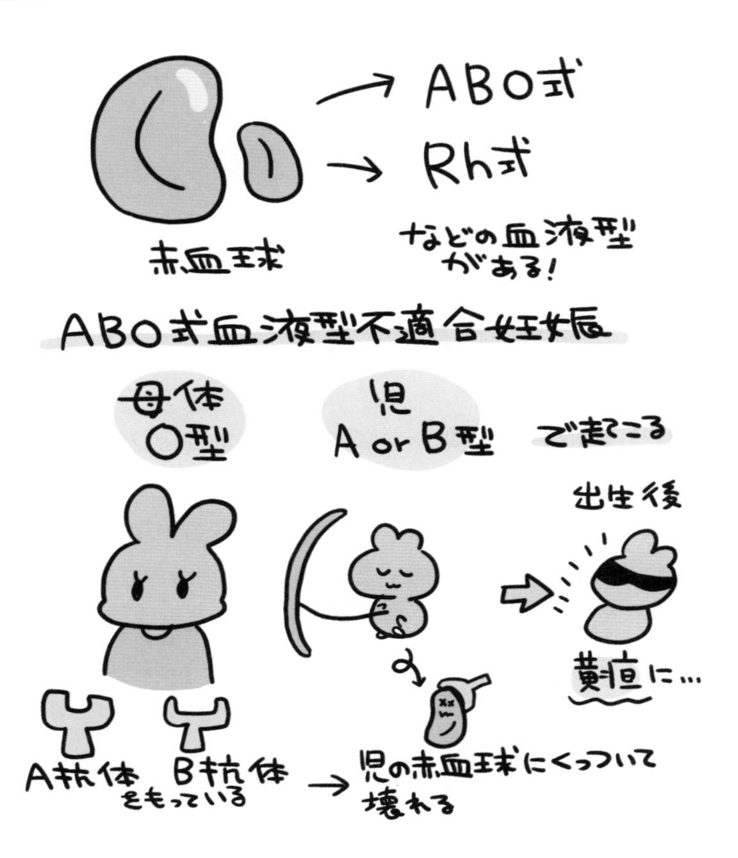

5
妊婦のハイリスク状態

Rh 式血液型不適合妊娠

Rh 式血液型には D、E、C などいくつかの抗原があり、このうち D の因子を持つ場合を Rh（D）陽性、持たない場合を Rh（D）陰性といいます。

Rh（D）陰性の母親が Rh 陽性の胎児を妊娠することを Rh 式血液型不適合妊娠といいます。父親が母親と同じ Rh（D）陰性の場合は胎児の血液型も Rh（D）陰性となるので、母親が Rh（D）陰性の血液型で胎児が Rh（D）陽性となるのは、父親が Rh（D）陽性の場合です。

母親が Rh（D）陰性の場合、Rh（D）陽性の胎児を出産したときに、胎児の Rh（D）抗原が母体に入り込んで、母体中では不規則抗体である抗 D 抗体が産生されます（ABO 式血液型以外の抗体を不規則抗体といいます）。

第 1 子の妊娠時には、まだ充分な量の抗体がつくられていないので、新生児に黄疸の症状が見られるくらいで、光線療法でほとんど治癒します。しかし、出産時に胎児の血液が母体に入り込んでしまうため、母体内では抗原である Rh（D）に対する抗体が産生され、何も対処しないでいると、Rh（D）陽性の第 2 子を妊娠したときに、母親の体内でつくられた抗 D 抗体が胎児に移行し、胎児の赤血球によって壊され（溶血）、胎児貧血となったり、重症化して免疫性胎児水腫となったり、出生後に重症な黄疸を起こしたりする可能性があります。

Rh 血液型不適合妊娠の診断には、母体の血液による間接クームス試験、児血液による直接クームス試験を行います。

間接クームス抗体価が高くなければ（原則として 16 倍未満）であれば、胎児に移行している抗 D 抗体量は少ないと判断し、胎児の健康状態には問題がありません。しかし、32 倍以上に達する場合は、胎児採血が必要で、血液検査の結果胎児貧血（Ht 値が 30％未満）の場合は、溶血性貧血がみられるため治療が必要になります。妊娠 35 週以降であれば出産させ、出生後みられる症状に対して光線療法や交換輸血を行います。35 週未満では胎児輸血を行います。**抗 D 抗体がまだ産生されていない未感作（みかんさ）の妊婦には、妊娠 28 週前後と分娩後 72 時間以内に抗 D ヒト免疫グロブリンの筋肉内注射**を行い、抗 D 抗体の産生を抑制し、次回の妊娠に備えます。

「Rh式血液型不適合妊娠」が起きるしくみ

Rh式血液型不適合妊娠

母 Rh(D)－　父 Rh(D)＋　のとき起こる

児1人目
Rh(D)＋

胎盤を通して児の血液がくる
⇓
D抗体ができる

ちがうのに～

この血！
わるいモノ！

児2人目

前であった血液と同じ型だ！
⇓
赤血球が壊れる
貧血、黄疸！

斉藤先生のワンポイント講座

間接クームス試験は、母体血清に抗D抗体の有無をみる検査、直接クームス試験は抗D抗体が付着した赤血球の有無を見る検査です。

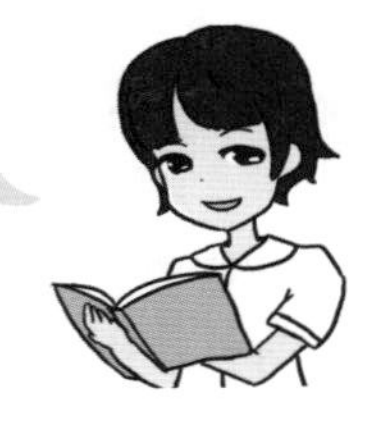

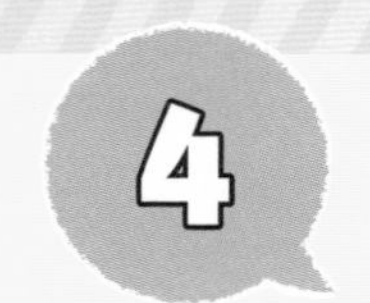

流産・切迫早産

出る度

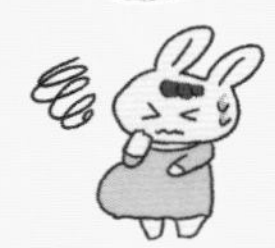

妊娠が中断してしまうと流産、早期に分娩が始まると早産です。流産には様々なかたちがあります

妊娠22週未満の妊娠の中断が流産、**妊娠22週以降37週未満の分娩**が早産です。流産しそうな状態を切迫流産、流産が進行している状態を進行流産、胎児（または胎芽）およびその付属物が完全に排出された状態を完全流産、胎児（胎芽）およびその付属物が完全に排出されず、一部が子宮内に残留した状態を不全流産、胎児（胎芽）が子宮内で死亡し、子宮内に停滞しているけれど、母体に性器出血や腹痛などの自覚症状がない状態を稽留（けいりゅう）流産といいます。また、流産は妊娠12週未満の早期流産と12週以降の後期流産に分けられます。前期流産は多くが胎児因子（胎児の染色体異常や遺伝子病など）が原因なのに対し、後期流産の原因は、頸管無力症（けいかんむりょくしょう）や絨毛膜羊膜炎（じゅうもうまくようまくえん）などの母体因子がほとんどです。頸管無力症は頸管が脆弱（ぜいじゃく）化して子宮収縮がないのに子宮口が開大してしまい、妊娠維持ができない状態をいいます。流産は妊娠の継続は不可能ですが、**切迫（せっぱく）流産は、安静や子宮収縮抑制薬のβ刺激薬のリトドリン塩酸塩による治療で、妊娠の継続が可能**です。

切迫早産

妊娠22週以降37週未満に規則的な子宮収縮と頸管の熟化（やわらかくなって子宮口が開きやすくなる状態）が見られ、早産の危険性が高い状態を切迫早産といいます。**原因の多くは絨毛膜羊膜炎**です。

切迫早産の自覚症状は、下腹部痛、腹部の硬くなっている感じ（緊満感）、規則的な子宮収縮、少量の性器出血などがあります。経腟超音波では、子宮口開大などがみられます。

未破水時は**安静にして横になり、リトドリン塩酸塩で治療**します。切迫早産の観察項目としては、子宮収縮の有無・程度、性器出血の有無、帯下の色、量、性状、におい、胎児心拍数、リトドリン塩酸塩の副作用症状があります。

様々な「流産」と「早産」

流産（妊娠 22 週未満の中断）	
早期流産	妊娠 12 週未満の中断
後期流産	妊娠 12 週以降の中断
切迫流産	流産しそうな状態
進行流産	流産が進行している状態
完全流産	胎児（胎芽）と付属物を完全に排出
不全流産	胎児（胎芽）と付属物が一部子宮内に残留
稽留（けいりゅう）流産	胎児（胎芽）が子宮内で死亡し停留しているが、母体に自覚症状がない
早産（妊娠 22 週以降 37 週未満の分娩）	
切迫早産	規則的な子宮収縮と頸管の軟化が見られ、早産の危険性が高い

流産にはいろいろな
かたちがあるんだよ
くすり

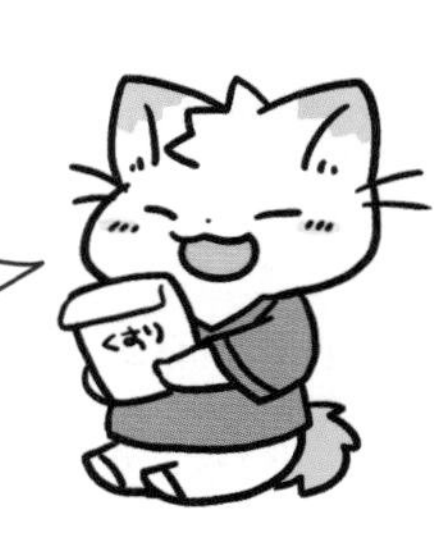

斉藤先生のワンポイント講座

リトドリン塩酸塩はβ刺激薬で、子宮に分布する交感神経のβ受容体を刺激して子宮平滑筋を弛緩させます。副作用として動悸（どうき）、頻脈、指や手のふるえなど交感神経刺激症状が見られます。また重篤な場合は、横紋筋融解症（おうもんきんゆうかい）や高血糖などが現れますが、きわめてまれです。

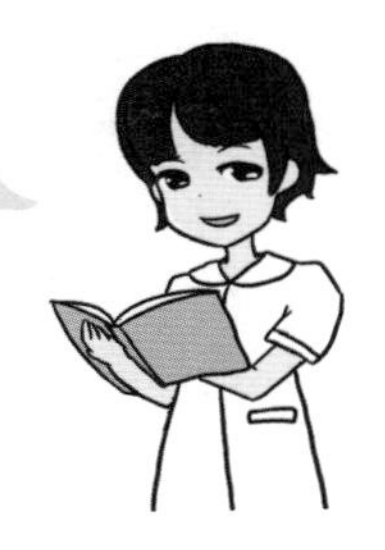

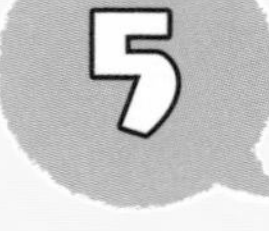

5 妊娠後期に出血をきたす疾患① 前置胎盤

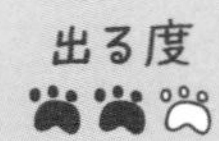

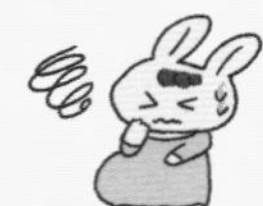

「前置胎盤」は子宮の出口を胎盤が覆ってしまう状態。いろいろなかたちがあり、多くは帝王切開になります

正常な胎盤の付着部位は子宮体部で、子宮の出口である内子宮口から4～5cm離れています。これに対し、**胎盤の一部または全部が子宮下部に付着し、子宮の出口（内子宮口）におよぶ**ものを**前置胎盤**（ぜんちたいばん）といいます。

経産婦に多く、とくに帝王切開の経験があると、子宮の切開で子宮内膜に痕が残り、正常部位で胎盤が形成されず、前置胎盤のリスク因子となります。その他のリスク因子として、多産婦、流産処置・人工妊娠中絶などの子宮内手術の既往、高齢、多胎妊娠、喫煙、子宮筋腫などがあります。

前置胎盤は妊娠の高齢化、不妊治療の普及、帝王切開分娩の増加などから増加傾向にあります。

症状と治療

前置胎盤は、妊娠24週以降に**痛みを伴わない性器出血（外出血）**が見られます。これを**警告出血**といい、その後、分娩を開始すると陣痛発作に伴って外出血が見られます。この出血は陣痛間欠時には減少するのが特徴です。陣痛発作時は子宮口が開大し子宮口に付着している胎盤の剝（は）がれる面積が大きくなって出血量が多くなるのに対し、陣痛間欠（かんけつ）時は子宮口が閉じるため胎盤剝離（はくり）面が小さくなって出血量も少なくなるからです。前置胎盤では子宮底の上昇は認められません。胎児心音も比較的遅くまでよく聞こえます。

経腟超音波検査で、胎盤が内子宮口を覆う所見が見られれば前置胎盤と診断されます。内診は止血不可能な多量出血を起こすことがあるので禁忌です。

前置胎盤と診断されたら、出血を防ぐためにも安静とし、出血の有無・胎児心音聴取・子宮収縮の有無を観察します。帝王切開を行う時期は37週以降となりますが、出血多量の場合は妊娠週数にかかわらず、緊急帝王切開となるため、早産による低出生体重児に備える必要があります。

様々な「前置胎盤」

辺縁前置胎盤	部分前置胎盤	全前置胎盤
胎盤の下縁が子宮の出口の縁に達している	胎盤が子宮の出口を一部覆っている	胎盤が子宮の出口を完全に覆っている
経腟分娩も可能だが、出血多量となるため多くは帝王切開になる	経腟分娩が不可能なため、必ず帝王切開	

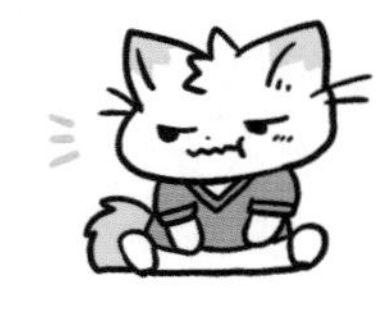

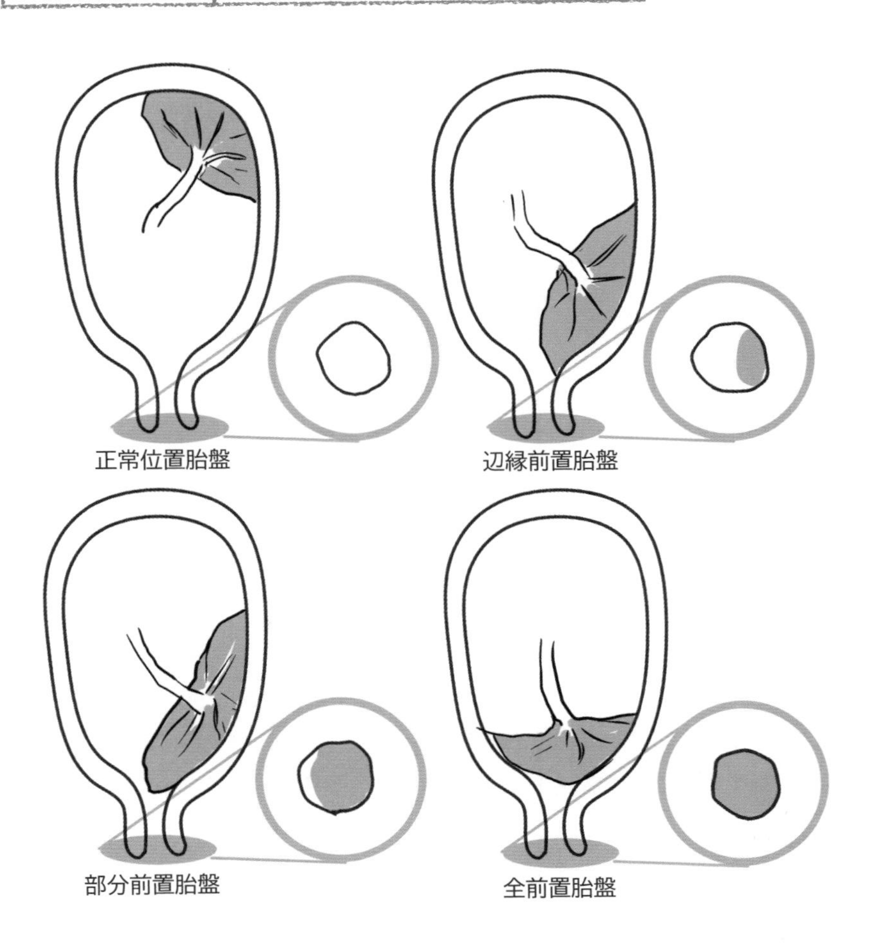

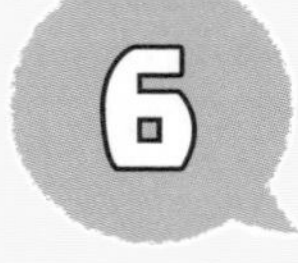

妊娠後期に出血をきたす疾患② 常位胎盤早期剥離

出る度 🐾🐾

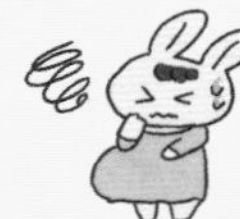

正常な位置にある胎盤が分娩前に剝がれるのがこの疾患。前置胎盤との違いも覚えましょう

正常な位置である子宮体部に付着している胎盤が、胎児が生まれる前に子宮壁から剝がれてしまうのが、**常位胎盤早期剝離**（じょういたいばんそうきはくり）です。

出血は子宮腔内にたまりますが（子宮内出血）、子宮の出口に流れ、性器出血（外出血）も見られるようになります。胎児の先進部によって子宮の出口がふさがれるため、性器出血は前置胎盤に比べると少量です。

リスク因子は常位胎盤早期剝離の既往、妊娠高血圧症候群、喫煙、高齢、多産などがあります。

症状と治療

胎盤剝離に伴い、剝離面に近い腹壁に激しい疼痛（とうつう）が見られます。子宮筋は板のように硬くなる攣縮（れんしゅく）の状態となり、前置胎盤では上昇しなかった子宮底は、子宮内に出血するために上昇します。

前置胎盤では胎児心音が比較的遅く遅くまで聴こえたのに対し、子宮筋の攣縮により聞き取りにくく、胎児部分も触れにくくなります。

胎盤が剝がれてしまうため、胎児は低酸素状態となり、心拍数モニタリングでは胎児機能不全の所見として、子宮収縮に遅れて徐脈（じょみゃく）となる遅発一過性（ちはついっかせい）徐脈などが見られ、ときには胎内死亡となります。

重症の場合には、**播種（はしゅ）性血管内凝固症候群（DIC）を合併**します。血液検査では、DICの合併によってフィブリノゲンをはじめとした血液凝固因子の減少、血小板の減少、FDPの増加などが見られます。

常位胎盤早期剝離と診断されたら、原則として緊急帝王切開が行われます。

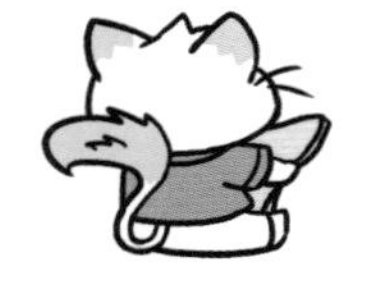

「常位胎盤早期剝離」の状態

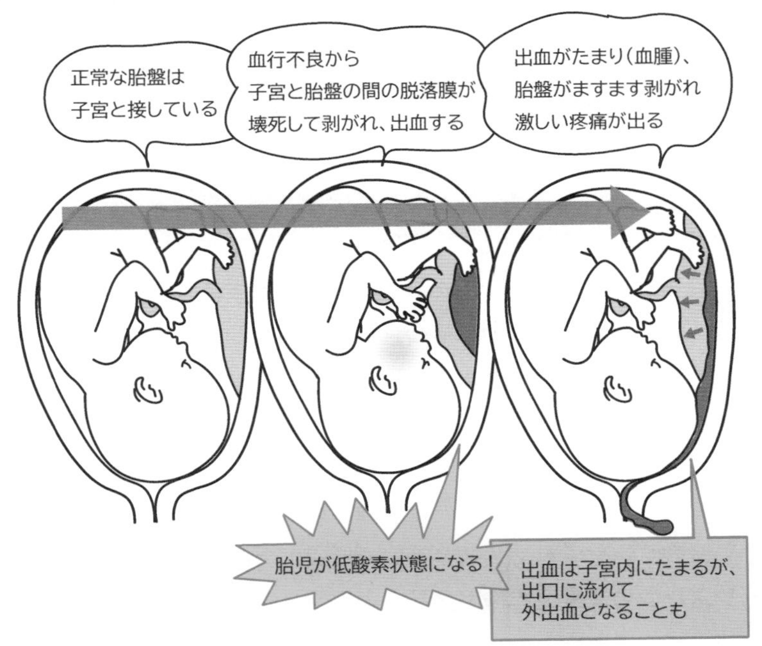

「前置胎盤」と「常位胎盤早期剝離」の違い

	前置胎盤	常位胎盤早期剝離
出血の種類	主に外出血	主に内出血
出血の状態	陣痛発作時に多く、破水とともに減少	陣痛に無関係
胎児心音	比較的遅くまで良好	早期に消失
痛み	なし	胎盤付着部位に激痛
子宮底	上昇せず	上昇する
内診	胎盤を触れる	胎盤を触れない
外診	胎児を明瞭に触知	胎児部分触知しにくい 子宮壁は緊張し板のように硬くなる (板状硬)

7 妊娠と糖尿病

出る度

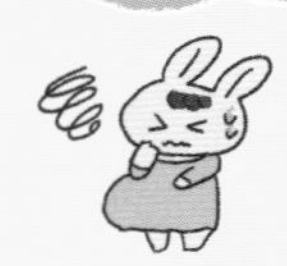

糖尿病の女性が妊娠したり、妊娠中に糖尿病を発症すると胎児に影響し、難産も引き起こします

妊娠前から糖尿病の女性が妊娠した場合を糖尿病合併妊娠、**妊娠中に発見・発症した糖代謝異常（高血糖）**を妊娠糖尿病といいます。妊娠中の明らかな糖尿病は、妊娠前は見逃されていた糖尿病と、妊娠中に発症したⅠ型糖尿病が含まれます。妊娠糖尿病は糖尿病合併妊娠と同じ胎児・新生児合併症の危険性があり、管理の必要があります。

母体の合併症として、**流産・早産の頻度の上昇**、妊娠高血圧症候群の好発があります。また、**胎児の高血糖による羊水過多**も起こしやすくなります。

胎児・新生児合併症として、胎児奇形の増加、母体の高血糖による胎児の高血糖、膵臓のランゲルハンス島β細胞過形成による胎児のインスリン分泌増加、**インスリンの成長促進作用などによる巨大児化**があります。

胎児は出生後、過形成のランゲルハンス島β細胞から胎児期と同じようにインスリンを分泌するので、胎盤を経由する母体からのブドウ糖の供給がなくなり低血糖となります。そのほか、正期産であってもサーファクタント産生が不十分なため呼吸窮迫症候群を起こすことがあります。

治療

基本は食事療法による血糖コントロールです。妊娠中は空腹時血糖が低下しやすく食後高血糖が際立つので、分割食とします。**経口血糖下降薬は胎盤通過性があり胎児奇形を起こすため禁忌とし、インスリンで治療**します。

巨大児による分娩停止が見られない限り、経腟分娩が可能です。出生後１～２時間で新生児低血糖を起こすことがあるので、頻回に血糖値を測定し、必要に応じて指示によりブドウ糖の静脈内投与や経口投与を行います。

妊娠糖尿病は分娩後に耐糖能は正常化しますが、将来、Ⅱ型糖尿病を発症するリスクが高いため、分娩後も継続的な管理が必要です。

「妊娠時の糖尿病」の注意点

糖尿病合併妊娠

妊娠前から糖尿病の妊婦
妊娠時に診断された明らかな糖尿病も含まれる

妊娠糖尿病（GDM）

妊娠中に糖尿病に至っていない糖代謝異常
明らかな糖尿病は含めない

どちらも
母体・児に影響が
出るので治療や
指導が大切。

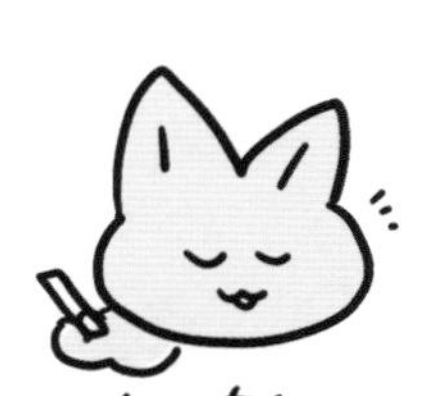

もともと
糖尿病です!

血糖値
高いと言われて…？

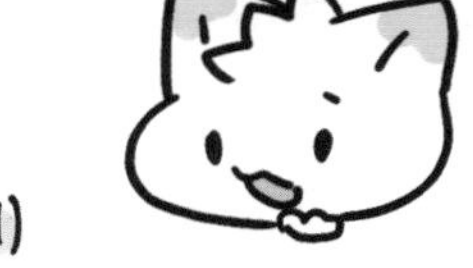

糖尿病合併妊娠　　妊娠糖尿病（GDM）

治療と指導

・早期発見　採血検査や糖負荷試験

・食事療法　体重やBMIをチェック!

内服

・血糖管理　血糖コントロール

注射

・インスリン療法

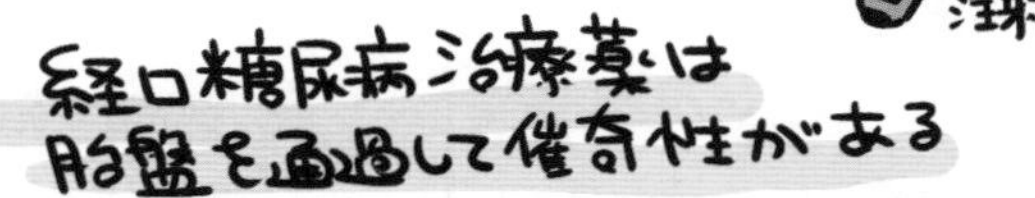

・分娩後の管理　分娩後もスクリーニングなどを行う!

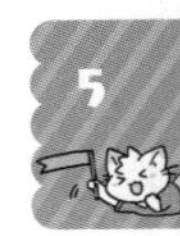

5
妊婦のハイリスク状態

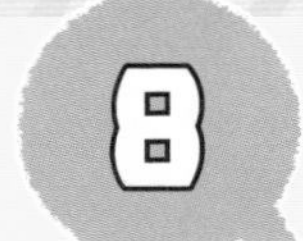

出る度

8 前期破水と早期破水

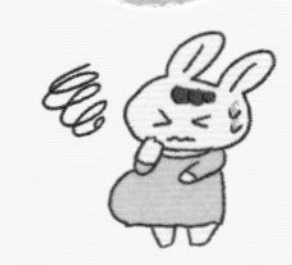

分娩開始前や子宮口が全開大する前に破水してしまうのがこの２つ。チェックポイントを押さえましょう

分娩開始前の破水が**前期破水**、分娩第１期（128 ページ参照）の破水を**早期破水**といいます。原因は、**絨毛膜羊膜炎などの感染**、子宮内圧上昇、骨盤位などの胎位異常、羊水過多、多胎妊娠、頸管無力症などです。

破水すると羊水が腟を伝わって腟外に流れ出る感じを自覚します。これを破水感といいます。流出量が少ない場合には水っぽいおりもの(水溶性帯下)として自覚されることがあります。

診断と対応

破水は、**羊水の流出を確認したり、腟内貯留物の pH を測定することで診断**します。通常、腟内の pH はデーデルライン桿(かん)菌による腟粘膜のグリコーゲンの嫌気性解糖(けんきせいかいとう)によって酸性になっていますが、羊水は pH7.0 ～ 8.5 の弱アルカリ性のため、破水後の腟内貯留物は pH がアルカリ性を示します。腟内貯留物の pH の確認は黄色の **BTB 試験紙（pH 試験紙）を使い、アルカリ性によって青く変色する（青変する）ことで確認**します。

破水により臍帯(さいたい)が子宮口から出てしまう臍帯脱出が起こることがあります。この状態になると、出生時に胎児よりも先に臍帯が外へ出てしまうため、胎児の頭と子宮口の間に臍帯が挟まってしまいます。そのため、胎児に酸素が供給されにくくなり、胎児仮死などが起こります。胎児への酸素供給が少なくなると心音が低下するので、破水時には破水の確認（流出状態、色、量、臭気、混濁の有無など）とともに、**胎児心音を確認**します。

卵膜の破綻による子宮内感染にも注意が必要です。**シャワー浴や入浴は禁止**となります。妊娠 37 週以降の前期破水では、そのほとんどが 24 時間以内に陣痛発来するといわれています。陣痛が発来しない場合は、絨毛膜羊膜炎の可能性があるため陣痛促進剤による分娩誘発が行われます。

「破水」のチェックポイント

適時破水

子宮口全開大の頃に破水

→つまり正常な時期

早期破水

分娩開始後子宮口全開大以前に生じる破水

→つまり陣痛あり

前期破水

分娩開始前に破水

→感染や急激な腹圧の上昇などが原因

陣痛がはじまる前に

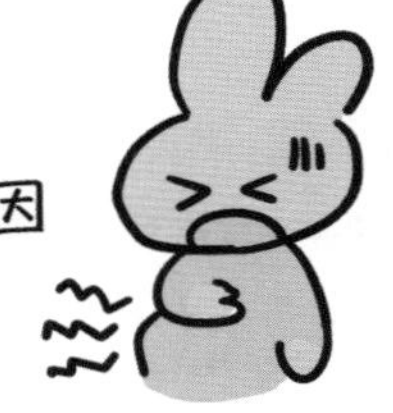

破水時は…

破水の量、羊水の混濁の有無、性状

をチェック!!

5

妊婦のハイリスク状態

斉藤先生のワンポイント講座

絨毛膜羊膜炎は、卵膜、とくに胎児側の羊膜と絨毛膜に炎症が生じて卵膜がもろくなったもので、ほとんどが腟・頸管からの上行感染によって起こり、早産、前期破水の最大の原因です。羊水過多や多胎妊娠は子宮内圧が慢性的に上昇している状態です。また、切迫早産や妊娠 37 週以降の子宮収縮は、慢性的もしくは子宮収縮に伴う子宮内圧の上昇により前期破水が起こることがあります。子宮の奇形も子宮の増大を阻害するので子宮内圧が上昇し前期破水を起こします。

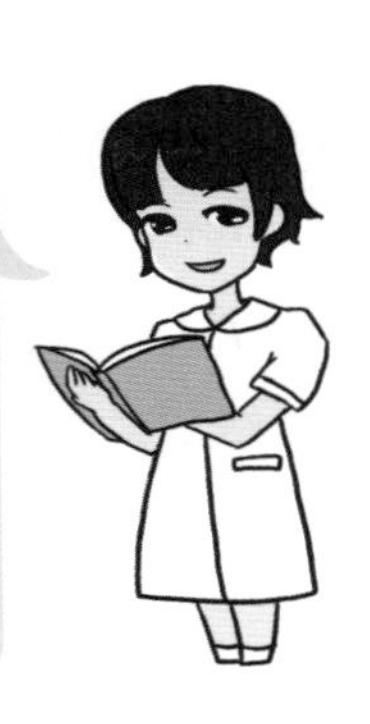

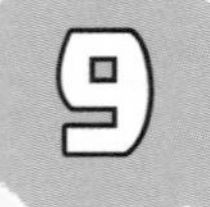

分娩時異常出血①子宮破裂

出る度

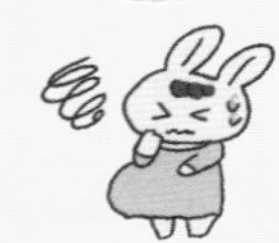

「分娩時異常出血」には、子宮破裂と弛緩出血があります。子宮が自然に裂けるのが「子宮破裂」です

分娩時異常出血とは、分娩中および分娩後２時間までの出血量が500mL以上のものをいいます。

主な原因には前置胎盤、常位胎盤早期剝離、子宮破裂、弛緩出血などがあります。

前置胎盤、常位胎盤早期剝離は分娩第１期、子宮破裂は分娩第１期、第２期、弛緩出血は分娩第３期、第４期の分娩時異常出血の原因となります。

子宮破裂の症状と対応

子宮破裂は、子宮が自然に裂けて開くことで、妊娠時、分娩時に起こります。

多くが帝王切開や子宮の手術（子宮筋腫核出術、人工妊娠中絶）の既往によって子宮壁が瘢痕（はんこん）化した瘢痕子宮が原因です。子宮壁の瘢痕化により子宮壁が弱くなり、子宮収縮に耐えきれず裂けてしまうのです。その他、多産婦、また、羊水量が多すぎたり、多胎妊娠などにより子宮の過伸展が原因となります。

子宮破裂の前駆症状（切迫子宮破裂症状）として、激しい腹痛、頻脈・呼吸促迫・不安状態があり、また、収縮輪といわれる子宮下部の隆起部が上昇し、子宮は硬く圧痛を伴い、子宮底は上昇します。

子宮破裂が起こると陣痛は消失し、大出血により産婦はショック状態、胎児は胎児機能不全となり、時には死亡することもあります。

そのため、子宮破裂の前駆症状が見られる場合は、直ちに帝王切開術が行われます。

「子宮破裂」とは？

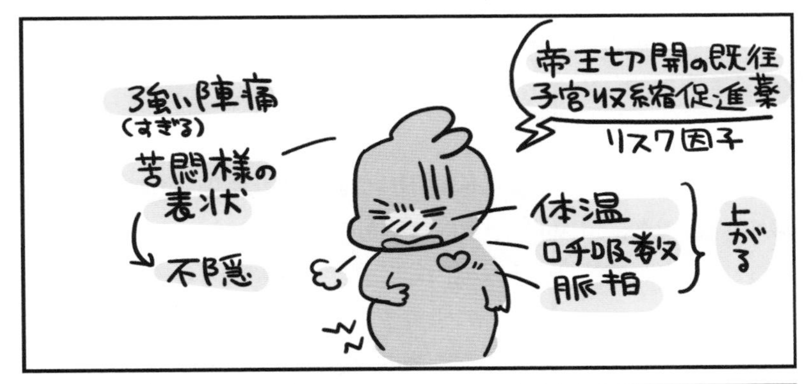

帝王切開の既往
子宮収縮促進薬
リスク因子
強い陣痛
(すぎる)
苦悶様の
表状
不隠
体温
呼吸数
脈拍
上がる

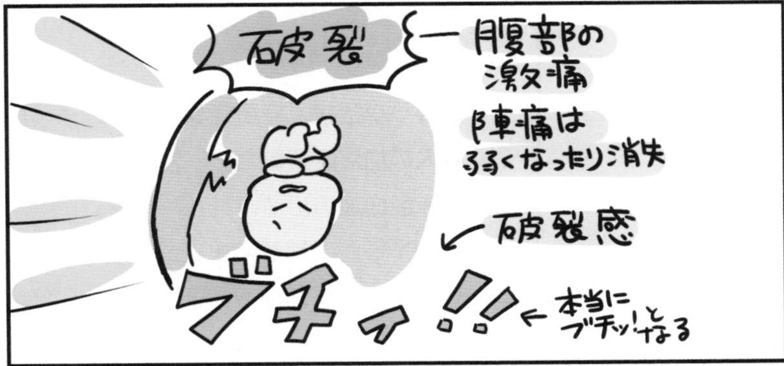

破裂
腹部の
激痛
陣痛は
弱くなったり消失
破裂感
ブチィ!!
本当に
ブチッ!となる

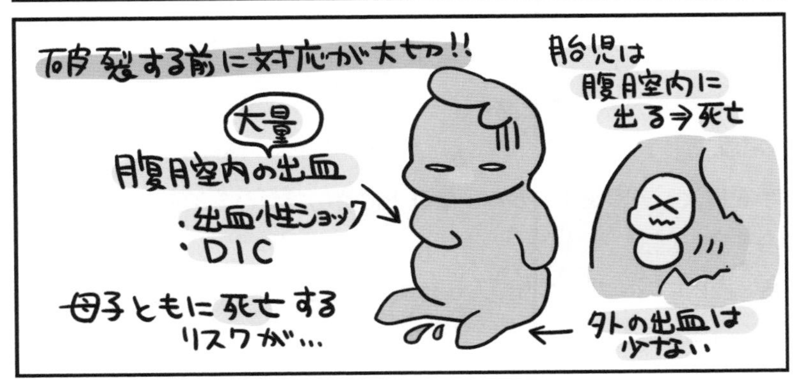

破裂する前に対応が大切!!
大量
腹腔内の出血
・出血性ショック
・DIC
母子ともに死亡する
リスクが…
胎児は
腹腔内に
出る⇒死亡
外の出血は
少ない

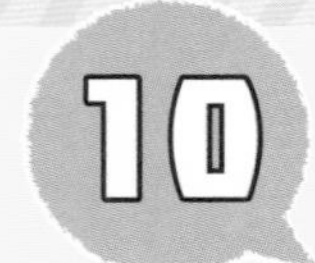

出る度

分娩時異常出血②
弛緩出血

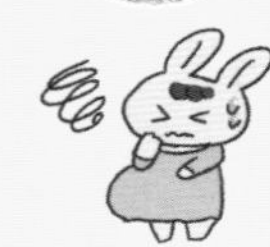

弛緩出血は胎盤が剥がれたところから出血が続くもの。その原因は様々です

弛緩出血は**胎盤娩出後、子宮筋の収縮不良によって胎盤剥離面の断裂した血管からの出血が続き、500mL 以上になるもの**をいいます。

胎盤娩出後の子宮収縮不良の主な原因として、分娩が長くなることによる母体疲労、子宮筋の疲労、巨大児等による子宮の過伸展、子宮筋腫などによる子宮の病変、胎盤・卵膜などの子宮腔内の遺残物があります。

症状と治療

全身症状として出血による貧血、ショック症状、局所症状として、子宮筋収縮不良により柔らかい子宮、子宮腔内の血液貯留のため子宮底の上昇、暗赤色の間欠的・持続的な凝血を含む暗赤色血液の出血が見られます。

大出血による循環血液量の減少により、腎血流量が減少し腎不全を合併したり、**シーハン症候群を起こす**ことがあります。シーハン症候群とは、**分娩時の大出血を原因とする下垂体機能不全**をいいます。

治療は、子宮収縮を促すために、

①子宮収縮促進薬の投与

②子宮底周囲に手をかぶせ円を描くようにマッサージをする子宮底輪状マッサージ

③腟内に手を挿入し子宮頸をつかみ、腹壁上に置いた手とで子宮を挟んで圧迫する双合子宮圧迫法

④子宮腔内・腟内に滅菌ガーゼを挿入し充填する腟強圧タンポン法

⑤子宮底の冷罨法（れいあんぽう）

を行います。膀胱充満は子宮収縮を妨げるため、留置カテーテルを挿入することもあります。多量出血した産婦は貧血になり、易感染状態となることがあるので感染予防に努めます。

「弛緩出血」とは？

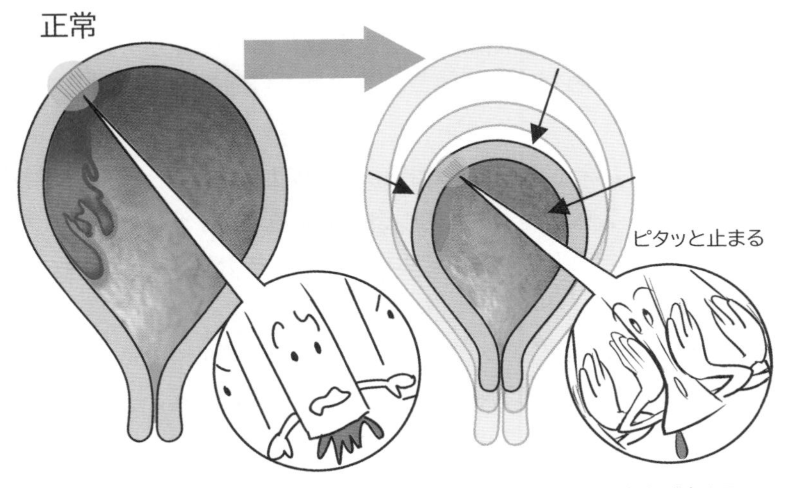

子宮筋が強く収縮して出血が止まる

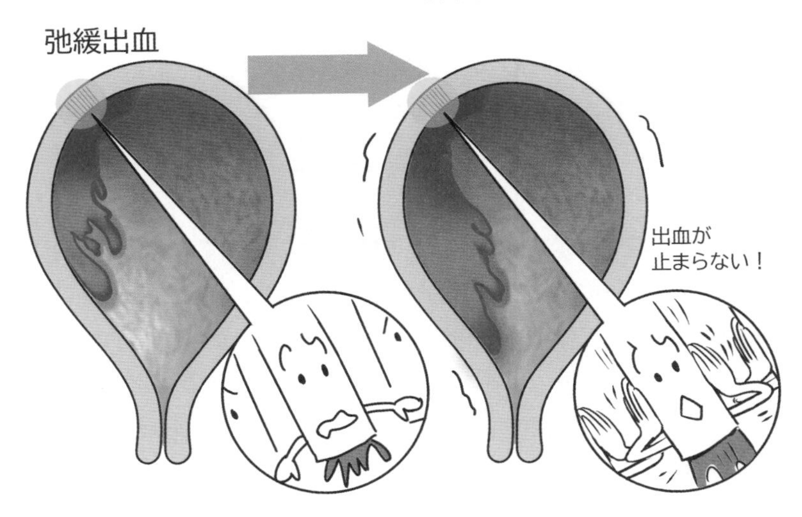

子宮筋の収縮不良によって胎盤剥離面の血管からの出血が500mL以上続く

出る度

産褥熱

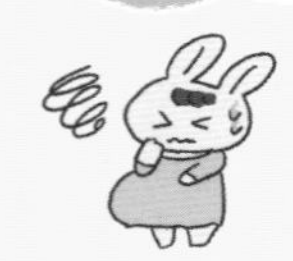

分娩終了後に高熱が続く「産褥熱」は、多くが分娩時の感染が原因です。清潔と悪露などの排泄指導が大切です

分娩終了24時間以降、産褥（さんじょく）10日以内に2日以上、38℃以上の発熱があり、原因が骨盤内で起こる感染症（子宮内膜炎）による場合を産褥熱といいます。原因の多くが分娩時の感染で、前期破水により破水後分娩まで長時間かかった場合、子宮復古不全（184ページ参照）、帝王切開など産科の手術があります。また、妊娠中の細菌性腟炎や外陰炎、絨毛膜羊膜炎の場合もあります。

症状には、**発熱、悪臭を伴う悪露があり、子宮体部の圧痛、子宮復古不全を伴います**。内診で子宮付属器やダグラス窩（か）に圧痛がある場合は、子宮周囲に炎症が進展した子宮付属器炎、骨盤腹膜炎が考えられます。

検査は、腟分泌物や子宮内容物の細菌培養同定検査、血液検査を行います。血液検査では、**好中球数、CRP値の上昇**が見られます。胎盤遺残の場合は、超音波検査で胎盤遺残が確認されます。

治療

治療は、抗菌薬による保存的療法で、胎盤遺残が確認された場合は子宮収縮剤の投与や子宮内容除去術などを行うこともあります。分娩時の外陰部・腟の損傷の程度によっては、抗生物質も投与されることがあります。

分娩中は外陰部や軟産道の清潔を保ち、産道損傷を最小限にするよう産婦の心身の緊張を解くように促します。産道損傷の場合は、損傷部位を清潔に保って創を縫合します。**破水後はパッドをこまめに交換し、羊水の色や臭気などの感染徴候に注意**します。なお、**破水後の入浴やシャワー浴は禁止**です。

分娩後、必要であれば**子宮底の冷罨法や輪状マッサージなどで子宮収縮をはかります**。排尿後は外陰部を消毒して（利尿後消毒）、清潔に保ち、悪露の量や性状を観察します。また、早期離床、産褥体操、授乳によって子宮収縮を促し、悪露、胎盤・卵膜の遺残物を排泄するよう指導します。

「産褥熱」の患者への接し方とは？

産褥熱
分娩後２４時間以降
産褥１０日以内に２日以上
３８度以上の発熱が続く状態

← 尿路感染や
乳腺炎は
含まれないよ！

子宮内感染などの性器の
細菌感染に由来する

発熱があったら
原因を考えよう！

子宮内
感染

産褥期に起こり
やすい発熱

創傷感染

斉藤先生のワンポイント講座

出産後の発熱の原因となりやすい疾患には乳腺炎や腎盂腎炎もありますが、これらは骨盤内で起こる感染症ではないので、産褥熱には含みません。
産褥熱の起炎菌は、以前はブドウ球菌、連鎖球菌などグラム陽性球菌が主体でしたが、近年では大腸菌、緑膿菌などのグラム陰性桿菌が多くなってきました。メチシリン耐性黄色ブドウ球菌（MRSA)、バンコマイシン耐性腸球菌（VRE）なども問題となっています。

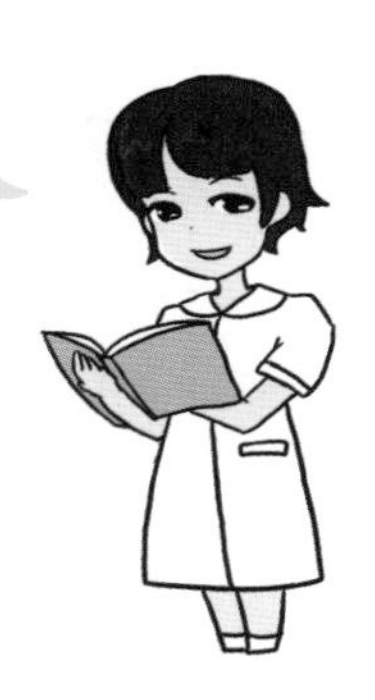

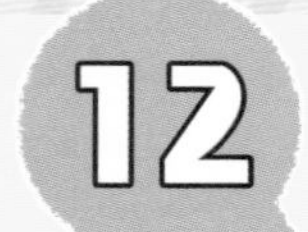

子宮復古不全

出る度

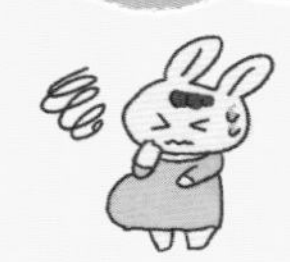

子宮復古とは、妊娠によって大きくなった子宮が、妊娠前の状態に戻ることをいいます

何らかの原因で子宮筋が収縮不良を起こし、産後の子宮復古が障害された状態が子宮復古不全です。子宮は大きくやわらかいままで、産褥日数によって低下していく**子宮底が下がっていきません**。産褥3日頃に血性悪露から暗赤色から褐色悪露へ、産褥14日以降には黄色悪露と変化していくのが正常な変化であるのに対し、**血性悪露が続きます**。

原因の多くが、胎盤や卵膜が分娩時に子宮から排出されずに一部が子宮内に残ってしまう子宮内遺残物による子宮筋の収縮不良と、多胎、巨大児、羊水過多などの子宮筋の過度の伸展です。

このほか、長時間にわたる分娩による子宮筋の疲労、会陰部の痛みで排泄を我慢しすぎて膀胱や直腸に内容物がたまることで子宮収縮を妨げてしまう場合もあります。

症状と治療

症状は、**分娩後の子宮が正常より大きく、やわらかい、子宮底が高い**などがあります。胎盤剥離によって切れてしまった子宮内膜の血管は子宮の収縮とともにふさがれて止血するのですが、子宮の収縮が悪いと分娩終了後の出血が止まりにくくなり、**血性悪露が続き量も多く**なります。

また、**レバーのような血液の塊が出たり、悪露が止まった後、再度出血する**場合もあります。悪露は細菌感染症を引き起こしやすいため、**子宮内膜炎などの子宮内感染症の原因となる**こともあります。

治療は子宮収縮剤を投与し、子宮収縮を促進します。これによって子宮内に遺残している胎盤や卵膜の一部などの排出を促します。また、排尿・排便の我慢が子宮復古不全の原因のひとつになることもあるため、**排尿・排便を促し**、子宮収縮を促す授乳をサポートするなどの母乳指導も行っていきます。

「子宮復古不全」とは？

子宮復古不全

子宮の収縮不全によって
産褥期の子宮復古が遅くなっている状態
出産後数日を経過しても
出血が続いている

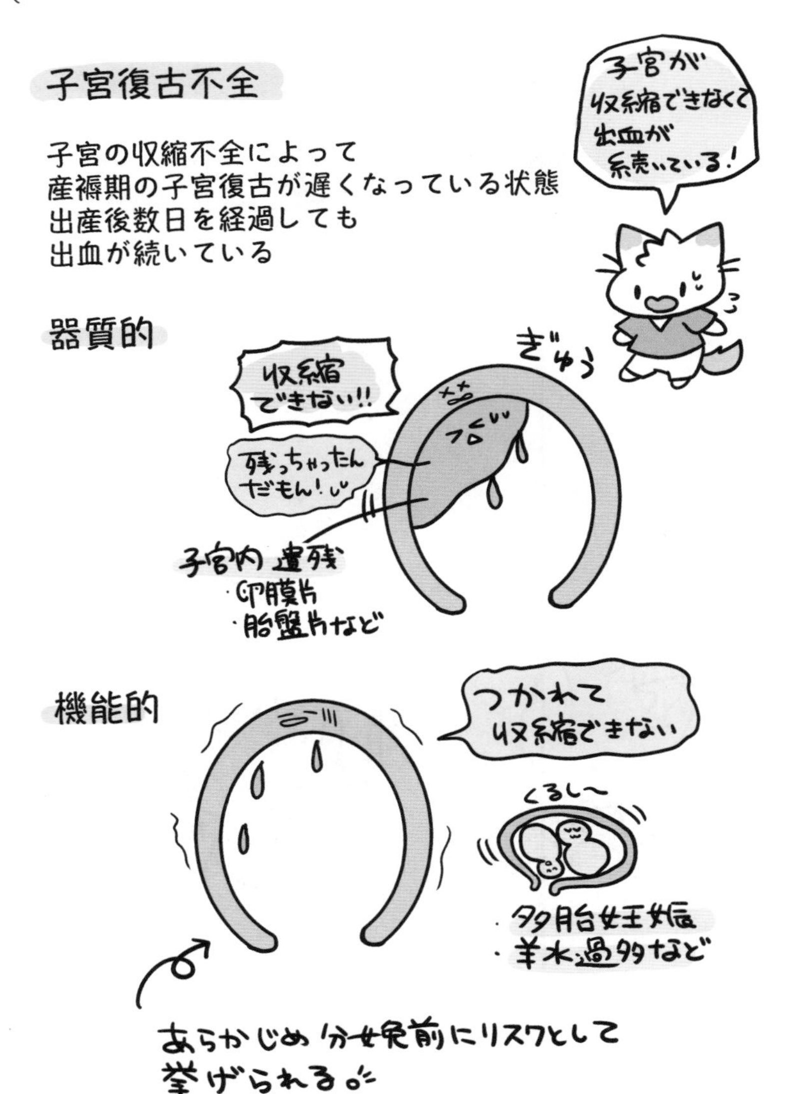

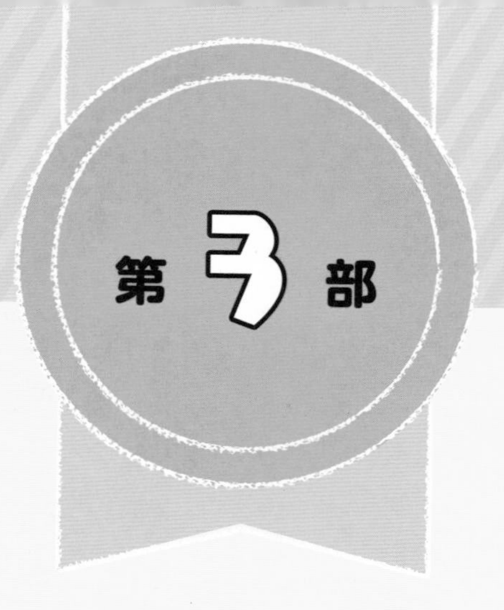

精神看護学

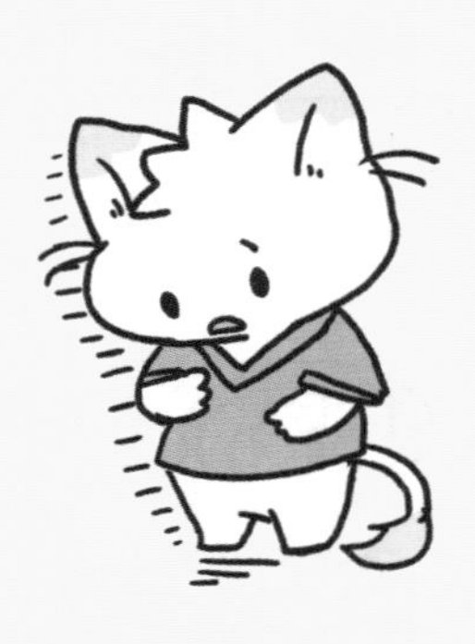

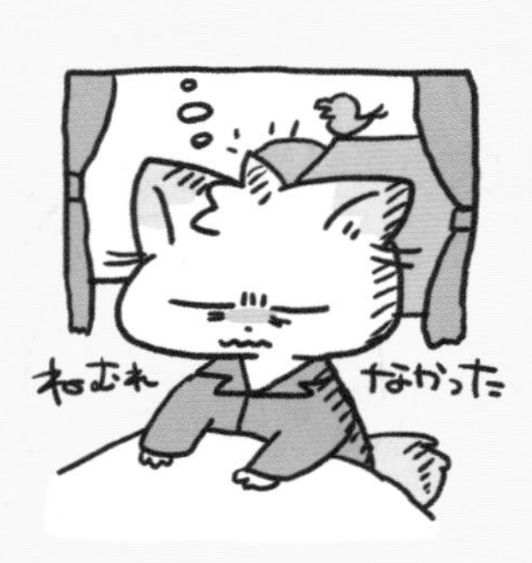

第1章

精神の健康

心の健康は、病院だけでなく
社会全体ではたらきかけて
取り組んでいることがあるよ。精神看護を
行う上で必要な定義や用語を確認し、
看護師としての役割を考えてみよう！

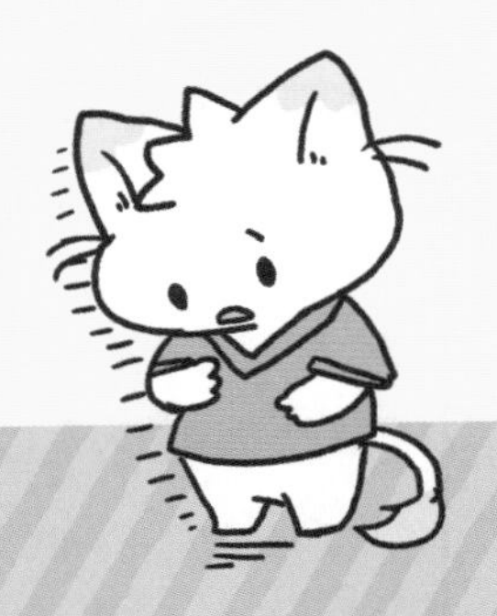

精神の健康とは？

出る度

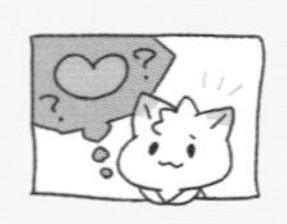

人は体だけでなく「精神の健康」も大切です。
精神の健康の定義と精神疾患の予防をまず押さえましょう

世界保健機関（WHO）は、健康の概念を「**完全な肉体、精神および社会的に幸福な状態であり、単に疾病や病弱が存在しないことではない**」と定義しています。

精神の健康は、生活の質（QOL）に大きく影響するものであり、人が生き生きと自分らしく生きるための重要な条件であるといえるでしょう。

精神の健康は、統合失調症やうつ病といった精神疾患ではないということだけではありません。ストレスの多い現代社会においては、ストレスにどう対応して精神の健康を守るかも社会全体で取り組む必要があります。

精神の健康を保つには？

精神の健康を保つために行われる精神疾患の予防には、以下の３段階があります。

①１次予防

１次予防は**病気になる前に行う予防**です。家庭や学校・職場などの環境改善をはかり、精神障害の発生を予防します。

②２次予防

２次予防は、**病気になった人を早期に発見し、早期治療を行います**。会社の健康診断でうつ傾向があると判定された人に面接を行う、また乳幼児健診で子育てに不安を抱いていると訴えた母親を継続的に支援するなどです。

③３次予防

３次予防は**急性期を過ぎてから、社会復帰のために行う予防**です。作業療法や精神科デイケアなどを直接本人に行うだけでなく、家族・学校の教師・企業関係者など多くの人に関与します。

精神の健康を保つ「3つの予防」

予防の概念については精神の健康だけでなく
身体的な疾病に対してもあてはまるのでチェック！

1次予防　発症要因を予防

相談しやすい職場！

健康増進
体力づくり

2次予防　早期発見と治療

受診しよう
検査
ダメだ

3次予防　回復、維持、再発の防止

周りの協力も必要

リハビリ

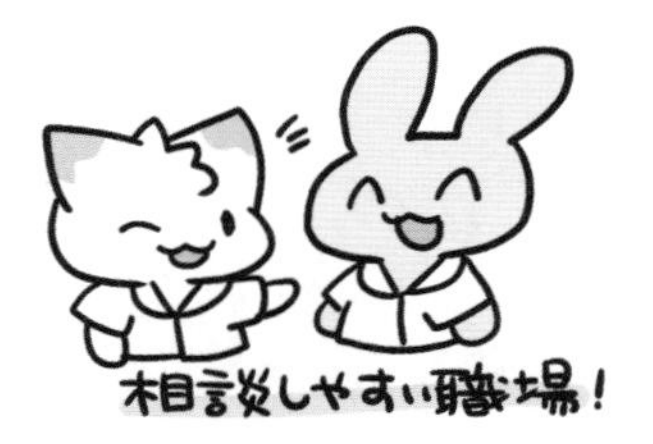

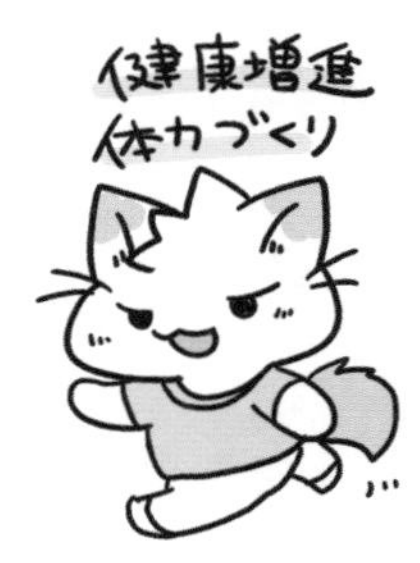

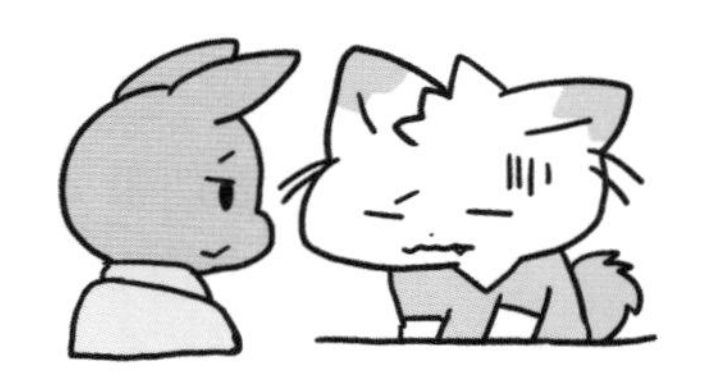

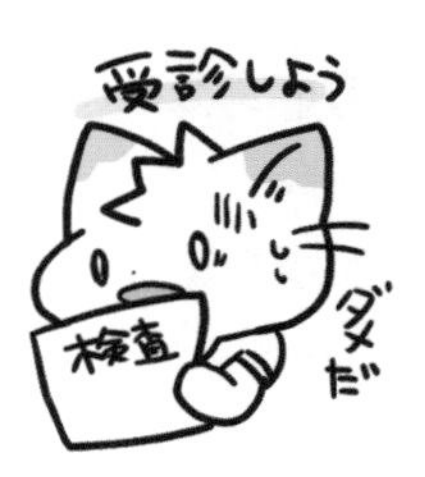

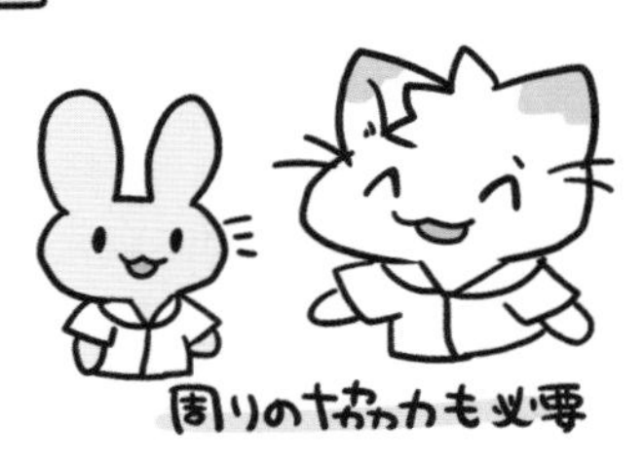

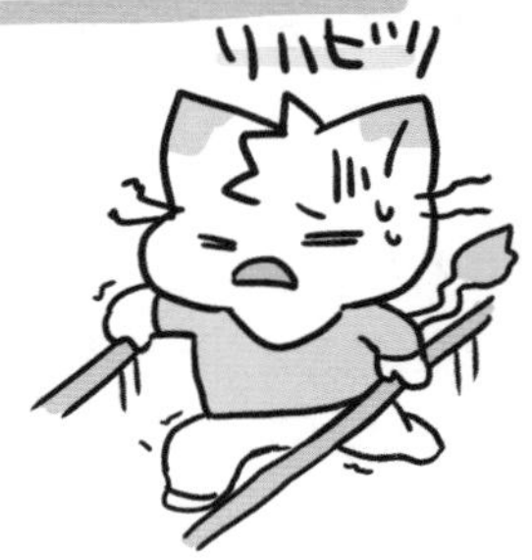

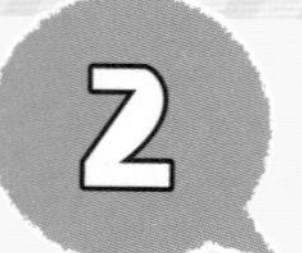

出る度

防衛機制

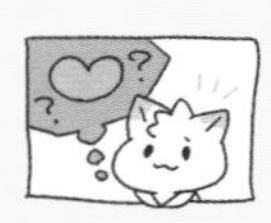

防衛機制はストレスから自分を守る心の働きです。国家試験に頻出するのでしっかり覚えましょう

心の中で２つ以上の欲求や衝動が対立する（**葛藤が起こる**）と、そのストレスから自分を防衛しようとする働きが、なかば無意識に働きます。この働きを**防衛機制**といいます。防衛機制には主に以下のパターンがあります。

防衛機制の８つのパターン

①抑 圧

不快なことを無意識に排除して、嫌なことを忘れようとする反応です。

②否 認

現実を否定します。患者が「検査結果が間違っている」と主張するなど。

③代償（置き換え）

不安や欲求を他に置き換えます。上司への不満を部下に向けるなど。

④反動形成

逆の感情を誇張します。好きな子に、わざと意地悪するなど。

⑤退 行

子ども返りです。わがままや甘えなどが見られます。

⑥投影（投射）

認めたくない自分の欠点や弱点などを、自分だけではなく他人も持っていると考えること。

⑦昇 華

満たされない欲求を社会に受け入れられる行動に変えます。攻撃欲求をボクシングに変えて、試合相手と戦うなど。

⑧同一化（取り込み）

他の人の意見や考えを無意識に自分の中に取り込みます。親が勧める学校への進学を、自分の意思だと思い込むなど。

「防衛機制」8つのパターン

①抑圧
イヤなことは忘れよう
心にしまっとく!
②否認
そんなハズないッ!
本当は分かっている…
ウソだ!!
③代償(置き換え)
うまくいかないのは君のせいだ!!
ええっ?!
絶対ちがう!
④反動形成
Aさんにやさしいよね
一番キライなのに
好きなの?
えっ
⑤退行
やーだー
だだをこねる
子ども返り
⑥投影(投射)
Aさんは僕を嫌っているから
合わない方が…
※Aさんが嫌い
⑦昇華
スポーツやボランティアでモヤモヤを発散
⑧同一化(取り込み)
友だちのBくん有名大学出身なんだ~
そういうあなたはどうなの?
ドヤァ

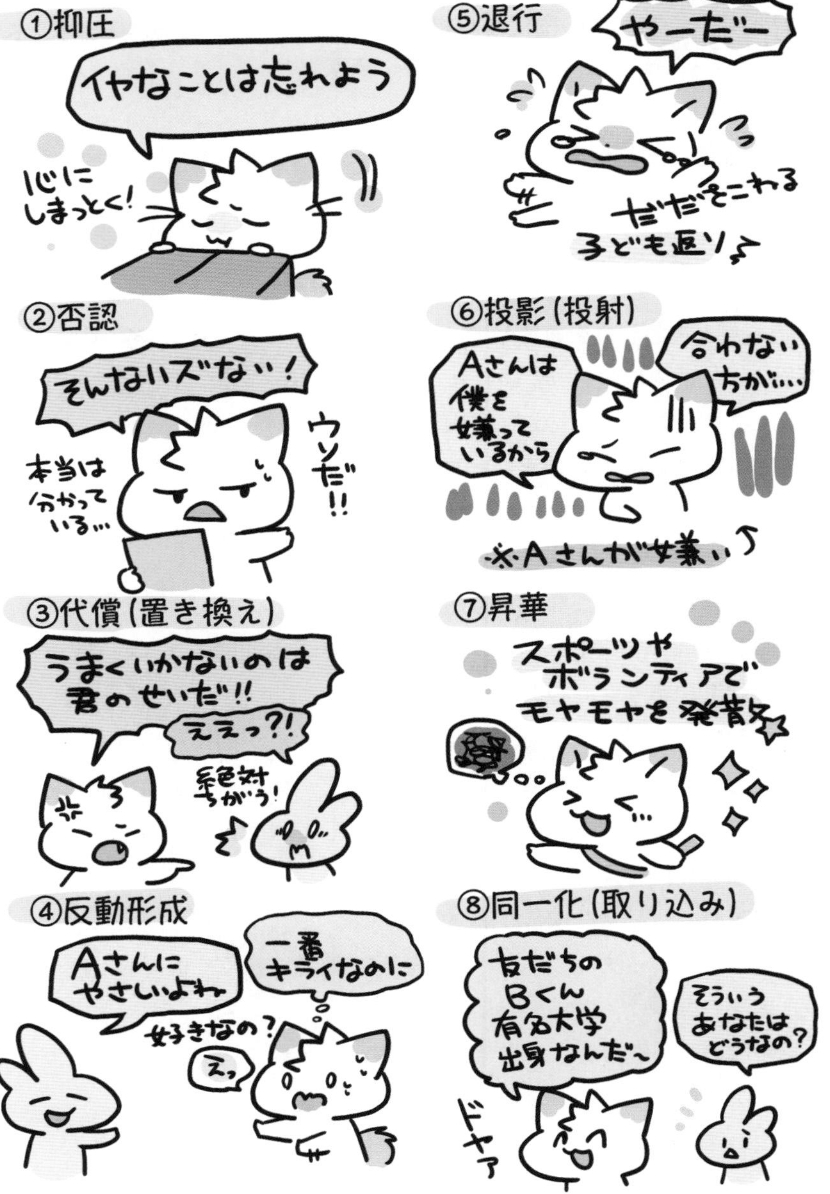

1
精神の健康

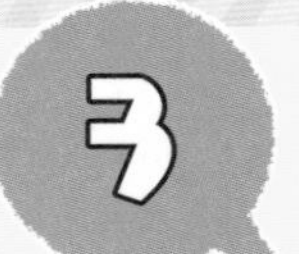

精神の健康に関する普及活動

出る度

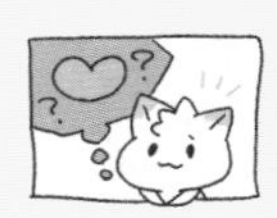

すべての国民が精神の健康に関する正しい知識を持つよう、国は様々な試みをしています

心の健康に関しては、老若男女を問わず、すべての国民が精神疾患や精神障害者に対して正しい知識を持つことが必要です。

「こころのバリアフリー宣言」

誰もが人格と個性を尊重して、互いに支え合う共生社会を実現するための指針として、2004（平成16）年に厚生労働省が基本的な情報を以下の８つの柱として整理したものが、「こころのバリアフリー宣言」です。

①精神疾患を自分の問題として考えていますか（関心）

他人事じゃないよ。ストレスによる精神疾患は、誰にでも起こりえます。

②無理しないで、心も身体も（予防）

１人では解決できないこともあります。ストレスをできるだけ減らすよう心がけ、仲間の力を上手に借りることのできる人間関係作りに努めましょう。

③気づいていますか、心の不調（気づき）

気のせいと片付けないで。早期発見・早期治療が回復への近道です。

④知っていますか、精神疾患への正しい対応（自己・周囲の認識）

自分に対しても、あなたの大切な人に対しても、どう対応すればいいのか、正しい知識を持ちましょう。

⑤自分で心のバリアを作らない（肯定）

「おかしな人」と決めつけないで。誤解や偏見に基づく拒否的な態度は、その人を深く傷つけ、病状を悪化させることもあります。

⑥認め合おう、自分らしく生きている姿を（受容）

誰もが、自分の町で幸せに生きていけることが自然な姿です。

⑦出会いは理解の第一歩（出会い）

怖がらないで、出会いの場を求めてみよう。

⑧互いに支えあう社会づくり（参画）

精神疾患も、その人の個性のひとつ。社会の一員として支え合おう。

健康日本21（第2次）における「こころの健康」

厚生労働省による21世紀における国民の健康づくり運動「健康日本21」は、健康寿命の延伸などを実現するために、具体的な目標などを提示しています。

「こころの健康」を保つには多くの要素がありますが、「健康日本21」ではとくに以下の3つを心の健康のための重要な要素としています。

- **適度な運動**
- **バランスの取れた栄養**
- **心身の疲労の回復と充実した人生を目指すための休養**

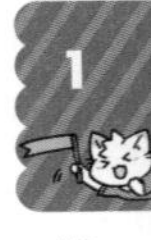

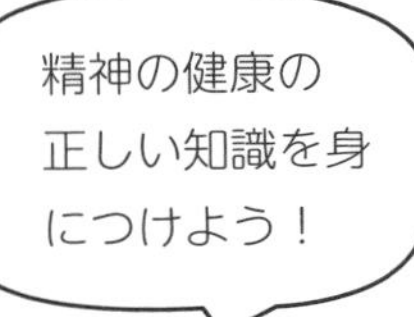

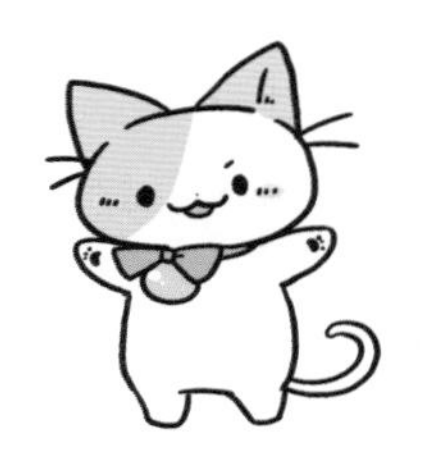
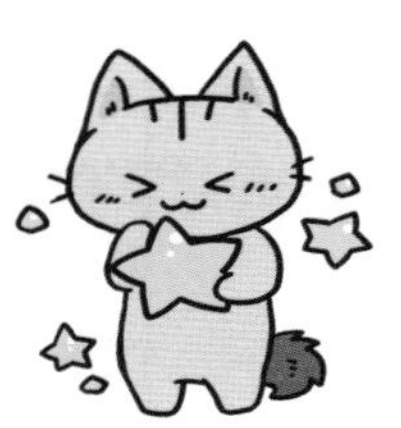
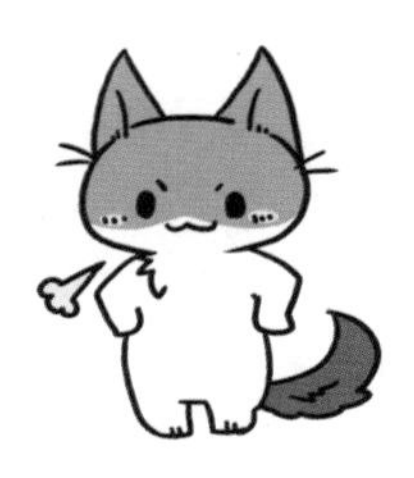

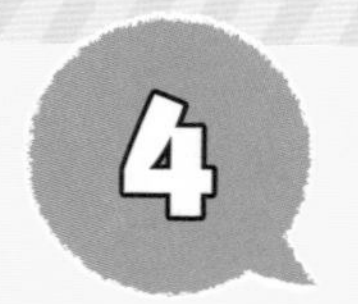

出る度

危機①
乳幼児期

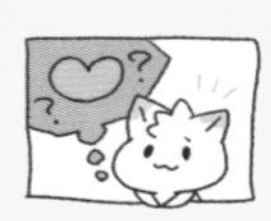

なんらかの出来事で心の平安が保たれなくなったとき、急激な情緒混乱が起きます。それが「危機」です

危機（クライシス）とは、**様々な出来事によって心の平安を保つことができなくなり、急激な情緒的混乱をきたした一過性の障害**です。

人生の成熟段階に伴って起こる**成熟的危機**、失業や離別などの特定の出来事が個人や家族の心理的な均衡を脅(おびや)かす**状況的危機**、天災や事故によって引き起こされる**偶発の危機**などがあります。

危機モデルを研究した心理学者のアギュララは、危機を回避する３つの要因として、①出来事の現実的な認知、②適切なソーシャルサポート、③適切な対処機制（適度な防衛機制）を挙げています。

乳幼児期の危機

乳幼児は心身の急激な発達に伴って、様々な危機が発生します。

第一反抗期

第一反抗期は**２～３歳前後に見られます**。自我の成長に伴って自己主張が盛んになり、周囲の人々や環境に対して反抗的になります。

習癖（指しゃぶり、爪噛みなど）

習癖は生後３ヶ月頃から現れますが、生理的なものは２～３歳頃に消失することが多く、その後も見られる場合は**欲求不満などの情緒不安が原因**になっていることもあります。

自閉症スペクトラム障害

自閉症スペクトラム障害は３歳までには現れることが多く、**他人とのコミュニケーション能力や言語発達に障害があり、特定の事柄に異常にこだわる**ことを特徴とします。

被虐待

乳幼児期からの虐待は、心身の発達に大きな危機となります。

「乳幼児期の危機」とは？

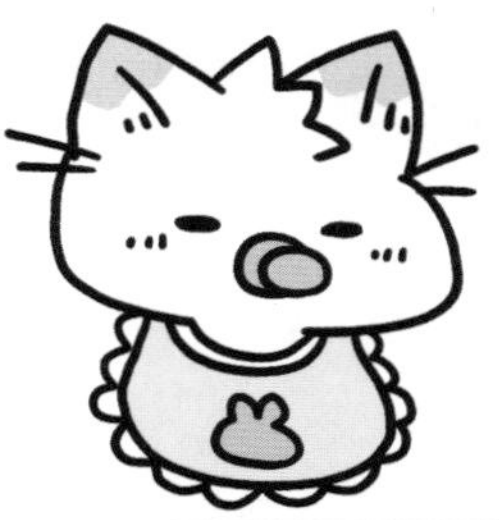

乳幼児期は心と体の
発達が大きく進む時期！
でもまだ未分化な部分も
あるので不安定になりやすいよ

第一反抗期
3さい
ワガママ？
たいへん…
やだ！

習癖
指しゃぶり卒業…？
やっちゃダメ！
と叱るのは
ダメ…い
あむ
あむ…

自閉症スペクトラム障害

周りの
理解が
大切！
しゃべるのは
苦手？
こだわり！

被虐待
この時期は
家庭などの
環境の影響を
大きく受けやすい…

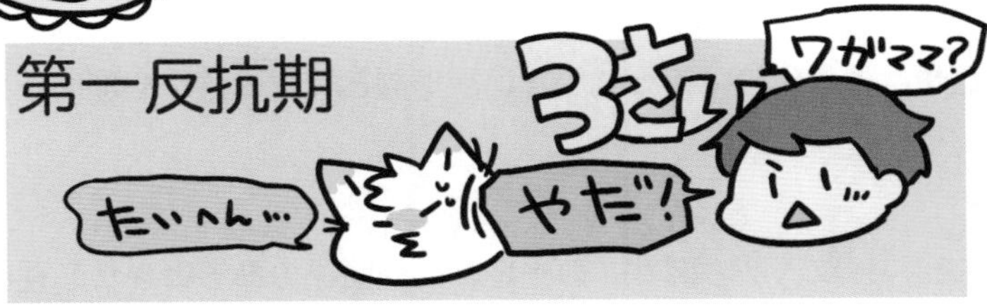

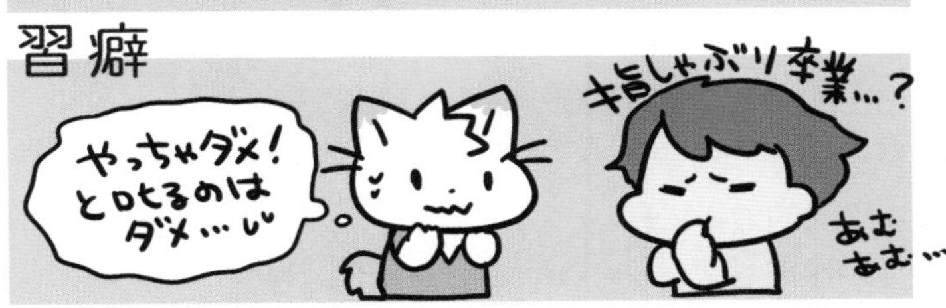

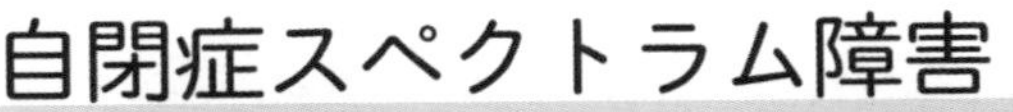

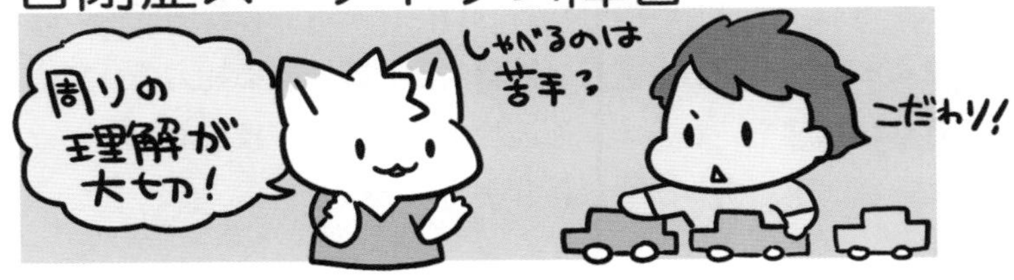

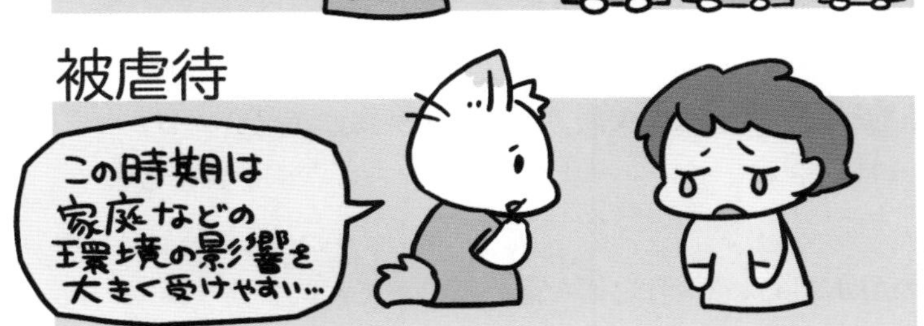

危機②
児童・思春期

出る度 ●○○

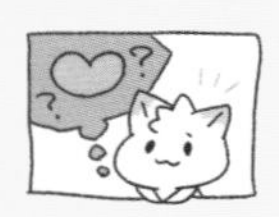

就学し成長するにつれて、気持ちが不安定になります。この時期はいじめなどの危機も起きてきます

児童・思春期は、体の成長と共に心の面でも大きな成長を遂げる時期です。

①不登校

登校時間が近くなると頭痛や悪心、腹痛などの不定の症状が出て登校できない状態や、単に学校に行っていない状態などです。主に心理的な要因によるとされています。

②いじめ

児童生徒が、友人や教師などの**一定の人間関係のある者から心理的・物理的攻撃を受けて精神的苦痛を感じている**ことをいいます。いじめが発生する場所は、学校の内外を問いません。

③自 殺

いじめによる自殺や、友人などに同調したことによる連鎖的な自殺、ネットをきっかけとした自殺などが問題となっています。

④限局性学習症（障害）・学習障害（LD）

限局性学習症（障害）・学習障害（LD）は基本的に知的能力の遅れはないのに、**聴く・話す・読む・書く・計算する・推論する能力のうち、特定のものができない状態**をいいます。原因は中枢神経に障害があるのではないかといわれていますが、明らかではありません。

⑤注意欠如・多動性障害（ADHD）

注意欠如・多動性障害（ADHD）は、同じくらいの年齢の子どもと比較して、**不釣り合いな注意力欠損・衝動性・多動性が見られる**ことを特徴とします。一般に12歳までには症状が見られ、その状態が継続します。

⑥第二反抗期

第二反抗期は自我意識の急速な発達によって、社会的な権威・親・教師などに対して激しい反抗が見られます。

「児童・思春期の危機」とは？

児童・思春期は知的機能が発達したり集団へ適応していく時期

不登校
いじめ
自殺
行かなきゃいけないのに…
学校とは限らない
つらい
自殺防止センター
思いを聞かせて

限局性学習症（障害）・学習障害（LD）

話す

読む

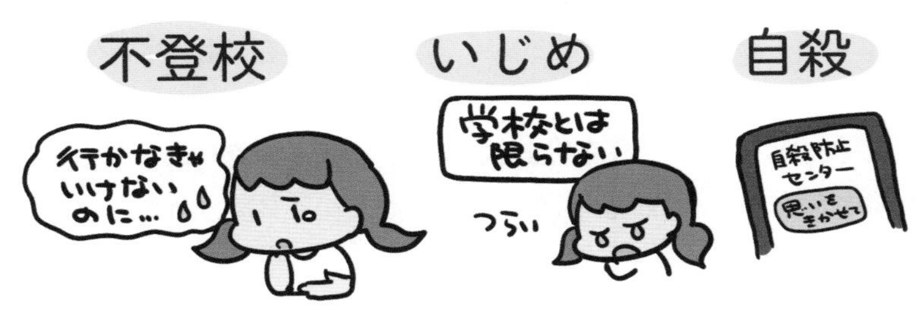

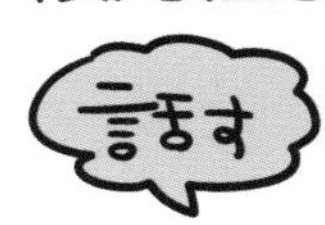

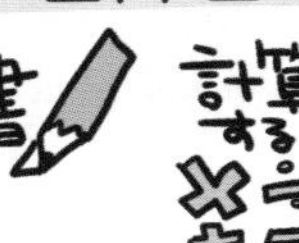

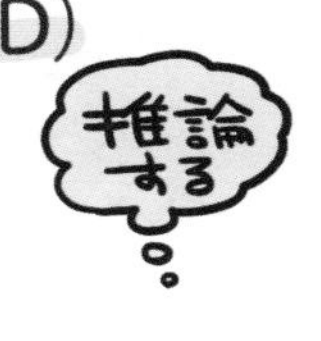

注意欠如・多動性障害（ADHD）

授業に集中できない
そわ
モジ
そわ
モジ
テスト中!!
集団に適応できない

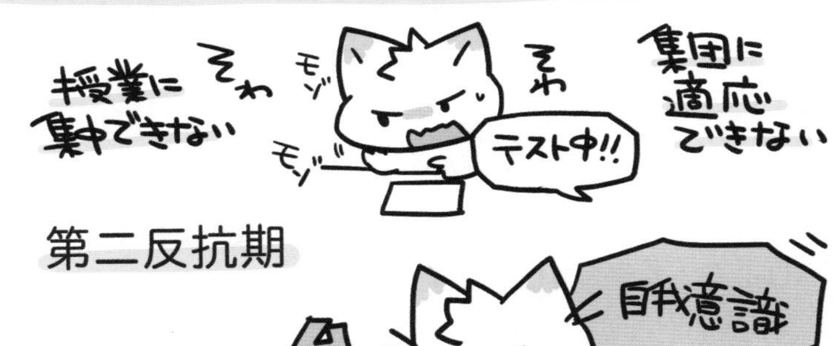

第二反抗期

自我意識

ムカー

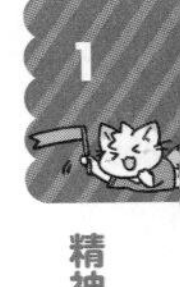

6 危機③ 青年期

出る度

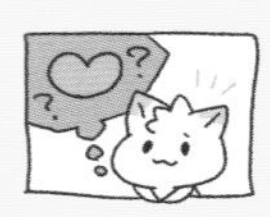

「青年期」は社会的役割を担い始める時期。自我の形成と失敗に伴う危機が起きてきます

青年期とは、思春期以降〜成人期の間の年代をいいます。「娘・息子としての自分」「女性・男性としての自分」「社会人としての自分」など、様々な社会的役割を形成していく時期です。試行錯誤を繰り返しながら自我を形成していきますが、それに失敗すると様々な問題を引き起こします。

①引きこもり

ほとんど家に閉じこもって**家族以外との人間関係を拒絶し、社会参加を拒否している状態**です。心理的要因や社会的要因が複雑に絡み合い、**引きこもり**という現象を生んでいます。

②学生無気力症候群（スチューデントアパシー）

大学の留年者などによく見られる状態です。**学業に対しては無気力ですが、アルバイトやクラブ活動には熱心に参加**することが多いものです。

③ピーターパン症候群

ピーターパン症候群はネバーランドに住むピーターパンのように、大人になることを拒否する大人の年齢に達している人をさします。**社会的に自立した大人になることに漠然とした不安を持ち、無責任な態度をとる**ことが多い状態です。

④モラトリアム

モラトリアムはすでに大人としての能力が獲得できているにもかかわらず、**社会的に一人前になることを自分からも周りからも猶予されている**状態です。高学歴化が進んだことで、親に経済的・精神的に依存する状態が長引く現代日本では、社会的責任回避の意味合いも強くなってきています。

⑤青い鳥症候群

青い鳥症候群は、漠然とした不安からどこかにいるかもしれない青い鳥を求めてさまようチルチルミチルのように、**次々と職場を移る**ことをいいます。

「青年期の危機」とは？

自分の役割…？
変動の激しい時期でもあるよ
引きこもり
人間関係
社会参加の拒否
学生無気力症候群（スチューデントアパシー）
授業を受けたり課題をするのはにがて…
バイトはとくい！
ピーターパン症候群
そんなの知らない
プイ
無責任！
えー!?
集団に適応できない
モラトリアム
こっち
22歳です
大学生
21歳です
専門学校卒業社会人
働いています！
青い鳥症候群
また転職したの?!
だって…
不安

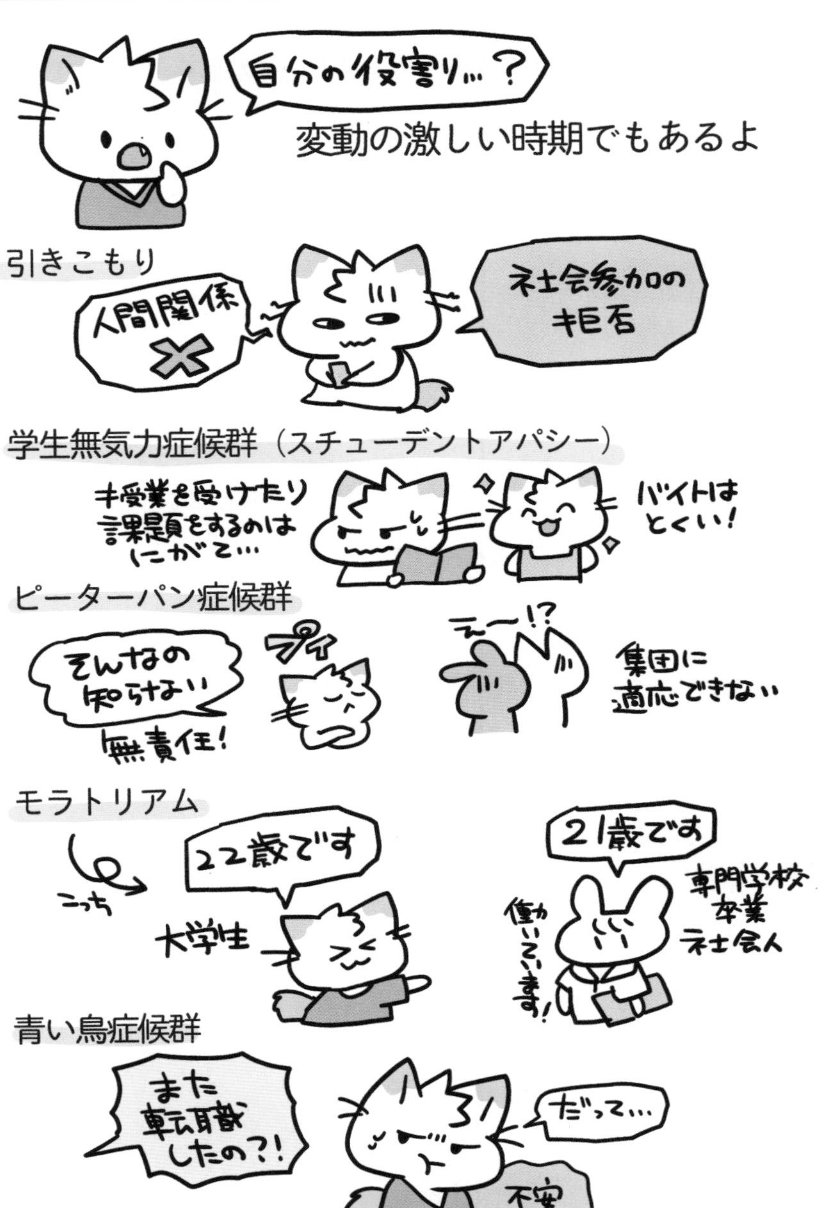

1 精神の健康

危機④ 成人期

出る度 🐾

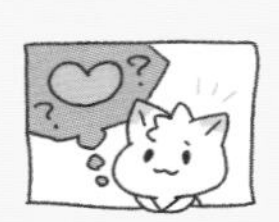

「成人期」には義務や責任を果たしながら人間関係を築く中で、様々な危機が起こります

成人期は、勤務先や家庭などで、親密な関係を築く時期です。

家庭における危機

①空の巣症候群

子育ての終わった主婦が一人取り残されたと感じて、虚無感・抑うつ感を持つようになり、神経症・うつ病・アルコール依存症などを起こす状態です。

②ドメスティックバイオレンス（DV）

配偶者または恋人からふるわれる暴力のことです。「配偶者からの暴力防止及び被害者の保護に関する法律（DV 防止法）」が施行されています。

③介護疲れ

高齢化社会に伴って、家庭での介護負担が増えています。経済的・精神的・肉体的に疲労が蓄積し、自殺や虐待などが問題視されています。

④自 殺

成人期の自殺の原因で最も多いのは健康問題です。

職場における危機

①バーンアウト（燃え尽き症候群）

仕事に心身の能力を使い果たし、精神的に追い詰められてうつ状態などとなる状態です。思い通りの結果が得られなかったときに現れやすいものです。

②ワーカーホリック（仕事中毒）

仕事をせずにはいられない状態です。

③テクノストレス

コンピューターに対する適応障害をいい、うまく扱えないテクノ不安症と、コンピューターなしでは生きられないテクノ依存症の２つがあります。

「成人期の危機」とは？

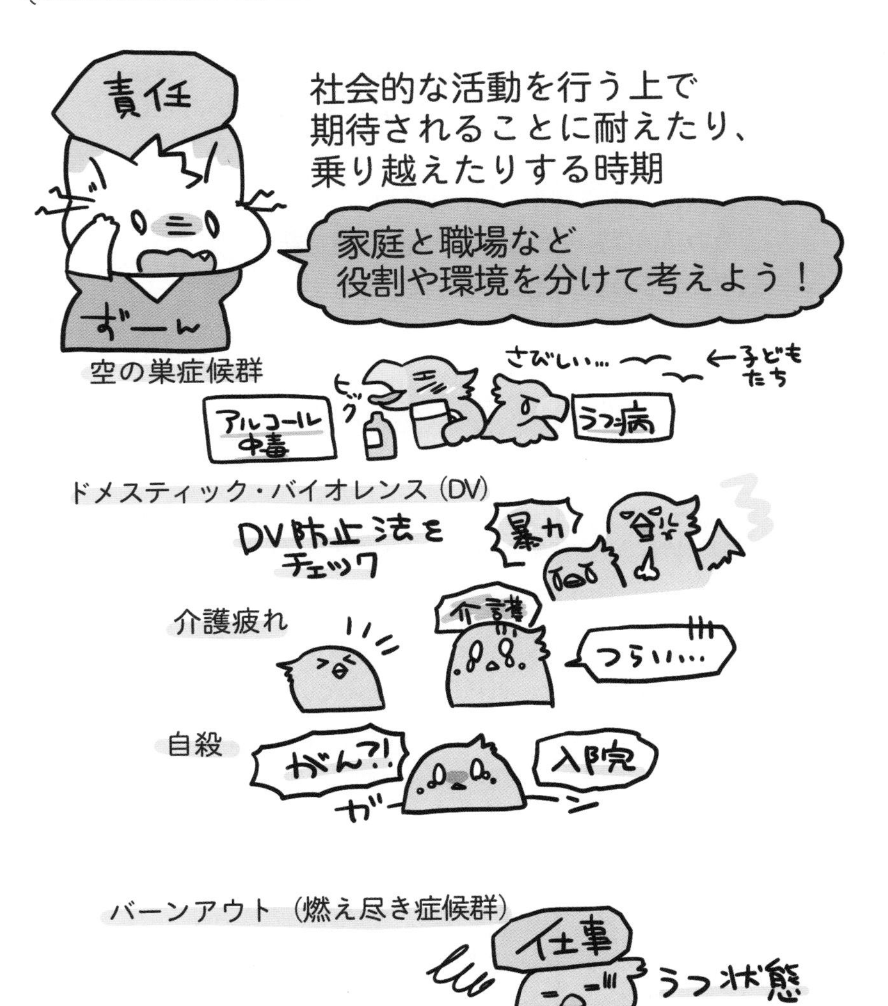
責任
社会的な活動を行う上で
期待されることに耐えたり、
乗り越えたりする時期
家庭と職場など
役割や環境を分けて考えよう！
ずーん
空の巣症候群
さびしい…
←子どもたち
ヒック
アルコール中毒
うつ病
ドメスティック・バイオレンス（DV）
DV防止法をチェック
暴力
介護疲れ
介護
つらい…
自殺
がん?!
入院
ガーン
バーンアウト（燃え尽き症候群）
仕事
うつ状態
ワーカホリック（仕事中毒）
仕事
仕事〜〜!!
テクノストレス

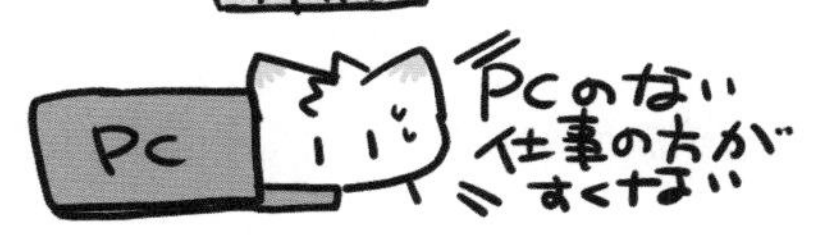
PC
PCのない
仕事の方が
すくない

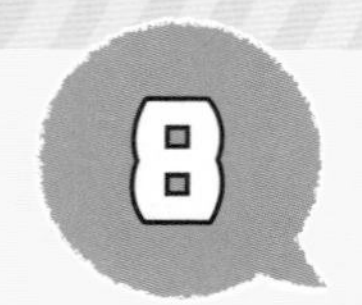

8 災害時の対応

出る度

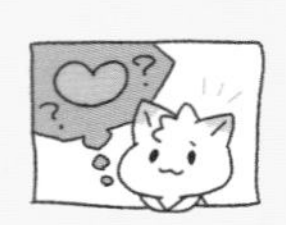

突然起こる災害は、多くの人にストレスをもたらします。看護師はそのとき、どんなことをすればいいのでしょう？

災害は多くの人にとって予期しない出来事であり、大きな心理的負担となります。**災害時の精神保健医療活動は、精神疾患患者だけを対象とするのではなく、一般市民の心のケアに対する支援**も行います。

災害時地域精神保健医療活動ガイドラインは以下の２つに大別されます。

２つの災害地域精神保健医療活動ガイドライン

①一般の援助活動の一環として、地域全体（集団）の精神健康を高め、集団としてのストレスと心的トラウマを減少させるための活動

- 一般援助者や精神保健医療活動従事者が、災害後の適切な時期に被災地へ出かけてゆく（アウトリーチ）活動を行います。
- 被災者の心理について正しい知識を持ち、被災者の情動的反応の多くは「異常な事態に対する正常な反応だ」と被災者に伝えていきます。
- 関係する諸機関（行政、医療チームなど）と連携をはかります。
- 相談活動に際しては、話すことを促したり、怒りや恐怖などの感情を表現させるような誘導（心理的デブリーフィング）は心的外傷後ストレス障害（PTSD）を誘発させることがあるため、すべきではないとされています。

②個別の精神疾患に対する予防、早期発見、治療のための活動

ハイリスク者を発見し、受診への動機付けと専門医への引き渡しを中心に行います。ハイリスク者とは、他のトラウマ的出来事の合併、家屋の喪失、職業基盤の喪失、要配慮者（乳幼児、高齢者、身体障害・知的障害者、日本語を母国語としない人など）や災害弱者のケアをしている人、女性、精神疾患の既往のある人などです。

既往精神疾患の増悪や、医療機関の被災による断薬に注意します。

災害時に看護師がやるべきこととは？

不安を軽減させることが大切
不安
精神障害者の場合は環境の変化に特に弱いので、災害で症状が悪化することもある！
健康なんでさえつらいのに…

おだやかな表情
状況を具体的に
大声で話さない
簡潔に伝える
指示的な口調で話をしない
一度に多くのことを言わない
不安になる！
災害時に限らず不安を軽減させるコミュニケーションとしてチェック！
こんな考えおかしいですよね…
いつもとはちがう状況なので誰でも思いますよ！
否定しない

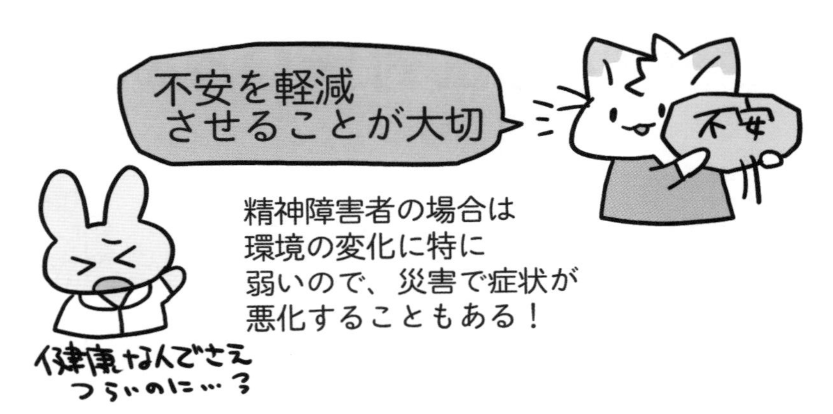

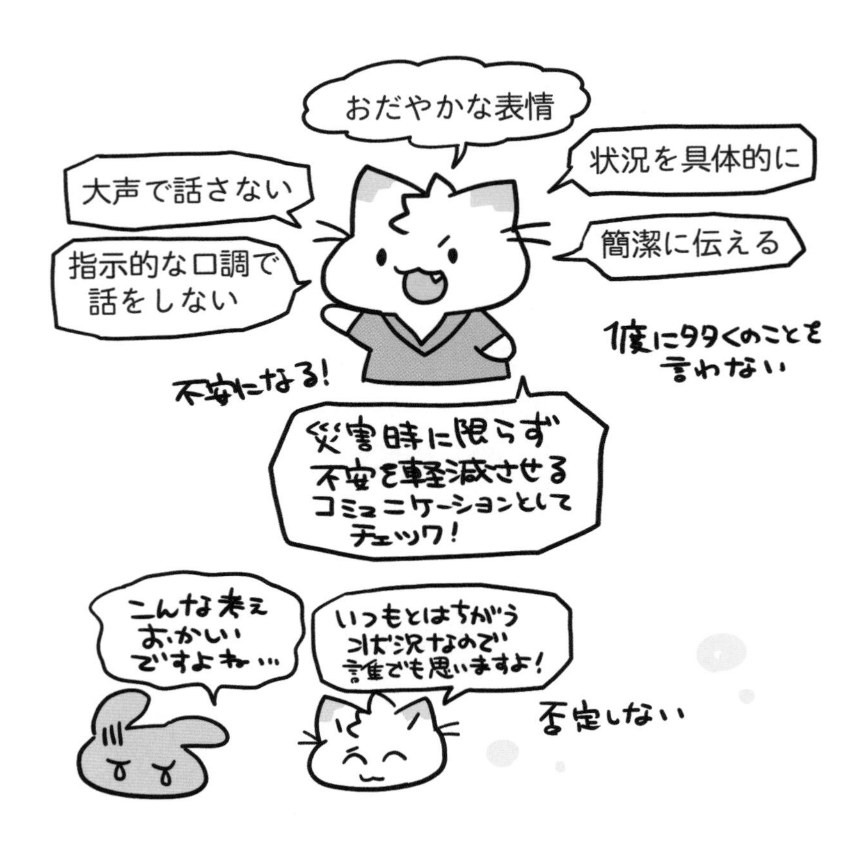

1
精神の健康

かげさんの
ちょっとひとやすみ

国試対策Q&A ⑥

Q 国家試験の範囲が広すぎる!!

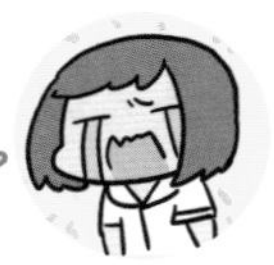

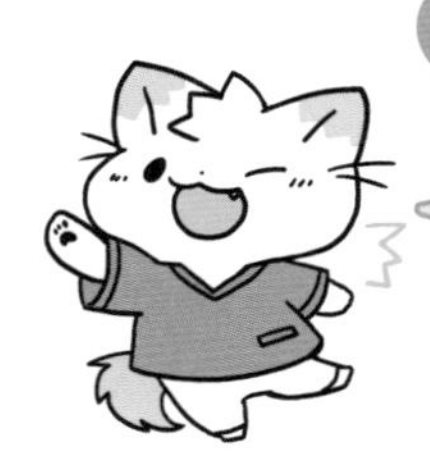

A

過去問は優先順位を知るためのヒント！

分厚い過去問、いくつもの領域、たくさんの疾患、薬……と、始める前から気が滅入るような試験範囲の広さですが、看護過程などと同じように優先して学習すべきポイントがあるので、絶対押さえないといけない部分から膨大な広さに知識の海を広げていきましょう！

その優先順位を知るのが「過去問」です。過去問を何度か解くことで、頻出分野が体感でき、何を覚えるべきなのかが見えてきます。また、国家試験対策の参考書を通しても最低限勉強すべき場所がわかってきます。

範囲は広くて大変だけど、それを修得して臨床現場で行う看護は学生のときと違ってとてもやりがいがありますよ！

第2章

第3部 精神看護学

主な精神疾患・障害

精神疾患・精神障害は、精神科の
患者さんだけでなく、体の治療や手術をする
患者さんにも起きる場合があるよ。
特徴や治療だけでなく、関わり方や
看護についてイメージしながら勉強しよう！

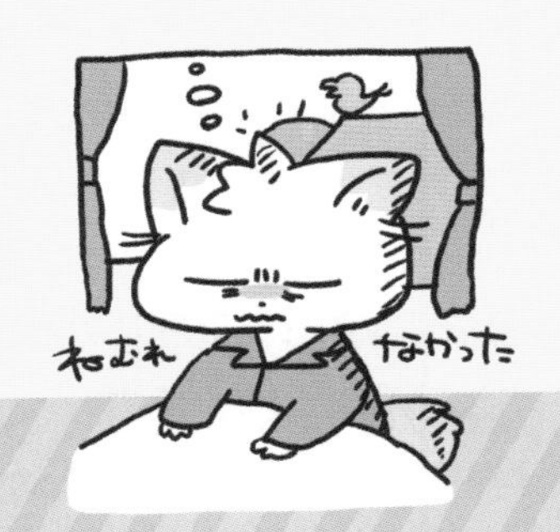

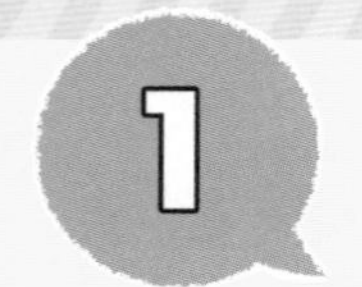

出る度

1 様々な精神症状

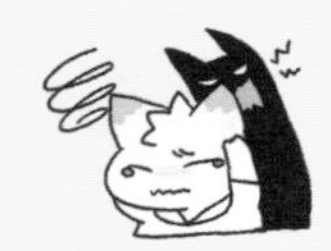

脳の心的機能が働かなくなると様々な症状が現れます。
国家試験で頻出する用語を見ていきましょう

人間の脳が持っている心的機能を構成するものを精神の機能と呼びます。このネットワークがうまく働かなくなると様々な精神症状が出てきます。

意識障害と見当識障害

意識障害

- 意識混濁……意識の清明度が低下した状態。
- せん妄……意識混濁に質的変化が加わり、感情が激しく動揺する精神運動性興奮や強い不安、幻覚、妄想などを伴う。術後せん妄やICU症候群など。
- もうろう状態……意識混濁とともに、認識できる部分が狭くなる意識野狭窄を伴う。外部の刺激に適切に反応できず、見当違いな行動が見られる。
- アメンチア……内分泌疾患、中毒などで見られる。意識混濁の程度は軽いが思考がまとまらず、自分の立場と周囲の状況を理解できない。本人は自分の行動が異常であることを認識しているために困惑する。
- 昏 睡……意識が完全に消失した状態。

見当識障害

場所や時間、周囲の人物、状況などを正しく理解する能力のことです。これが障害された状態を、見当識障害（失見当識）といいます。

認知機能

認知機能とは、環境に適応して新しい問題に対応する知的能力をいいます。思考力（考える力）、学習能力（学ぶ力）、適応力（慣れる力）などです。

- 知的能力障害（知的発達障害、精神遅滞）……乳幼児期に発症し、知的能力の発達が途中で妨げられたもの。
- 認知症……正常に発達した知能が、脳の損傷や萎縮などで低下した状態。

「意識障害」と「見当識障害」

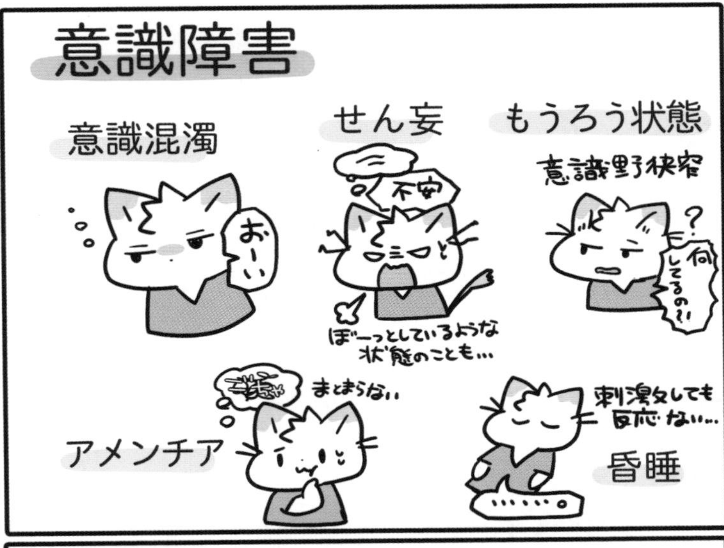

意識障害
意識混濁
おーい
せん妄
不安
ぼーっとしているような状態のことも…
もうろう状態
意識野狭窄
?
何してるの?!
アメンチア
まとまらない
昏睡
刺激しても反応ない…

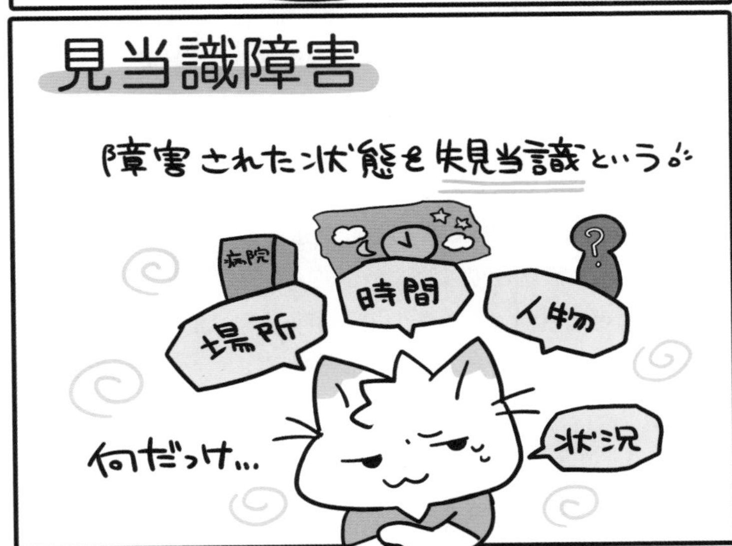

見当識障害
障害された状態を失見当識という
病院
時間
場所
人物
状況
何だっけ…

知覚の障害

知覚とは、**視る・聴く・嗅ぐ・触れる・味わうという５感で、周囲の環境を知る**ことです。知覚の障害には以下の２つがあります。

- **錯 覚……実在のものを実際とは違うものとして知覚する。例）柳を見て、幽霊と思うなど。**
- **幻 覚……実在しないものを知覚する。誰も話していないのに悪口が聞こえる（幻聴）、何もいないのにゴキブリなどが見える（幻視）、何もいないのに足をクモが這(は)っていると感じる（体感幻覚）など。**

思考の障害

思考とは頭の中で考えることです。思考の障害には、思路（思考過程）の障害と妄想（思考内容の障害）があります。

思路（思考過程）の障害

躁状態で見られる**観念奔逸**（思考が次々と湧き出して止まらない）、統合失調症で見られる**滅裂思考**（考えがまとまらず、話の内容が理解できない）などが代表的です。

妄想（思考内容の障害）

妄想は考えている内容に異常があり、実際に起こっている事実ではありません。しかし**患者は事実だと確信しており、訂正することは不可能**です。

統合失調症で見られる**被害妄想**（他人から被害を受けていると思い込む）、躁(そう)病で見られる**誇大妄想**（能力や地位などを事実より大げさに考える）、うつ病で見られる**罪業(ざいごう)妄想**（自分は罪深い人間だと考える）・**心気(しんき)妄想**（もう治らない、重い病気になったと思い込む）・**貧困妄想**（実際よりもお金がないと思い込む）などは重要ですのでしっかり押さえておきましょう。

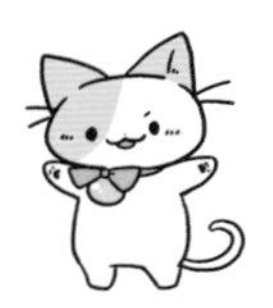
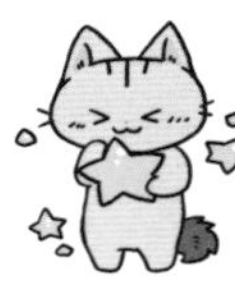
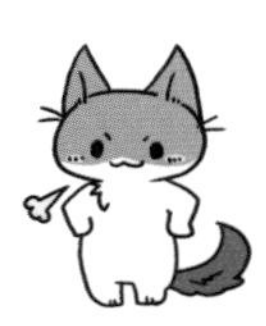

意欲の障害

意欲とは、意志と欲動を合わせた概念で、**何かをやりたいと思う心の動き**のことです。

意欲の障害には、**感情が激しく動揺して興奮した行動を伴う**精神運動性興奮と、以下のように意欲が低下する状態があります。

精神運動抑制

精神運動抑制はうつ病などで見られ、無気力になり自発的にやる気が起こらなくなります。

無為

無為（むい）はさらに意欲の低下が進んだ状態です。自発的に行動せず、無気力・無関心に1日を過ごすようになります。うつ病や統合失調症に多く見られます。

昏迷

昏迷（こんめい）は意欲がまったくなくなり、ベッドに横たわったまま意志の表現や行動が見られなくなります。うつ病の極期や統合失調症の緊張型などで見られます。

記憶の障害

記憶の障害には、新しいことを覚えられない記銘力障害と、一定期間の体験を思い出せない健忘があります。

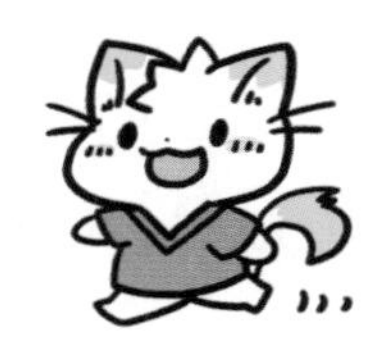

斉藤先生のワンポイント講座

精神症状の意識障害のうち、意識混濁は寝起きのボーッとした状態、もうろう状態は酩酊状態をイメージするとわかりやすいかもしれません。

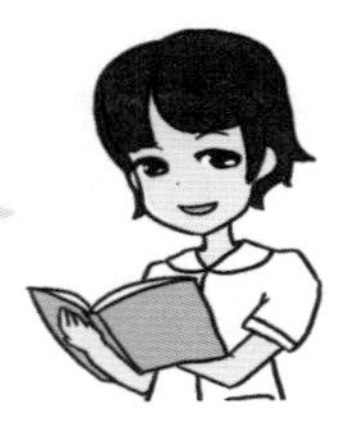

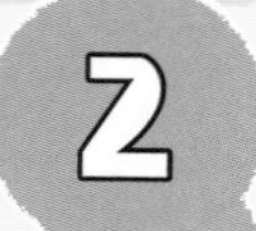

2 アルコール依存症

出る度

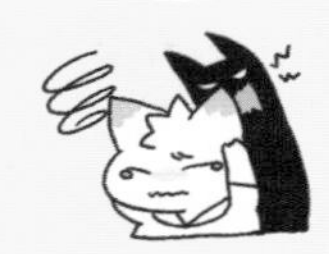

アルコールの常用で生活に支障をきたす、この依存症。症状や看護を見ていきましょう

アルコール依存症は、アルコールを常用し、身体的・精神的・社会的に障害をきたしている状態です。症状には、身体症状、精神症状、そして離脱症状があります。

身体症状は肝障害、高血圧、胃潰瘍、末梢神経障害、糖尿病などです。

精神症状は飲まないとイライラする、注意力・記銘力の低下などがあります。

離脱症状には早期と晩期の２つがあります。

早期離脱症状は、飲酒をやめて48時間以内に多く見られます。**手指振戦（しんせん）（ふるえ）、発汗、悪寒・発熱、嘔吐、不眠**などが主に現れます。

晩期離脱症状は断酒２～３日目以降に多く見られます。振戦せん妄やコルサコフ症候群（新しいことを覚えられない記銘力の低下と見当識障害が多く見られ、自分の記憶をつなげるため無意識の作り話である**作話**が主体）、**ウェルニッケ脳症**（低栄養から生じるビタミン B_1 欠乏症で、急性せん妄や眼球運動障害が主体）などを起こします。

アルコール依存症の治療と看護

アルコール依存症の治療の目的は、**断酒の継続**です。断酒に導くために、飲む量を少しずつ減らしていく減酒なども治療の選択肢になりつつありますが、医師と相談しながら進めていきます。同時に身体症状の治療を行い、断酒会への参加なども勧めます。

看護は離脱期と慢性期で異なります。

離脱期は断酒すると離脱症状が出るので、身体・精神症状の観察を行い、必要に応じて日常生活の援助、薬物療法などの全身管理を行います。

慢性期は断酒が継続できるように援助します。

「アルコール依存症」の症状

イライラする、注意力・記銘力の低下

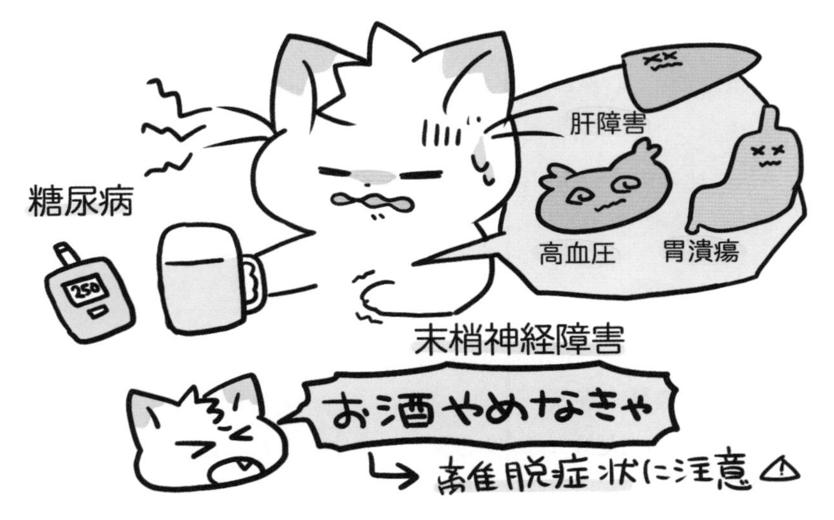

早期離脱症状
やめて48時間以内

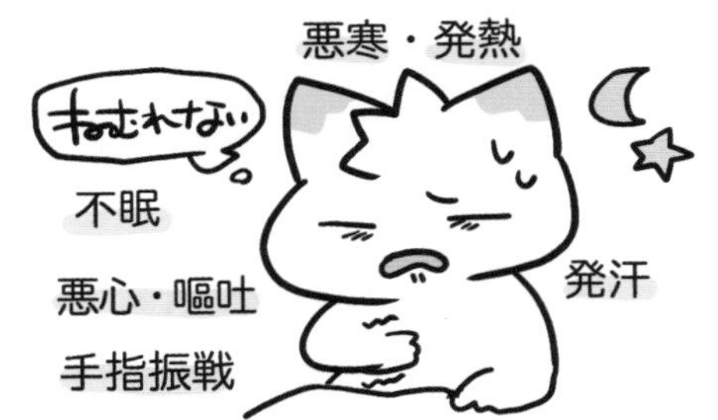

晩期離脱症状
やめて2、3日後～

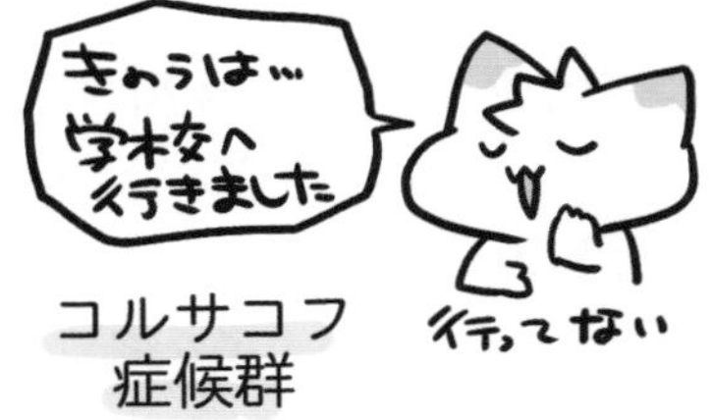

ウェルニッケ
脳症

急性せん妄
眼球運動障害

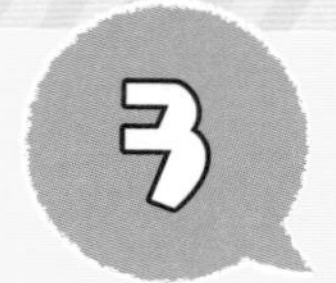

出る度

統合失調症

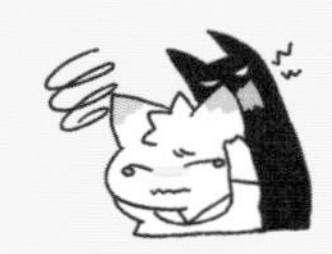

現在、精神科の入院患者数で一番多いのが「統合失調症」。症状をきちんと押さえましょう

統合失調症は、**幻覚や妄想が主体となる精神疾患**です。発症年齢は15～35歳が大半を占め、精神科入院患者の中で一番多い疾患です。

統合失調症の決定的な原因はよくわかっていません。遺伝説や神経科学的変化説など、様々な説が提唱されています。

統合失調症の症状

統合失調症は多くの研究家が症状を分類しています。

ブロイラーの基本症状

- 思考障害……連合弛緩（しかん）（考えが飛躍して全体的にまとまらない）。
- 感情障害……感情鈍麻（どんま）（感情の動きが失われ、泣いたり笑ったりできない）。
- 自閉……自分の殻に閉じこもって周囲の人とコミュニケーションを取らない。
- 両価性（アンビバレンス）……愛情と憎しみなど相反する感情を同時に抱く。

シュナイダーの主な一級症状

- 思考化声……考えていることが声になって聞こえる。
- 対話性幻聴……誰かと誰かが自分の悪口をいっているように聞こえる。
- 自分の行動に干渉してくる幻聴……行動に対して批判的な声が聞こえる。
- 作為思考……「させられ体験」ともいい、自分ではない誰かに考えが奪われたり、他人に行為をやらされたと感じる。

クロウの陽性症状・陰性症状

- 陽性症状……妄想や幻覚、混迷、常同症（同じ動作や姿勢をいつまでも続ける）、カタレプシー（他人から取らされた姿勢をいつまでも続ける）など。
- 陰性症状……無為、自閉、感情の平坦化、意欲の減退などが見られる。

「統合失調症」の症状

ブロイラーの基本症状

連合弛緩　感情鈍麻　自閉　両価性（アンビバレンス）

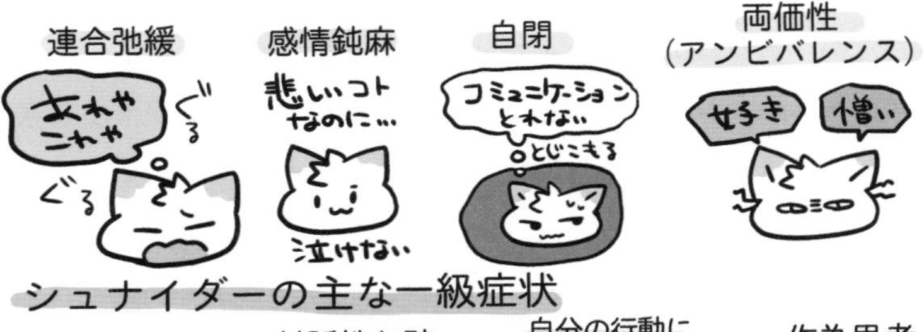

シュナイダーの主な一級症状

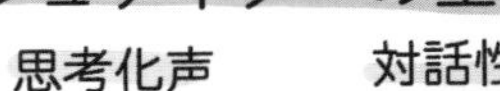
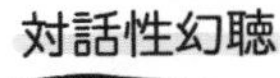

思考化声

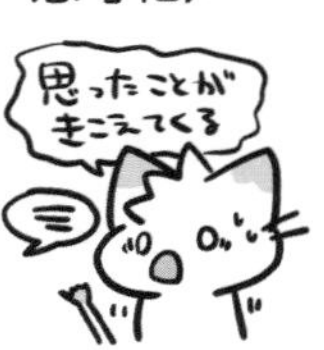

対話性幻聴

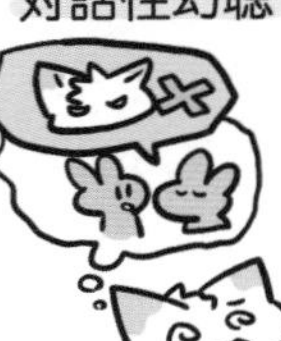

自分の行動に干渉してくる幻聴

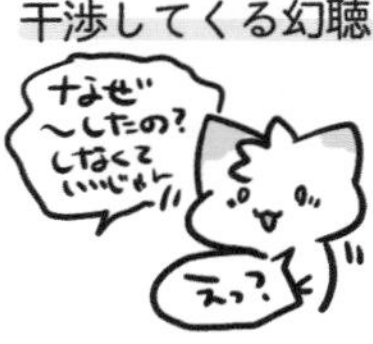

作為思考

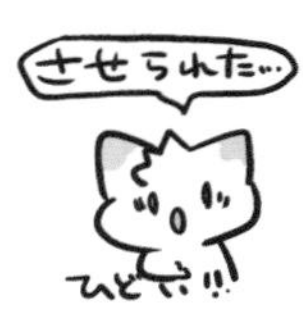

クロウの陽性症状・陰性症状

・陽性症状

妄想や幻覚

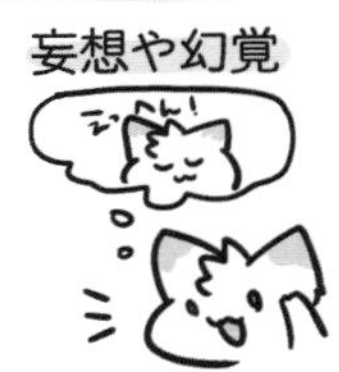

混迷

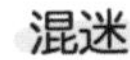
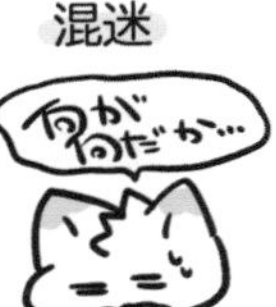

常同症

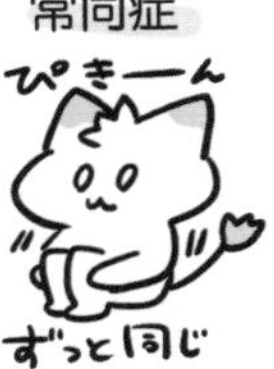

カタレプシー

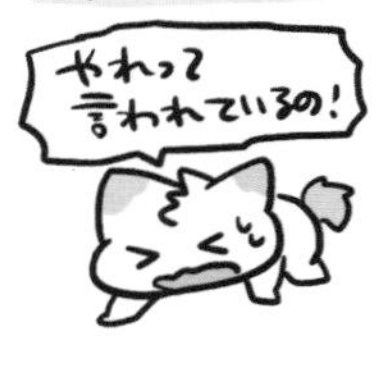

・陰性症状

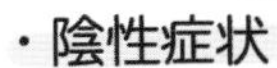

無為

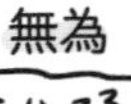
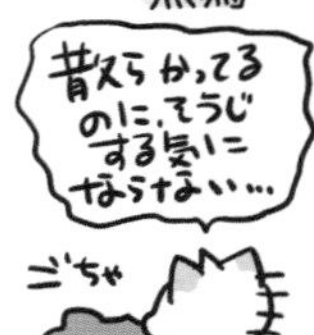

自閉

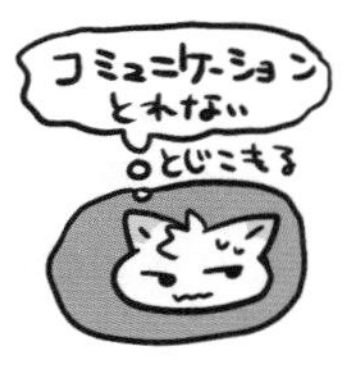

感情の平坦化

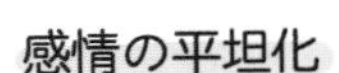
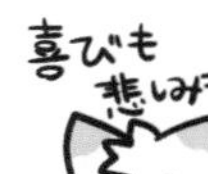
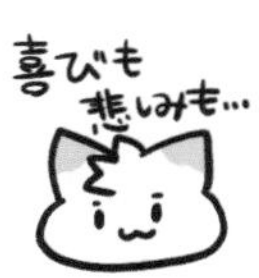

意欲の減退

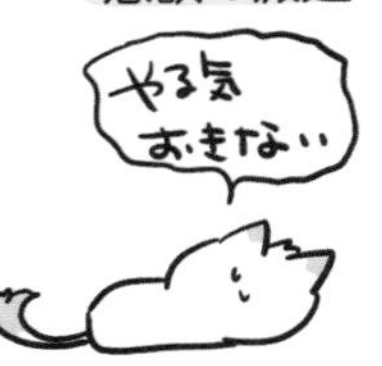

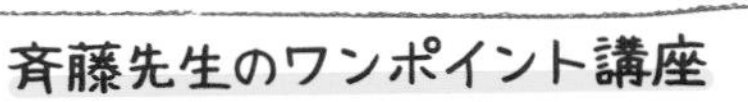

斉藤先生のワンポイント講座

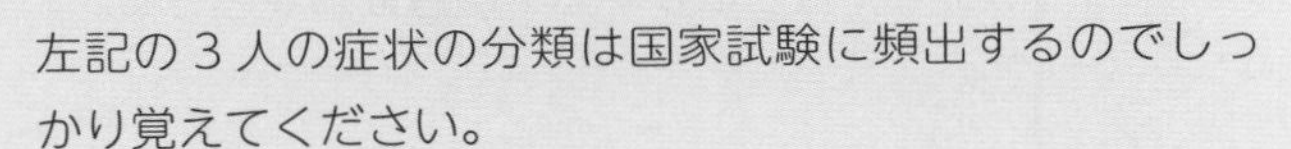

左記の３人の症状の分類は国家試験に頻出するのでしっかり覚えてください。

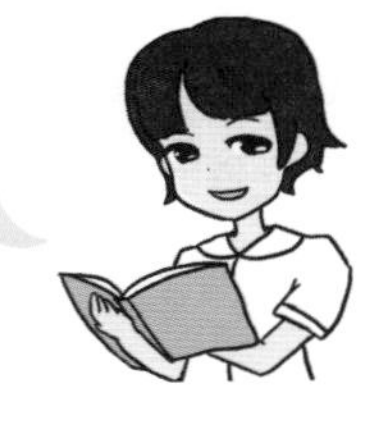

統合失調症の治療

統合失調症の治療は、**抗精神病薬を中心とする薬物療法が基本**となります。従来は定型抗精神病薬（第一世代）が使用されていましたが、強い副作用が問題となったため、近年は非定型抗精神病薬（第二世代）が主流です。

また、精神療法も行われます。**統合失調症は、攻撃・拒絶・過干渉な家族だと再発の可能性が高い**といわれています。感情表出のあり方を学んでもらう家族療法などが行われます。

主な抗精神病薬と副作用

リスペリドンは、セロトニンとドパミン受容体に対して拮抗作用を現す薬でSDA（セロトニン・ドパミン拮抗(きっこう)薬）に分類されます。SDAは陽性症状・陰性症状の改善が期待でき、薬物成分の効果が現れるのが比較的早いという特徴もあります。

オランザピンは、アドレナリンやヒスタミンといった神経伝達物質への作用が期待でき、多くの受容体に作用を現すMARTA（多元受容体標的化(たげんじゅようたいひょうてきか)精神病薬）に分類されます。

アリピプラゾールは、ドパミンが過剰な状態ではドパミンによる神経伝達を遮断し、低下している状態では部分的にドパミン受容体を活性化させるという特徴を持つことからドパミン受容体部分作動薬とも呼ばれます。

また、抗精神病薬には下記のような副作用が見られます。

主な抗精神病薬の副作用

- 悪性症候群……原因不明の発熱、発汗、頻脈、振戦、意識障害などを起こす。抗精神病薬の副作用の中では最も重篤で、速やかに服薬を中止する。
- アカシジア……じっと座っていられず歩き回る。
- 急性ジストニア……異常な筋緊張により舌が突出し、眼球が上転する。
- 遅発性ジスキネジア……口をモグモグさせたりする不随意運動が起きる。

主な「抗精神病薬」と副作用

	分類	一般名	作用	副作用
非定型	SDA（セロトニン・ドパミン拮抗薬）	リスペリドン パリペリドン ペロスピロン	セロトニン・ドパミン拮抗	悪性症候群
	MARTA（多元受容体作用抗精神病薬）	オランザピン クエチアピン	セロトニン・ドパミン・アセチルコリン・ヒスタミン・アドレナリンなど多くの受容体に拮抗	体重増加 血糖上昇 顆粒球減少症 禁忌：糖尿病、昏睡状態
	ドパミン受容体部分作動薬	アリピプラゾール	ドパミン受容体に部分的に作用	不眠、焦燥、胃腸症状
定型	フェノチアジン系	クロルプロマジン レボメプロマジン	鎮静作用 睡眠作用	パーキンソン症候群、アカシジア、遅発性ジスキネジア、麻痺性イレウス、起立性低血圧、光線過敏症、眠気、無月経
	ブチロフェノン系	ハロペリドール	幻覚妄想に対する作用が強い 鎮静作用	
	ベンザミド系	スルピリド	選択的ドパミンD_2受容体遮断作用 抗潰瘍作用（少量） 抗うつ作用（大量）	禁忌：パーキンソン病
		スルトプリド塩酸塩	抗躁作用 興奮抑制作用	

斉藤先生のワンポイント講座

抗精神病薬は、一般名と一緒に副作用もしっかり確認していきましょう！

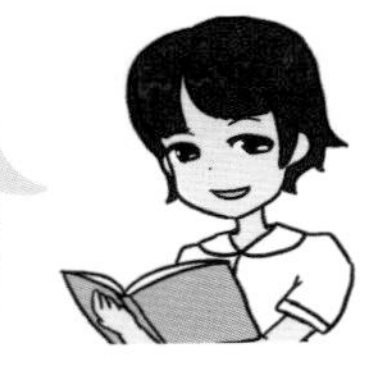

統合失調症の看護

統合失調症の患者への看護は、症状・状態によって変わってきます。

幻覚・妄想のある患者への看護

幻覚や妄想は事実ではありませんが、患者は事実と信じきっていて訂正することは不可能です。そのため、**妄想の内容は肯定も否定もせず、幻覚や妄想があって不安だという患者の気持ちを受け止める**ように努めます。

そして、作業やリクリエーションなどを通して、患者の関心を現実に引き戻す働きかけをしていきます。

昏迷状態にある患者の看護

昏迷では意欲が極限まで低下しているので、食欲や排泄の欲求といった基本的欲求を表すことができません。そのため、**日常生活全般にわたる援助が必要**です。

とくに、褥瘡（じょくそう）や循環障害などの合併症を予防するようにします。

また、昏迷状態にある患者は、反応はなくても意識は保たれており、すべて見えていますし、聞こえています。看護に際して、言動には十分に注意しましょう。

拒絶のある患者の看護

拒絶は**自分を守るための意思表示**でもあります。拒食や拒薬がある場合には、原因を把握したうえで根気強く接することが必要です。

食べさせよう、服薬させようと対抗しようとせずに、患者の要求を受け入れながらお互いの接点を見出すように努めます。

引きこもり状態にある患者の看護

困難な状況に直面し、引きこもることで自分を保とうとする対処行動のひとつでもあります。まず、患者は引きこもらざるを得ない状態であることを理解しましょう。そして患者が安心できる一定の距離を保ちながら関心を持ち、接触を続けます。

無為自閉にある患者の看護

患者は1日中何もせずゴロゴロしているような状態ですが、患者のペースに合わせて起床や洗面・食事など継続的に根気強く指導を続けます。

「統合失調症」の看護とは？

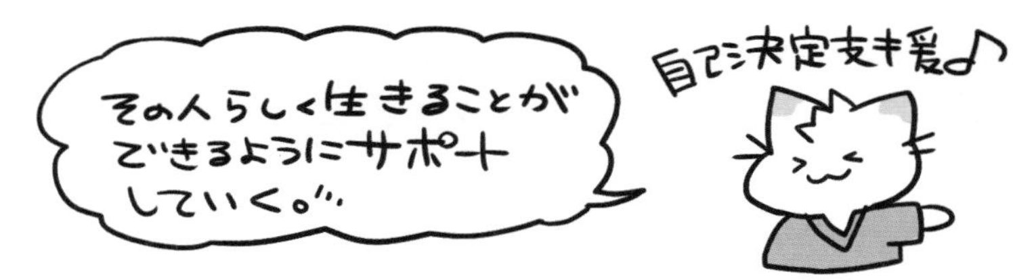

すごい内容間違い
ではなく
たくさんの妄想があってつらい状態なんだね
とても不安なんですね

日常生活援助
どうぞ！
精神看護ってこころだけじゃない…！

くすりのんで!!
やだ!!
これはダメ！
薬やだ
なぜ内服したくないんだろう

自分を守るため
すこしずつ…
外出しましょう！
これはダメ！

ゴロゴロ…

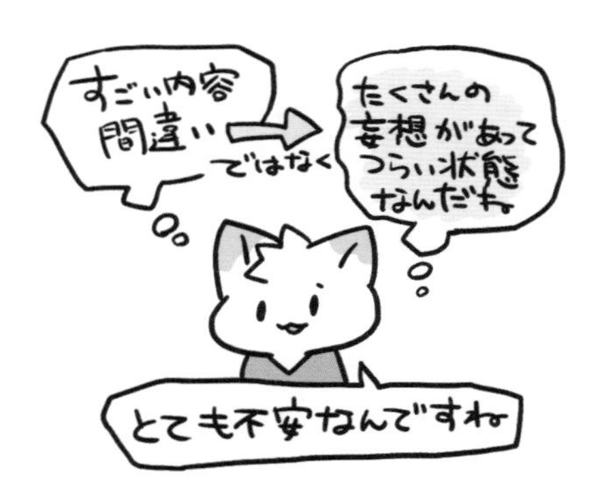

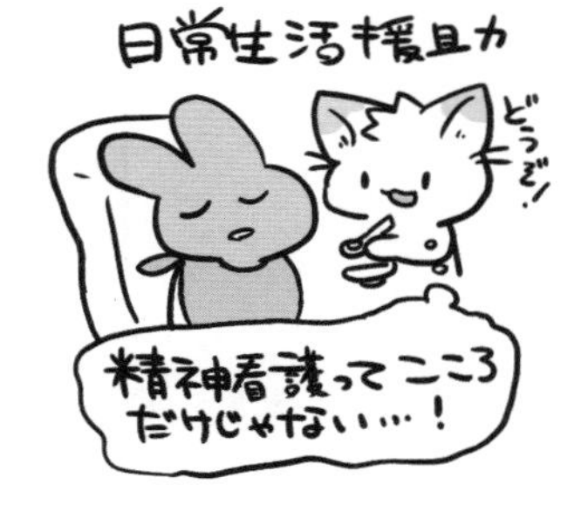

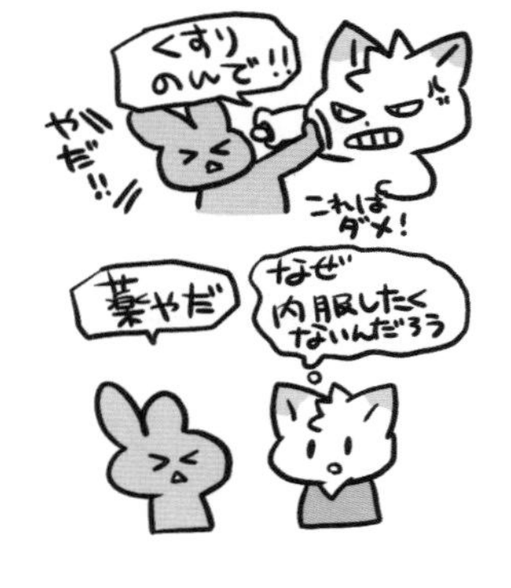

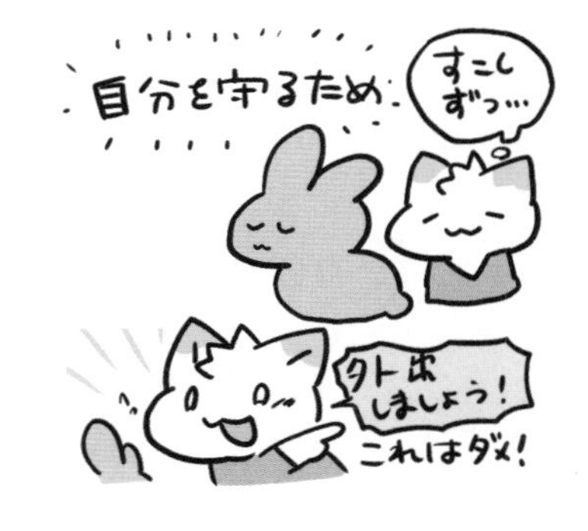

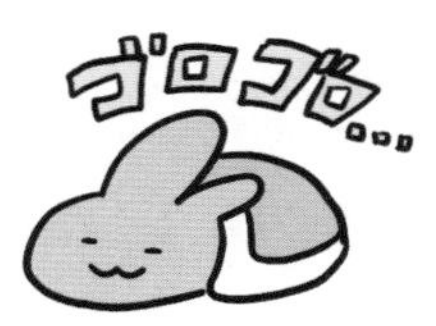

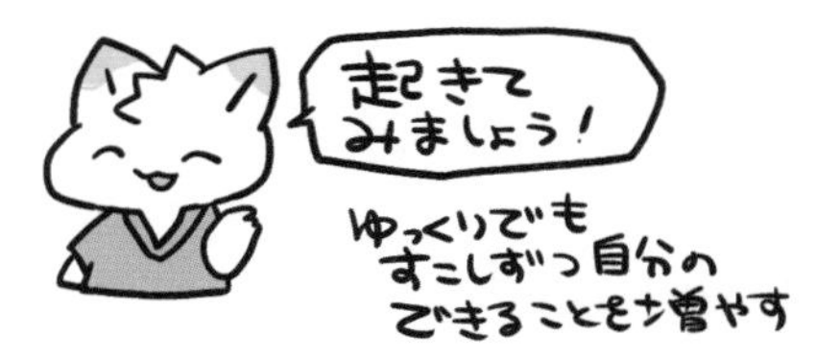

2 主な精神疾患・障害

気分（感情）障害

出る度

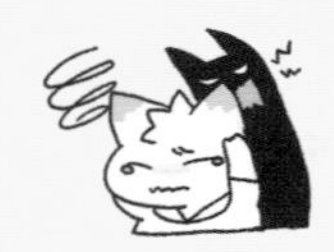

躁状態とうつ状態が持続するのが「気分障害」です。躁状態とうつ状態のとき、それぞれの症状を押さえましょう

気分障害は、感情の高揚状態（**躁状態**）と抑制状態（**うつ病**）が持続する疾患です。感情の高揚だけが持続する単極性の躁状態は少なく、単極性のうつ病が多いといわれています。

うつ病になりやすい性格に、完全主義、勤勉で責任感が強い、几帳面などがあげられます。

気分障害の症状

躁状態

感情が高揚し、多弁・多動で、食欲が亢進します。自分では素晴らしいと思う考えが、次から次へと浮かんで止まらなくなります（観念奔逸）。また、自分の能力や地位が事実よりも高いと大げさに考え（誇大妄想）、自分の素晴らしいアイデアを少しでも早く実現したいと考えるため不眠（眠れないのではなく、眠らない）になります。

うつ状態

気分が沈んで、自分はつまらない人間だと考えます（**微小妄想**）。とくに、自分は罪深い人間である（**罪業妄想**）、自分にはお金がない（**貧困妄想**）、もう治らないほど悪い病気になってしまった（**心気妄想**）と考えることを、うつ病の３大妄想といいます。

朝に調子が悪く、夕方になって少しずつ活気が出てくる日内変動も、うつ病の特徴のひとつで、朝は絶望感が強く、自信を喪失した状態になります。

気分が落ち込み始める初期と、回復し始める時期に自殺を企てること（**自殺企図**）がありますが、極期には自殺を考える気力もなくなります。

早朝覚醒・中途覚醒などの睡眠障害や食欲不振、頭痛、便秘、めまいなどを訴え、食欲不振、体重減少、性欲減退が見られる場合もあります。

「気分障害」の症状

	躁状態	うつ状態
感情	発揚、爽快感、易怒的	抑うつ気分（日内変動：朝調子が悪い）、絶望感、自信喪失
思考	観念奔逸、誇大妄想 病識はないことが多い	微小妄想（うつの３大妄想：罪業妄想、貧困妄想、心気妄想）、思考停止
意欲・行動	精神運動性興奮、多弁・多動、逸脱行動、乱費	精神運動制止、抑うつ性昏迷 自殺企図（初期と回復期に多い）
身体症状	不眠、食欲亢進、体力の消耗	早朝覚醒、中途覚醒、易疲労感、食欲不振、体重減少、頭痛、性欲減退、便秘、口渇、めまい

うつ病の日内変動は
朝調子が悪くても、
夕方少しずつ活気が
出てくることだよ

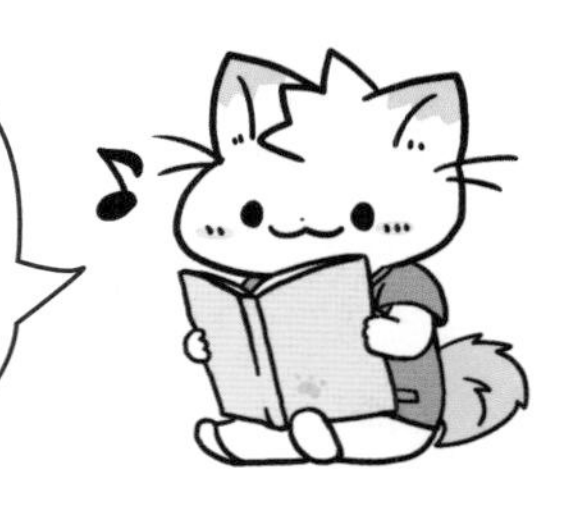

2 主な精神疾患・障害

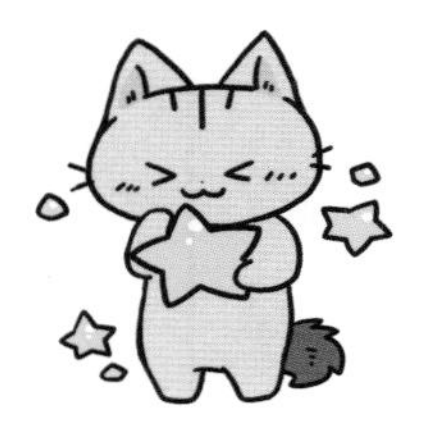

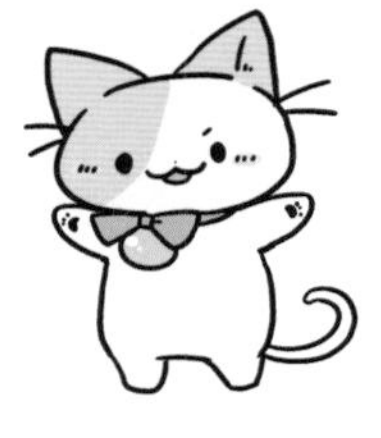

気分障害の治療

うつ状態には、抗うつ薬や睡眠薬などの薬物療法と、**自分が悪いと思い込んでしまう認知のしかたが間違っているのだと理解する**認知行動療法などが行われます。

躁状態には、気分安定薬（抗躁薬）や抗精神病薬などの薬物療法と、病気に対する理解を深めて感情の変化を抑制する力を養うための心理教育が行われます。

抗うつ薬

抗うつ薬には即効性はなく、効果が現れるまでには１～２週間かかります。

選択的セロトニン再取り込み阻害薬（SSRI）は、シナプス間のセロトニン再取り込みを阻害することでセロトニン濃度を上昇させ、抗うつ作用・抗不安作用を発揮する薬です。セロトニンは精神活動の安定性に関与する神経伝達物質で、減少すると不安や気分の落ち込みが起こります。

SSRI は以前使われていた三環系・四環系の薬よりも副作用は少ないですが、投与初期には吐き気などの消化器症状を訴えることが多く、また、錯乱、興奮、振戦などのセロトニン症候群という重篤な副作用が発生することがあります。

セロトニン・ノルアドレナリン再取り込み阻害薬（SNRI）は、意欲や気力に関与するノルアドレナリンと、セロトニンの両方に働きかけるため、意欲や気力の低下している患者に効果が期待できます。

ノルアドレナリン作動性・特異的セロトニン作動性薬（NaSSA）は、セロトニンとノルアドレナリンの分泌を促します。

気分安定薬（抗躁薬）

気分安定薬である炭酸リチウムは過剰投与によってリチウム中毒を起こすことがあるため、**定期的に血中濃度測定が必要**です。

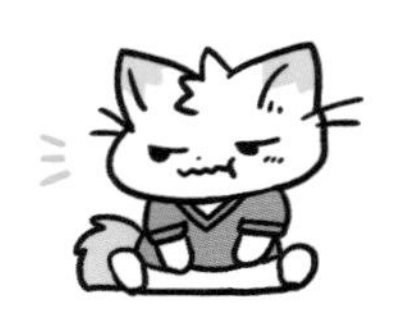

「選択的セロトニン再取り込み阻害薬（SSRI）」が効くしくみ

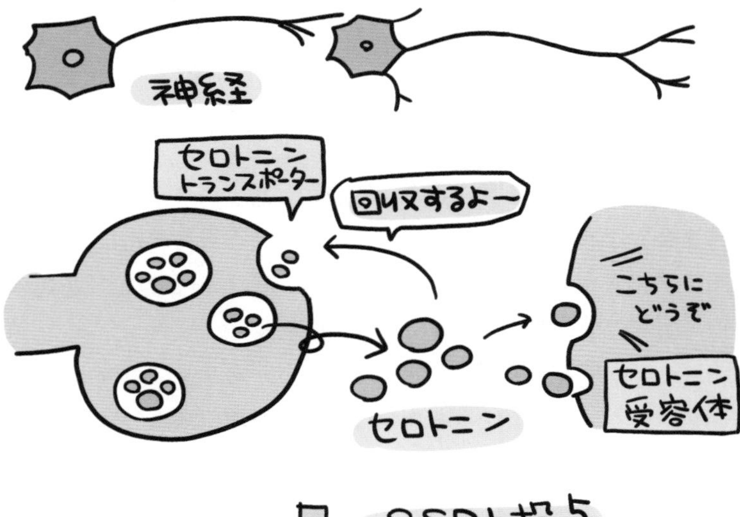

SSRI投与

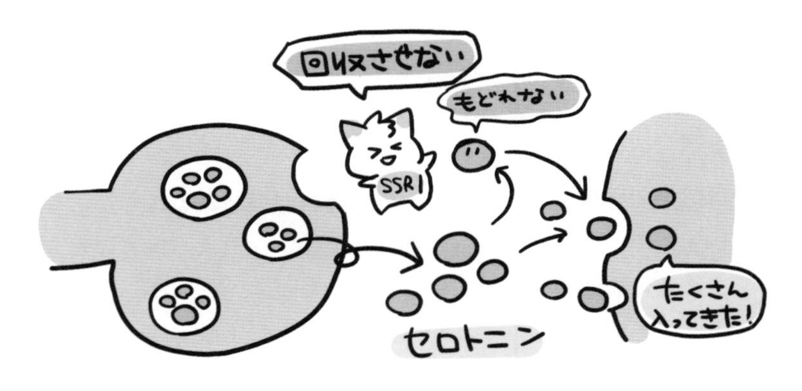

2

主な精神疾患・障害

気分障害の看護

うつ状態の看護

うつ状態の患者に「がんばってください」などと声をかけると、「その期待に応えられない自分はなんてダメな奴なのだ」と、かえって気分が落ち込むことがあるため、**積極的な励ましは禁忌**とされます。自分が悪いと思えてつらいという気持ちに共感的に接することが必要です。

また、**自殺企図のサインを見逃さない**ように、患者の些細（ささい）な変化にも注意します。引き金になるような人（昇進が発症のきっかけの場合は上司の見舞いなど）やモノ（お金がないと思い込んでいる場合は財布など）を遠ざけ、持物・置物・病院の構造物にも注意します。

うつ状態は、不眠によって症状が悪化することがあります。夜は考え事をして眠れず昼間ウトウトしているような場合は、**無理に睡眠のリズムを強制しようとせず、眠りたい時に静かに眠れる環境を確保**します。

躁状態の看護

躁状態では、多動から十分に食事や睡眠をとれなくなることがあります。栄養状態や睡眠状態を観察し、必要なケアを行います。

また、**対抗や説得はせずに、スタッフ全員が一貫した態度で接します**。

躁状態の患者は一般に、浪費傾向が見られます。患者が現実的な必要性を理解するよう指導しますが、患者自身の自制力で抑制できないときは小遣いを預かり、必要なものの購入を代行します。

躁状態では感情の大きな高ぶりから、暴力行為が見られることがあります。先ほども述べましたが、対抗や説得は無意味です。複数人で患者の安全を確保しつつ、一貫した態度で興奮が収まるのを待ちます。その後、タイミングを見計らって、安心感を与えるような声掛けで介入しましょう。

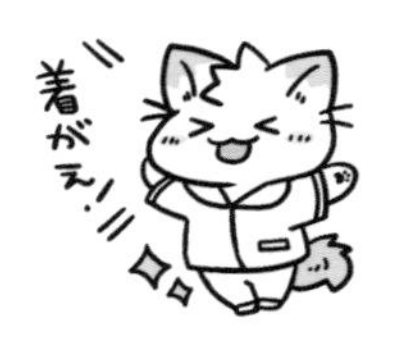

「気分障害」のうつ状態と躁状態とは？

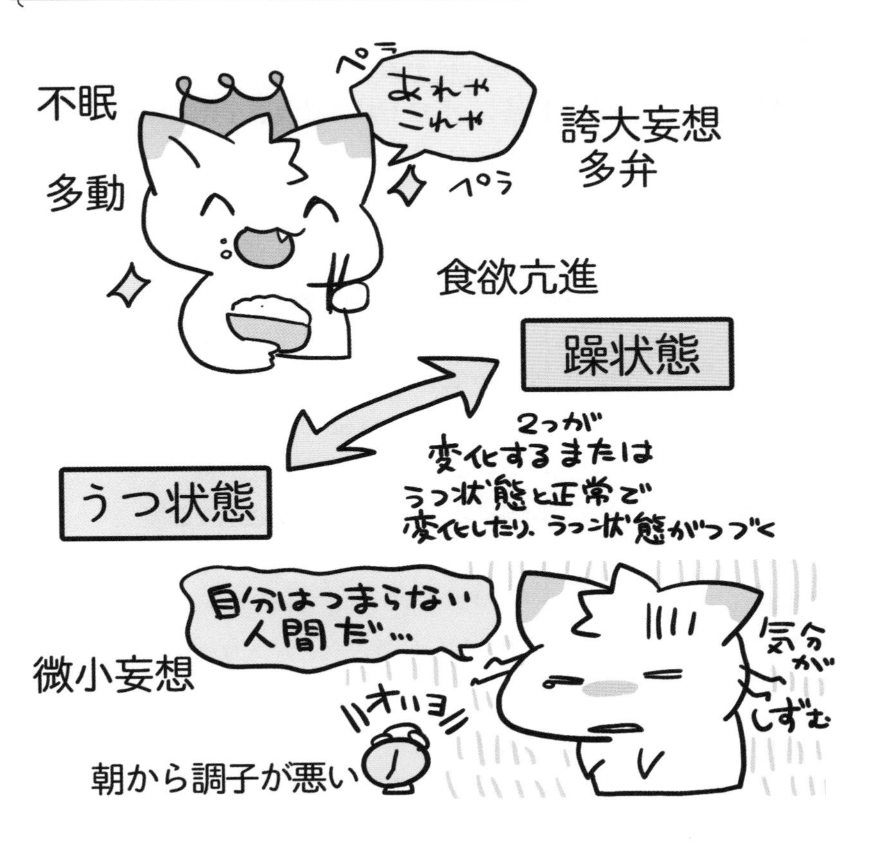

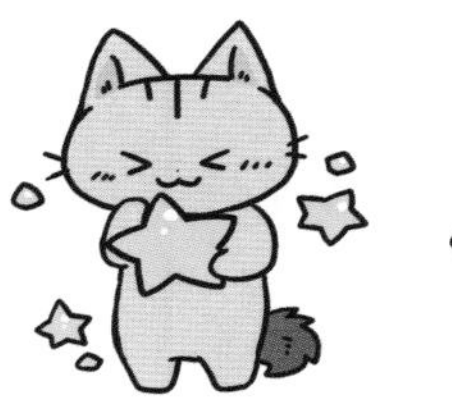

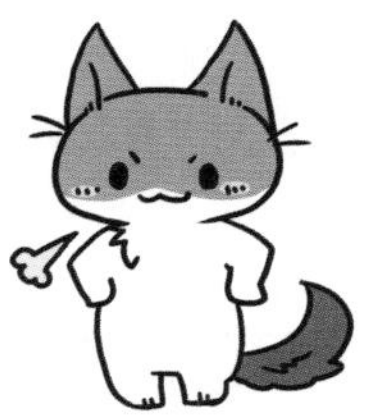

2
主な精神疾患・障害

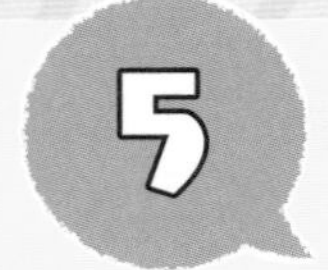

5 神経症性障害・ストレス関連障害

出る度

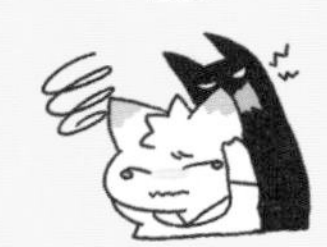

不安が原因の「神経症性障害」と、突然のストレスが原因の「ストレス関連障害」。それぞれ主な疾患を見ていきます

パニック障害

パニック障害は、特別なストレス状態がなくとも、**短い時間（通常は数分～数十分程度）強い不安や恐怖が繰り返される状態**です。発作時は息苦しさや動悸(どうき)も伴います。うつ病との合併が多いともいわれています。

治療は薬物療法と精神療法を行います。

薬物療法では、抗不安薬（ジアゼパム）やSSRI（220ページ参照）を使用します。抗不安薬は抗不安のほかに、不穏・焦燥の鎮静効果もありますが、**副作用に眠気やふらつきなどがあるため転倒・転落に注意が必要**です。また、SSRIは抗うつ薬ですが、パニック障害にも適応になります。

精神療法は、医師や臨床心理士が患者とのコミュニケーションを基礎として治療します。カウンセリングや認知行動療法などがあります。

強迫性障害

強迫性障害は、繰り返す「強迫観念」と「強迫行為」を主症状とします。

強迫観念は、**心に繰り返し浮かぶ不快な考えやイメージ**です。それが無意味・過剰だとわかっているにもかかわらず、打ち消すことができません。

強迫行為は**強迫観念による不安を打ち消すために、自分でもバカバカしいと思いながら繰り返さずにはいられない行為**です。

治療は薬物療法と精神療法を行います。

薬物療法ではSSRIが投与されますが、強迫症状に伴う強い不安がある場合は、抗不安薬を併用することもあります。精神療法は認知行動療法が中心となります。その行為が無意味だということは本人が自覚しているので、制止や説得は効果的ではありません。看護師は手洗いが一段落したらタオルを渡すなど、タイミングよく介入して安心できる場を提供することが必要です。

「抗不安薬（ベンゾジアゼピン系：ジアゼパム）」とは？

作用	副作用と禁忌
抗不安、不穏・焦燥の鎮静、催眠、筋弛緩作用（肩こり、筋緊張性頭痛などの軽減）	眠気、倦怠感、認知機能の低下、ふらつき、転倒、健忘、呼吸抑制、離脱症状 禁忌：緑内障、重症筋無力症

「強迫観念」と「強迫行為」

強迫観念

手を洗ったばかりなのに
汚いと思えてしかたがない
と何回も洗う

ばかばかしいって
わかってるけど…
どうしても
くり返し
ちゃう…
バシャ
バシャ

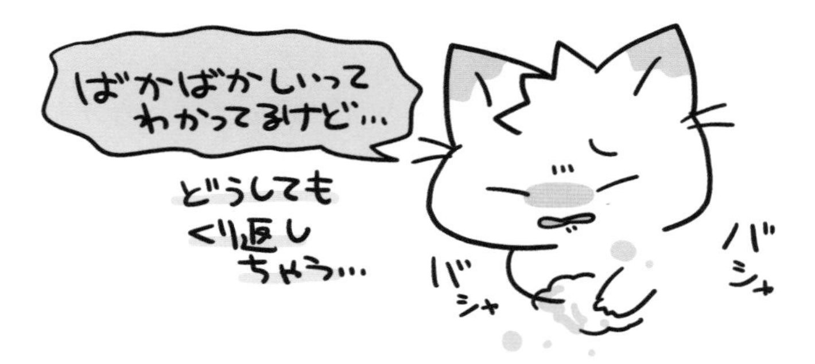

強迫行為

洗ったばかりの手を汚いという思いを
打ち消すために延々と洗い続ける

手が汚い
ず――ん
やめちゃうと
汚いって思って
つらくなっちゃう
ばしゃ
ばしゃ

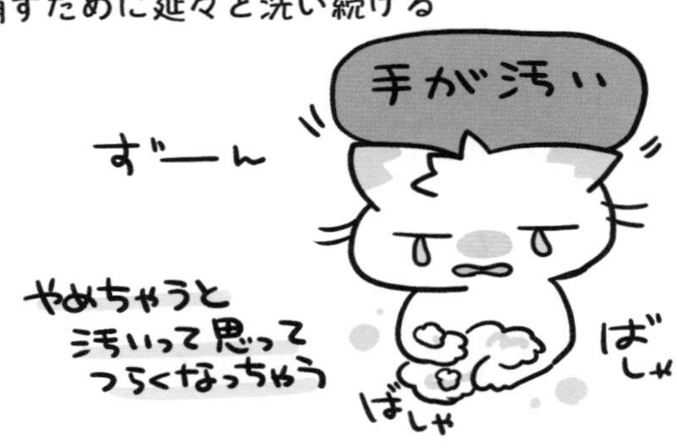

2
主な精神疾患・障害

心的外傷後ストレス障害（PTSD）

心的外傷後ストレス障害（PTSD）は、殺人や事故、災害、暴力、レイプなど、**命が脅かされるような経験や目撃をきっかけとして発症する精神障害**です。

下記の症状が1ヶ月以上持続する場合にPTSDと診断されます。

PTSDの症状

- **フラッシュバック……今、現実に目の前で起こっているかのように、突然リアルに体験がよみがえる。**
- **意識野の狭窄……自分の心を守るため、無意識のうちに外部の刺激を意識の外に締め出して、自分の殻に閉じこもったように感情が乏しくなる。**
- **過覚醒……眠りが浅く、些細なことにも過剰に驚いたりする。**

PTSDの治療は、薬物療法と精神療法が行われます。

薬物療法はSSRIを使用し、精神療法は認知行動療法が中心となります。

PTSDの看護では、つらい経験をしたけれど、今は守ってくれる人がいて安全だと患者が思えるような支持的環境をつくるように努めます。

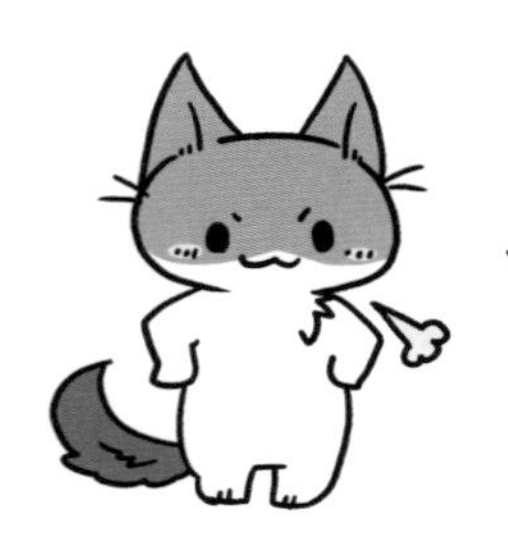

PTSDは「守ってくれる人がいるから大丈夫」と思ってもらえるようにしよう！

「PTSD」の症状

暴行
災害
虐待
など
外傷的出来事
傷が実際にあったり目に見えるわけではないけれど傷付いている!
つら…!
つらい出来事
← 体験した気分になる
フラッシュバック
過覚醒
つらい逃げたい
回避
ずう〜ん

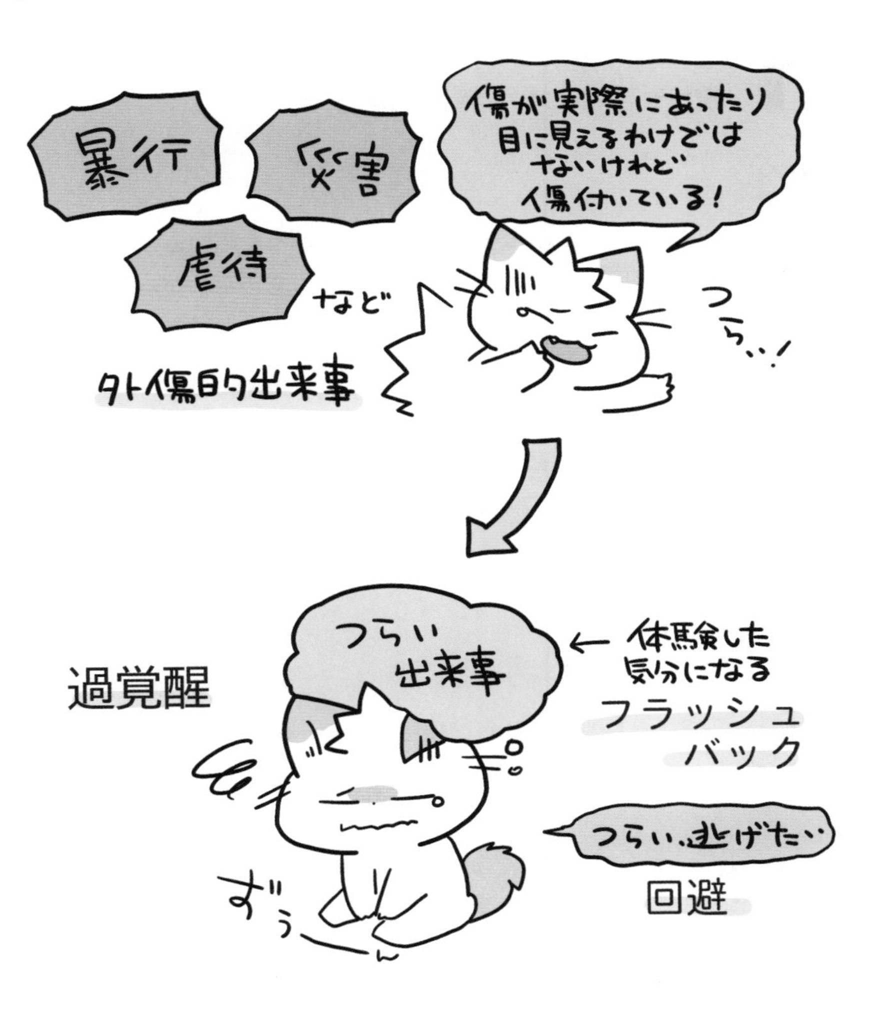

これらの症状が1ヶ月以上続く
→ PTSD

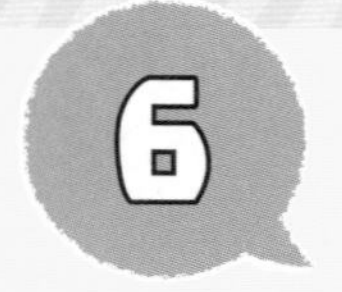

6 生理的障害・身体的要因に関連した行動症候群

出る度

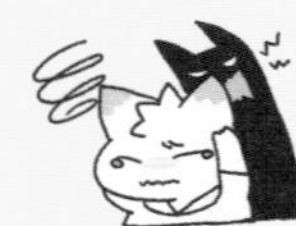

ここでは「摂食障害」と「睡眠覚醒障害」を見ていきます。症状や治療について押さえましょう

摂食障害

摂食障害は、実際には**太っていないのに太っていると思い込むなど認知の障害**です。一般的に見ると痩せているのに、他人に認められないのは自分が太っているせいだと思い込んだり、第二次性徴に伴って女性らしくなる自分の体に嫌悪感を感じたりします。

摂食障害には神経性無食欲症（神経性やせ症）と神経性過食症があります。

神経性無食欲症（神経性やせ症）

思春期の女子に多く、**極度の体重減少、痩せ、低栄養、無月経**となりますが、痩せて自分の理想のボディイメージに近づくと気分が高揚して過活動になります。

神経性過食症

思春期から青年期の女性に多く、大量の飲食（この期間は摂食行動を自分でコントロールできない）の後に自己嫌悪に陥り、嘔吐、下剤の乱用、激しい運動などを行います。体重は神経性無食欲症ほど減少しません。

摂食障害の治療と看護

摂食障害には必要な栄養を補給する栄養回復と精神療法、薬物療法を行います。精神療法では、患者は自分の抱えている問題を体重のこだわりに変えていることが多く、治療に抵抗することもあるため、まずは無理強いせず、行動療法や認知行動療法、家族療法など患者の意思を尊重しながら少しずつ進めていきます。

薬物療法では、症状に合わせて抗不安薬や抗うつ薬などが投与されます。

看護師は患者に**症状を追及せず、共感的態度で接します**。ラポール（互いに信頼し合う関係）成立後に、**認知のゆがみに気づくように援助**します。

睡眠覚醒障害

安らかに眠るのは健康においてとても重要です。**睡眠覚醒障害**は、**眠ること・起きて活動することに関する障害**です。

睡眠覚醒障害の不眠のタイプ

- **入眠障害……寝つくまでに時間がかかる。**
- **中途覚醒……睡眠の最中で何度も目覚めて、その後なかなか眠れない。**
- **早朝覚醒……朝早く目が覚め、もう一度眠ろうと思っても寝つけない。**
- **熟眠困難……眠りが浅く、目覚めたときに熟眠感がない。**

治療として睡眠薬が処方されますが、不眠のタイプによって使われる薬が異なります。入眠困難型には早く効いて効果時間が短い超短時間〜短時間作用型、中途覚醒・早朝覚醒型は中間〜長時間作用型が推奨されます。

主な睡眠覚醒障害

不眠症は夜間に十分な睡眠がとれず、日中に眠気や集中力の低下などを感じて日常生活に支障をきたす状態をいいます。治療には、眠りやすくなる生活指導、薬物療法、リラクゼーション療法などを行います。

ナルコレプシーは10代で発症することが多い疾患です。突然抑えがたい眠気が生じ、操り人形の糸が切れたように眠ってしまいます(睡眠発作)。笑ったり、怒ったりといった強い感情がきっかけで全身の力が抜ける（情動脱力発作)、金縛り（睡眠麻痺)、寝入りばなに現実感のある幻覚が起こる（入眠時幻覚）も特徴です。薬物療法を行います。

睡眠時無呼吸症候群は10秒以上持続する無呼吸が睡眠中に繰り返し現れます。夜間のいびきと日中の耐え難い眠気が特徴です。

レム睡眠行動障害は、レム睡眠時に夢の内容が行動に現れて、大声を出したり歩き回ったりと異常行動をとります。とくに高齢男性に多く見られ、レビー小体型認知症の症状のひとつでもあります。

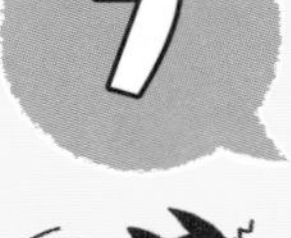

7 境界性パーソナリティ障害

出る度 ●●○

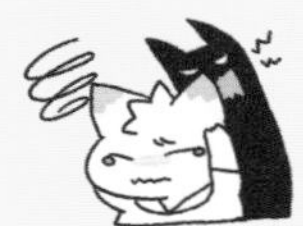

その人の人格が平均から外れていることで社会生活に支障をきたす「パーソナリティ障害」。症状や看護を押さえます

パーソナリティ障害とは、精神疾患に原因がなく、**その人の持っているパーソナリティ（人格）が平均的範囲から外れていることで社会生活に支障をきたしている状態**です。

境界性パーソナリティ障害は10～20代の女性に多く、感情の起伏が激しく衝動的で、暴力的になります。幼児期の虐待や養育者との離別が報告されている患者も多く、守ってもらえなかった、十分に愛してもらえなかったという自己肯定感の低さが指摘されています。

症状としては、信頼する人ができてもやがて自分は見捨てられるのではないかという不安から、周囲を試すような行為（**操作・試し行為**）が見られます。また、衝動的行為が自分に向かうと拒食や自殺企図へつながります。

治療としては、精神療法と薬物療法を行います。

精神療法は認知行動療法などを行い、薬物療法では必要に応じて気分安定薬や抗精神病薬などを処方します。

操作・試し行為のある患者への看護

わざと相手の気持ちとは違う行為をしたり、相手が嫌がる行為をする患者の背景には、**自分に関心を持ってほしい、相手の反応を確かめたりすることでどう思われているか確かめたいという気持ち**があります。操作・試し行為は心を開いた看護師に対して行われる場合もあり、そのときは以下の点に注意します。

- **リクリエーションなどを通じて、患者と看護師が感じていることのズレを確認し、お互いが認識する努力をする。**
- **患者の行為によって態度を変えたりせず、一貫した態度で接する。**
- **看護師として関心を持っていることを示し、安心できる環境を提供する。**

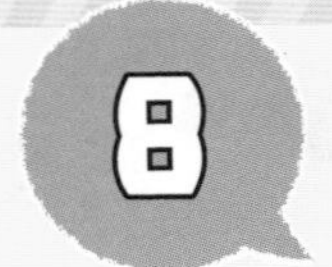

8 発達障害および その他の児童期の精神疾患

出る度

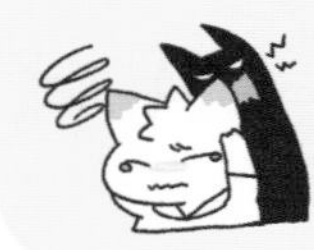

児童期に現れる精神疾患は様々なものがあります。
ここでは4つを見ていきましょう

知的能力障害（精神遅滞）

知的能力障害は、**発育期に何らかの要因によって知的な発達が遅れ、社会への適応が難しい状態**をいいます。薬物療法よりも発達促進的トレーニングなどの治療教育が中心です。

自閉症スペクトラム障害

自閉症スペクトラム障害は、**コミュニケーション能力や社会性に障害がある人**をいいます。従来使用されていた小児自閉症、アスペルガー症候群などの下位分類は廃止されました。好きなことはとことん突き詰めるのに興味のないものにはまったく無関心だったり、場にそぐわない発言をしたりします。治療と教育を組み合わせた療育を幼児期から行います。

注意欠如・多動性障害（ADHD）

注意欠如・多動性障害（ADHD）は、不注意、多動性、衝動性が見られます。3歳前後には表面化していますが、幼稚園児・保育園児はじっと座っていられないのは当たり前なので、小学校入学を機に問題となることが多くあります。関わる大人が怒鳴ったりせず、根気強く支持的・受容的に接することが必要です。ペアレントトレーニング（家族が適切に対応できるようにするための家族訓練）や学校との連携が治療に重要です。

限局性学習症（障害）・学習障害

限局性学習症（障害）・学習障害は知的な遅れはなく、**聞く・話す・読む・計算するなど特定の能力だけが障害**されます。原因は不明で、早期から障害に応じた治療教育が行われます。

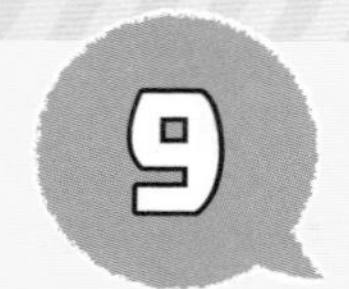

出る度

9 てんかん

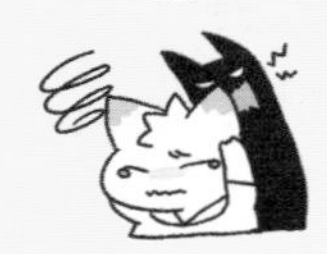

「てんかん」は様々な原因による慢性脳疾患です。
分類と治療、看護を押さえましょう

てんかんは、種々の原因から起こる慢性の脳疾患をいいます。大脳ニューロンから異常な刺激が発射され、繰り返し発作を起こします。

てんかんは、**部分発作**と**全般発作**に分類されます。

部分発作

脳の一部分（局在性）から始まります。意識障害を伴わないものを単純部分発作といい、異常放電する脳の部位に応じて運動発作、感覚発作、自律神経発作、精神発作。最初から意識消失を伴うものを複雑部分発作といいます。

全般発作

発作の始まりから両側の大脳半球を巻き込む症状を示します。小発作では突然10～30秒ほどの意識消失を起こしますが、本人も周囲の人も気づかないことがあります。ミオクローヌス発作や間代発作、硬直発作、大発作などでは突然意識を消失して倒れ、全身が痙攣（けいれん）します。発作後はもうろうとして、ゆっくり回復する人もいますが、一般には深い昏睡状態になり、やがて急速に回復します。

てんかんの治療と看護

てんかんの治療は薬物療法が主体です。単剤投与が原則で、風邪など別の疾患の薬を飲むときは医師に相談するように指導します。自己判断による服薬の中断は、以前より大きな発作を起こす可能性があるため厳禁です。

看護では睡眠不足、疲労、過度の水分摂取、アルコール摂取などはてんかん発作を誘発するので、避けるように指導します。大発作時は、周囲の危険物を取り除き、衣類（とくに首周り）をゆるめます。四肢を抑制すると脱臼の原因となり、口の中にタオルや舌圧子（ぜつあつし）などを入れると窒息の原因となります。側臥位（そくがい）とし、発作の状態を観察・記録します。

「てんかん」の部分発作と全般発作

部分発作　脳の一部から始まる

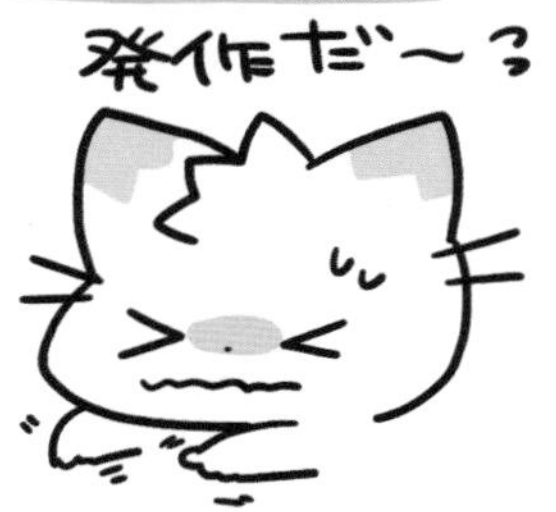

発作だ～っ

意識が保たれている
単純部分発作

(ぼーっとしたり
たおれたり…
今発作
あった?!

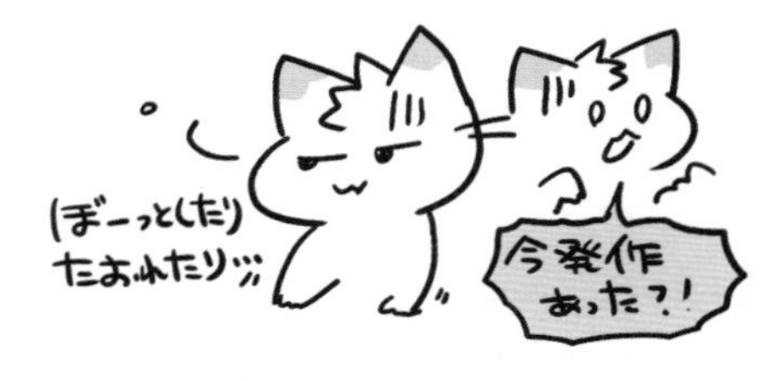

意識が障害される
複雑部分発作

二次的に移行することも

全般発作　はじめから両側の大脳半球を巻き込む大きな発作

ぼー
10秒

えっと…

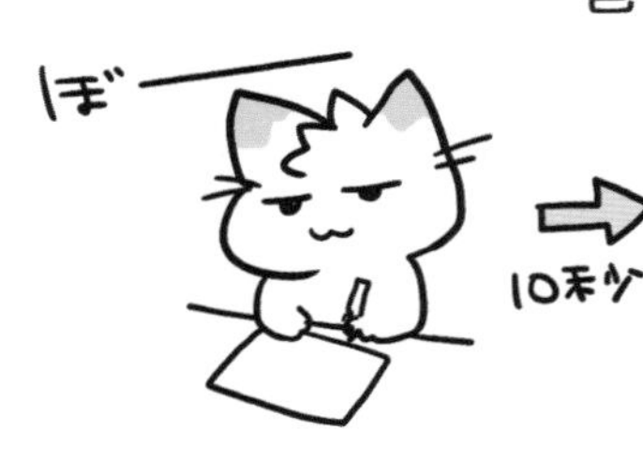

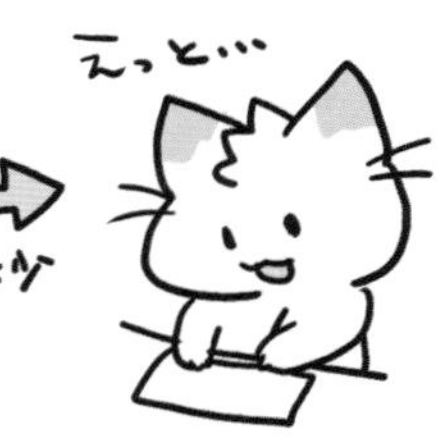

←意識障害に
気づかない

ミオクローヌス発作、間代発作、硬直発作　など

ばたーん
ガク
ガク

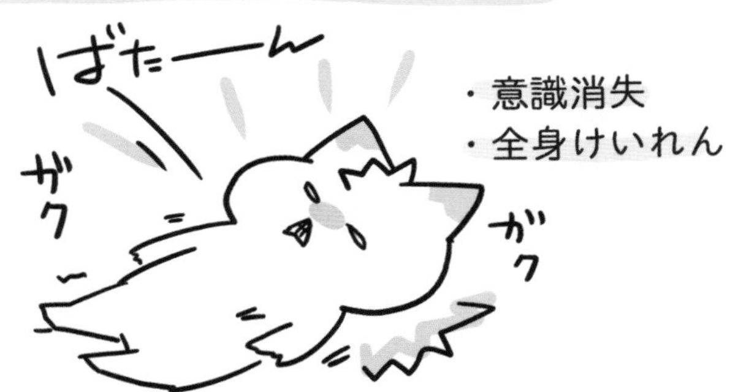

・意識消失
・全身けいれん

てんかんの
症状だけでなく
転倒などで
身体も損傷
していないかも
チェック!

2 主な精神疾患・障害

精神疾患の治療と看護①
薬物・精神療法

出る度

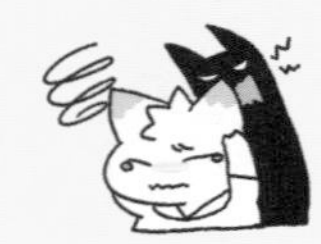

精神疾患は薬物療法と精神療法を組み合わせて治療します。それぞれ詳しく見ていきましょう

薬物療法

中枢神経に作用して、精神機能に影響を与える薬を向(こう)精神病薬といい、精神科の薬すべてを指します。**患者が服薬の必要性を感じて主体的に服薬する**アドヒアランスや、**服薬に関して患者の考えを尊重する話し合いの後に患者と医療者が合意する**コンコーダンスが重要です。

主な精神療法

精神分析法は精神科医フロイトにより創始された治療法で、患者が楽な姿勢で自由に心に浮かんだことを話す自由連想法が主体です。治療者はそれに解釈を加え、患者の示す抵抗や転移を分析して、患者を自己洞察に導きます。神経症性障害などが適応です。

行動療法は、問題行動はその行動が学習される際の条件付けが主な原因であるとするものです。電車に乗るのが怖いという人にまずは駅まで行ってもらうなど、避けようとする対象に少しずつ近づけて対処法を学習させます。社会不安障害や強迫性障害などが適応です。

認知行動療法は、問題は「私」にあるのではなく「私の考え方」にあることを認識させ、考え方のゆがみを変えることで症状を改善していくものです。うつ病やパニック障害、PTSD、摂食障害などが適応です。

森田療法は、自分の症状に過敏で不安障害や強迫性障害に悩む人に対して、症状をありのままに受け入れる態度を身につけさせる治療法です。入院を基本としますが、外来でも行われるようになってきています。

自律訓練法は、交感神経が緊張したストレス状態から、自己暗示によって副交感神経が優位なリラックス状態へセルフコントロールできるようにする訓練です。心身症や自律神経失調症などが適応となります。

「認知行動療法」とは？

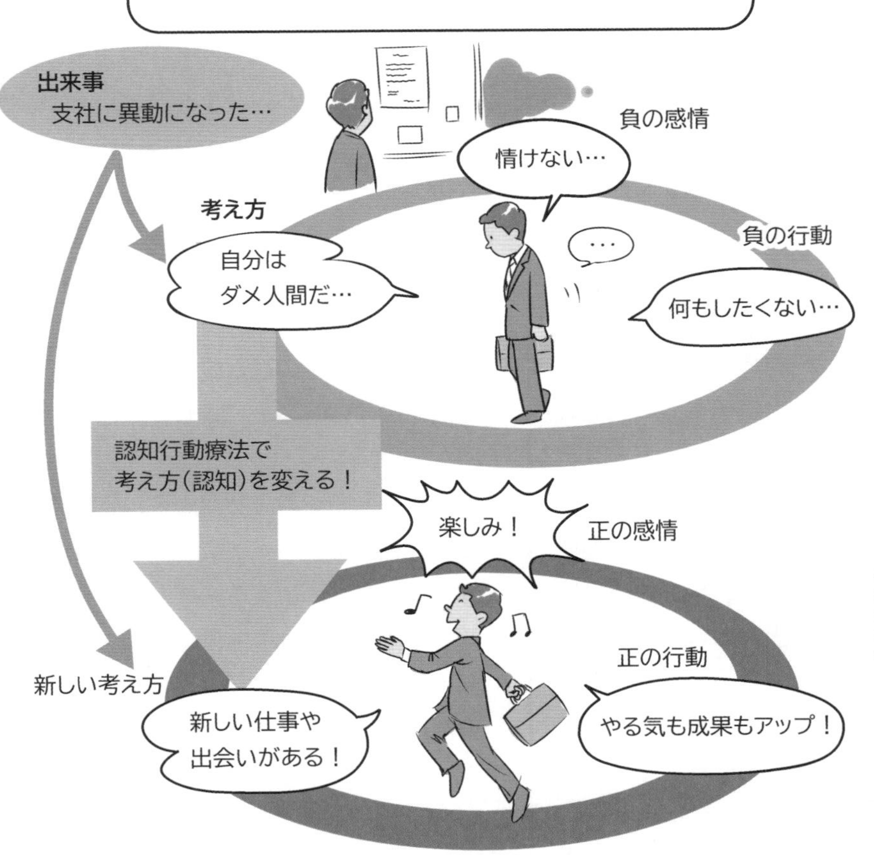

斉藤先生のワンポイント講座

向精神病薬は、主に統合失調症で使用する抗精神病薬との違いに注意しましょう！

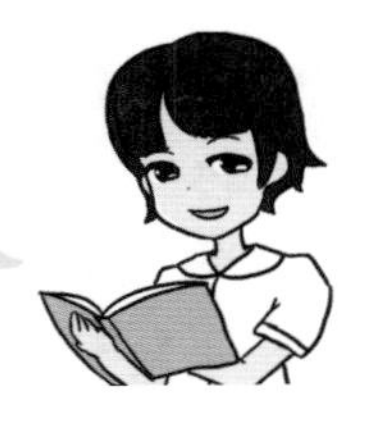

精神疾患の治療と看護② 社会復帰・社会参加への支援

出る度

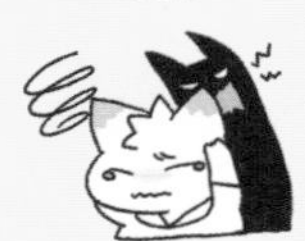

精神疾患は退院後の社会復帰を支えることも大事です。
具体的に何をするか見ていきます

精神科疾患は入院が長期化しやすいため、インスティテューショナリズム（施設病）などを起こしやすくなります。依存的な入院生活が長くなると次第に個性が失われて社会復帰が難しくなるため、退院後の社会支援が必要です。また健康な市民の精神の健康を守る行政システムとして、地域社会の中で市民の精神的健康の維持・増進を図り、精神衛生上の問題点を地域社会全体で解決しようとする姿勢が重要視されています。

ノーマライゼイション

ノーマライゼーションは**障害も、その人の個性のひとつとする考え方**です。障害のある人もない人も一緒に普通に生活する社会を目指していきます。

ソーシャルサポートシステム

ソーシャルサポートシステムは**何らかの問題を抱えた個人を、心理的・社会的に援助する個人・団体・その他の社会資源**をいいます。家族や同僚、隣人、保健所、精神保健福祉センター、セルフヘルプグループなどです。

保健所は地域における精神保健活動の第一線で、精神保健相談や訪問指導、デイケア事業などを行います。

精神保健福祉センターはすべての都道府県に設置されており、保健所を中心とする地域精神保健活動を技術面から指導・援助します。

バリアフリーの促進

建物内の段差を解消するという言葉が発展して、現在では障害者や高齢者などに対する差別や偏見も障壁（バリアー）と考え、そうした差別や偏見を解消することを目的とします。

精神科デイケア・精神科ナイトケア

家族との同居や一人暮らしなど地域に生活基盤を置き、昼間あるいは夜間に通所してケアを行うものです。社会復帰を促すための通院医療です。

12 精神疾患の治療と看護③ 安全な治療環境の提供と人権擁護

出る度

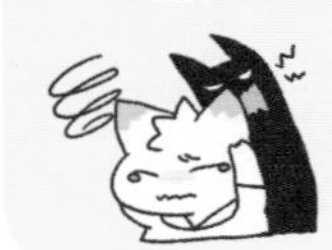

国家試験では、精神科看護で今まで忘れられがちだった患者の人権に対する出題が増えています

精神障害のある人にも、治療についての十分な説明と、患者自らの治療選択権は保障されなければなりません。

行動制限

医療において身体拘束（こうそく）は原則禁止ですが、精神科では患者の安全を守るため、隔離や身体拘束が必要になる場合があります。WHOでは「**精神障害者への精神保健ケアは、行動制限などの規制を最小限にして行わなければならない**」と規定しています。

患者の処遇

精神保健福祉法では下記のことを遵守するよう定められています。

- **精神障害のある人にも人権・権利の行使を保証することが必要です。**
- **手紙を出したり受け取ったりする信書の発受は制限しません。**
- **都道府県その他の行政職員、弁護士との面会・電話を制限しません。「ここはひどい病院だ」「スタッフに毒を盛られた」などということもありますが、後で担当者に病状について説明します。**
- **患者・保護者は、都道府県知事に対して処遇改善措置を求めることができます。**
- **閉鎖病棟は病棟内に郵便ポストはなく携帯電話の持ち込みも制限しますが、公衆電話を設置して都道府県精神保健福祉局、人権擁護局などの電話番号を見やすいところに貼っておきます。**

隔離と身体拘束

精神保健指定医の指示により最低限に行われます。その理由を患者や保護者に知らせ、理由と期間を診療録に記載します。十分な観察とケアを行い、隔離中は1日に1回以上、身体拘束時は頻回に医師の診察を行います。安心感を与えるアプローチの仕方を工夫しましょう。

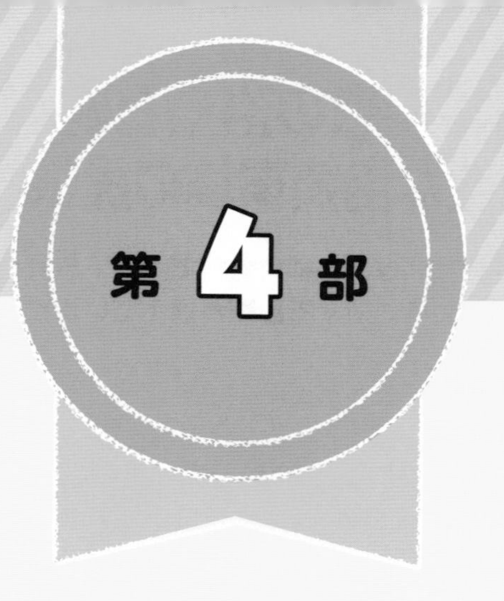

老年看護学

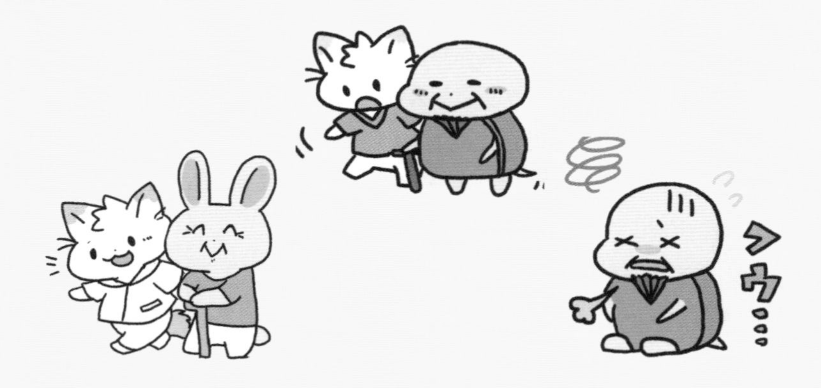

第1章

老年期の特徴と生活を支える看護

病院では高齢者への看護を行う機会がとても多い！ 老年期の特徴を身体的以外に、認知機能や精神面、社会的側面も知っておくと、必要な看護を考えることができるよ！

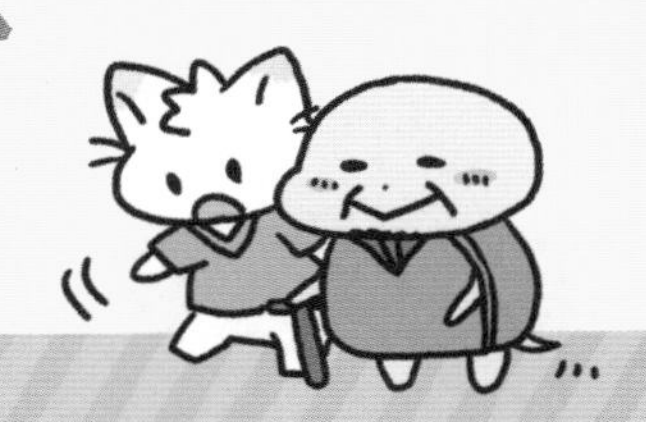

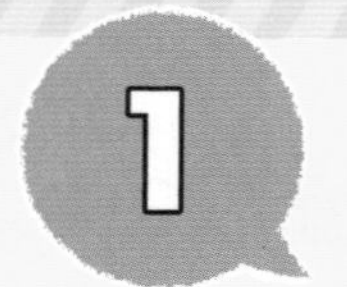

老年期の発達と変化

出る度

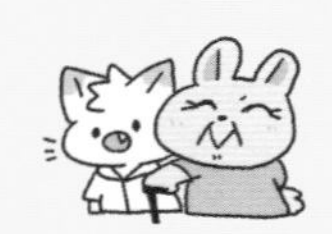

老年期は人生の最終段階。疾患とうまく付き合いながら、豊かな老後を送れるよう援助することが重要です

加齢に伴って若さや健康を失い、退職や子どもの自立、近親者の死など喪失体験が重なっていくと、誰でも自我が不安定になり、強い不安や抑うつ状態が現れやすくなります。これらの**喪失体験に向き合うことで新たな自分の人生を構築する力を持ち、充実感を持って身体的・経済的・精神的な自立を維持すること**をサクセスフルエイジングといいます。

加齢に伴う変化の特徴

老化は加齢に伴って生じる不可逆的な全身機能の低下ですが、個人差が大きく、年齢に比例するものではありません。また、感覚器と内分泌機能、認知機能は一律に低下するわけではないので注意しましょう。

感覚器の変化

老人性難聴は**高音域から始まる感音性難聴を特徴とし、言葉を聞き取る語音(ごおん)の弁別(べんべつ)能力も低下**します。大勢が同時に話すような場面では周囲の雑音に気を取られて集中力が低下し、聞き逃すことが多くなります。視力は40歳以降に水晶体の弾力が低下し、老眼といわれる調整力の低下が起きます。

内分泌機能の変化

一般的なホルモンは分泌量が減少していきます。しかしホルモン量低下に伴って、体の内部を一定に保とうとする恒常性（ホメオスタシス）が働き、減少したホルモンを増加させようとする刺激ホルモン（成長ホルモン刺激ホルモン、性腺刺激ホルモンなど）は分泌量が増加します。

認知機能の変化

今までの経験や知恵などが結晶化した結晶性知能（言語能力、理解力、判断力など）は高齢になっても維持されますが、新しい環境に適応するための流動性知能（記銘力、想起力、数的計算力など）は低下しやすいとされます。

「サクセスフルエイジング」とは？

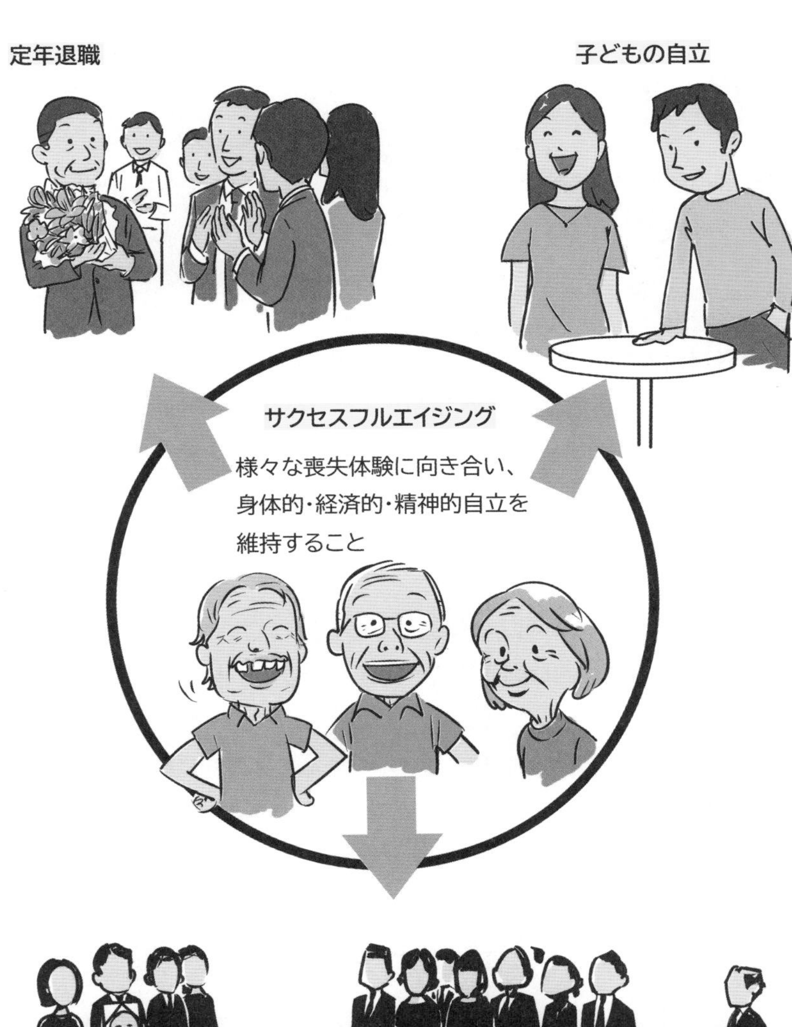

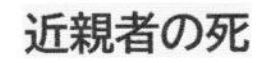

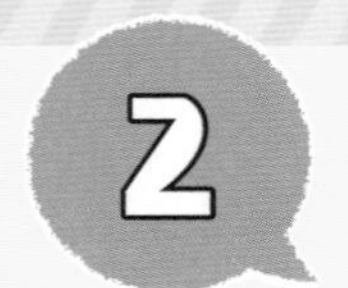

高齢者の機能と評価

出る度 🐾🐾

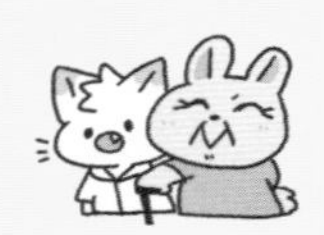

老年看護は個人差に配慮し、尊厳を守って家族を含めた看護を関係職種との連携により実施していくことが必要です

高齢者の評価に当たっては、医学的評価だけではなく生活全体を総合的に評価する必要があります。主な評価方法を確認していきましょう。

高齢者総合機能評価（CGA）

高齢者総合機能評価（CGA）は、**高齢者を生活機能、精神機能、社会・環境から包括的に評価するためのもの**です。高齢者の生活上の問題点をわかりやすくし、疾病管理や生活援助の具体策、リスクマネジメントなどの対策を考えることができます。

ADL（日常生活動作）

ADL（日常生活動作）は、BADL、IADL、AADLなどに分類されます。

- **BADL……最も基本的な動作。起き上がる、立つ、歩く、食事をする、排泄をするなど。**
- **IADL……手段的日常生活動作。BADLのために手段的に行う動作で、食材購入のためスーパーに行く、ATMで現金をおろす、スーパーや銀行に行くために電車やバスに乗るなど。**
- **AADL……拡大生活動作。IADLより拡大された社会的な活動で、生きるためではなく楽しみのために友人と食事に行く、映画や演劇を見に行くなど。**

ADLの評価指標は、主に以下の2つです。

- **バーセルインデックス……基本動作を「できる・できない」で点数を設定し、完全に自立している場合は100点。**
- **FIM（機能的自立度評価表）……実際に日常生活で行っている動作を評価する。**

「ADL」と「IADL」

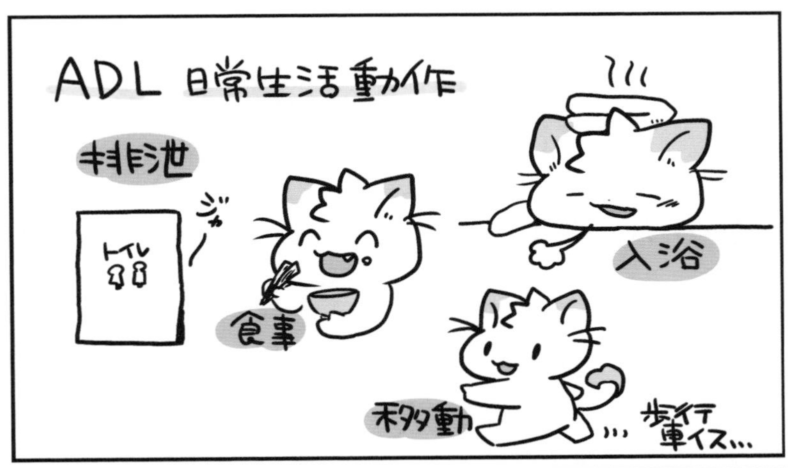

IADL 手段的日常生活動作
料理
洗濯
掃除
買い物
ADLと
IADLを
区別できる
ようにしよう。

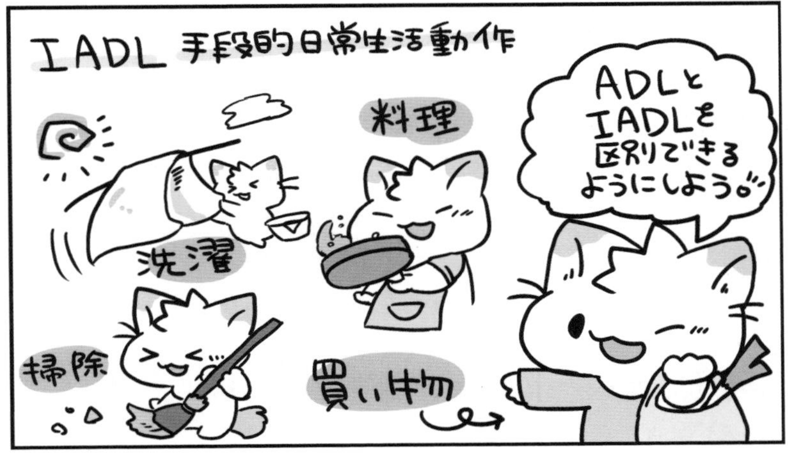

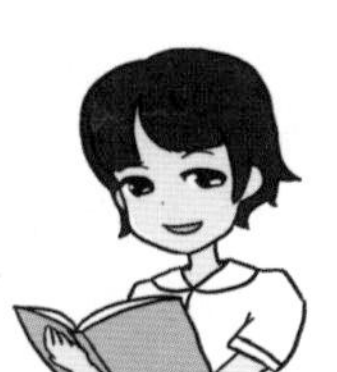

斉藤先生のワンポイント講座

ADLの評価指標のうち、FIMは変化を確認しやすく、医学的知識が必要ないため専門職でなくても採点が可能です。

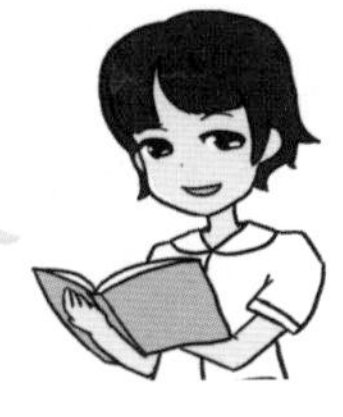

3 高齢者看護の基本的技術

出る度

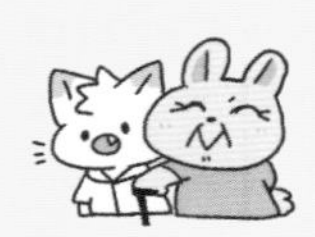

「高齢者看護」は高齢者が抱えやすい問題を理解し、配慮した看護技術が必要になるので確認しましょう

高齢者の看護には、ちょっとした段差でつまずく、骨折が多くなる、必要な栄養が摂取できなくなるといった**高齢者の抱える問題に配慮した基本技術が必要**になります。

歩行・移動への援助

歩行・移動には、個人に合わせた運動（近所の友人の家にお茶を飲みに行くなど）を日常に取り入れていきます。励ましや賞賛などの精神的な援助も重要です。安全に動けるように、ベッドの高さ、照明、段差、手すりの設置、歩行補助具（杖、シルバーカー、歩行器など）の活用を促していきます。

転倒予防

転倒の危険性を個別にアセスメントすることが必要です。身体機能の低下だけではなく、薬の副作用によるふらつきにも注意します。環境整備以外に、高齢者のペースに合わせて、ゆとりを持って行動できるように配慮します。

食生活の支援

食生活は、個人の障害に応じた食形態を選択していきます。入れ歯が合わないなどの咀嚼（そしゃく）障害であれば、柔らかく煮たり、刻み食にするといいでしょう。麻痺がある場合は坐位もしくは健側（けんそく）（麻痺がない側）を下にするなど、食事姿勢を調整します。エネルギー必要量は成人よりも少なくなりますが、蛋白質・食物繊維・ビタミン・ミネラル・水分は不足しがちなので、栄養サポートチームによる援助を行います。

排泄への基本的援助

高齢になると、便秘・下痢・失禁などの排泄障害が起こりやすくなります。**その人の排泄習慣を把握したうえで、焦らず、段階的に援助**していきます。自尊心を傷つけないように配慮しつつ、陰部洗浄などで清潔を保って感染を予防します。頻尿・残尿・尿閉（にょうへい）は、原因疾患の有無を確認しましょう。

「高齢者看護」に必要なこと

高齢者看護の基本技術

①歩行や移動の援助

- 個人に合わせた運動
- 手すりの設置や段差の解消
- 歩行補助具の活用
- 励ましなどの精神的援助

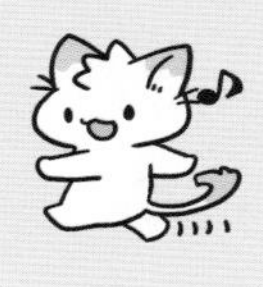

②転倒予防

- ゆとりを持った行動
- 身体機能の低下や薬によるふらつきへの配慮

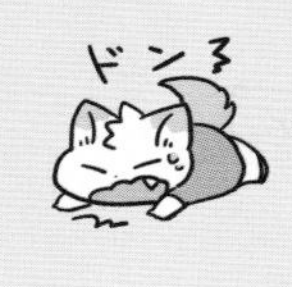

③食生活の支援

- 障害に合わせた食形態の選択
- 食事姿勢の調整
- 栄養サポートチームによる援助

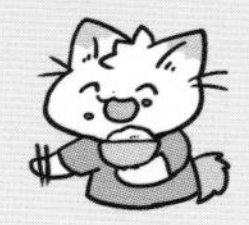

④排泄の基本的援助

- 排泄習慣の把握
- 陰部洗浄などによる感染予防
- 原因疾患の有無の確認

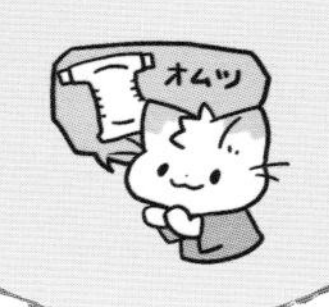

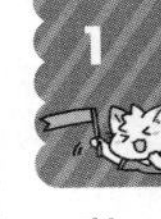

かげさんの
ちょっとひとやすみ

＊国試対策Q&A ⑦

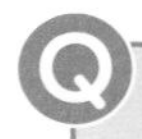

どの領域から勉強したらいいのかわかりません！

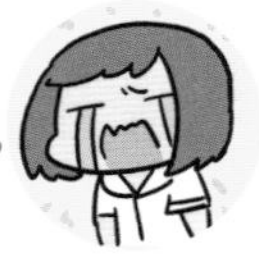

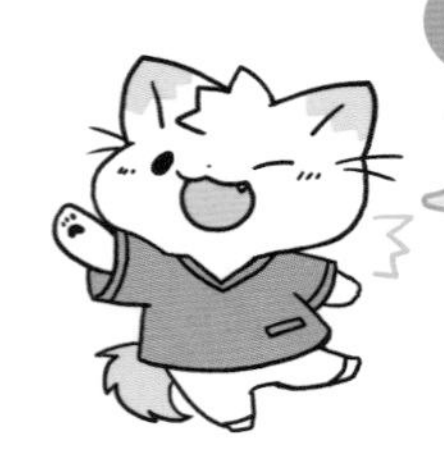

A

まずは通しで一度
問題集を解いてみよう！

国試の勉強は、過去問や予想問題、模試を解いて正解率の低い分野に取り組んだほうがいいのですが、苦手なものばかり行うと気持ちが落ち込んだりして集中できず、勉強が進まないことがあります。そういうときは、得意だったり興味のある分野と苦手な分野を交互に勉強しましょう。 そうすることで、モチベーションを保ちながら勉強できます。

そのためにも、一度は通しで問題を解いてみて、正解率はもちろん、自分の得意・不得意や興味がある分野は何かを知る機会をつくってみてください！

第2章

第4部 老年看護学

高齢者に特有の症候・疾患・障害と看護

高齢者は身体機能などが低下するので、様々な疾患にかかりやすい！ でも、高齢者に特有なのものを把握しておけば、予防や悪化などを防ぐ看護を考えることができるよ！

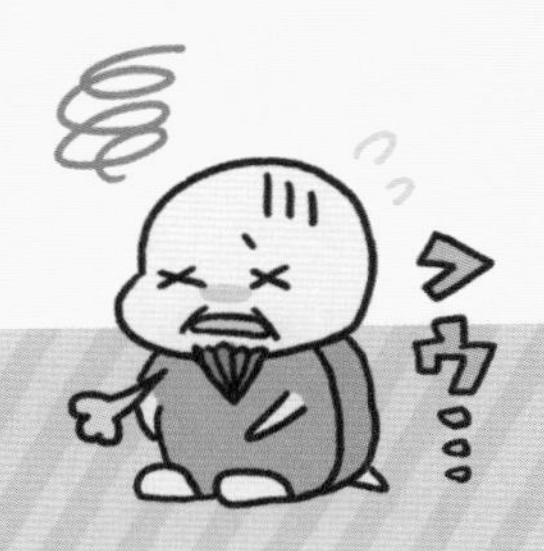

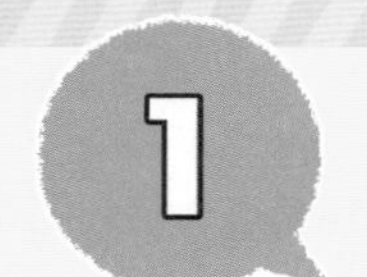

出る度

摂食・嚥下障害

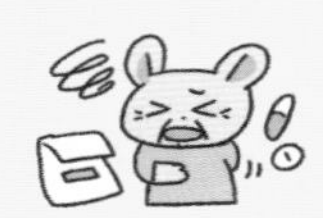

高齢者は「摂食・嚥下障害」を起こしやすいため、摂食・嚥下のしくみと加齢変化を理解しましょう

摂食・嚥下(えんげ)は先行期〜食道期の５段階で行われます。

①**先行期……食べ物を認識し、口に運ぶ**過程。

加齢変化ー視覚・嗅覚・味覚や消化機能が低下して、食欲が低下する傾向にある。

②**準備期……食べ物を歯で噛み、唾液と混ぜて咀嚼する**過程。

加齢変化ー歯が失われたり、唾液の分泌量が減少する。

③**口腔期……舌を使って食べ物の塊を咽頭に送る**過程。

加齢変化ー筋力の低下により舌の力が弱くなり、舌の運動機能が低下する。

④**咽頭期……食べ物が咽頭に触れて嚥下反射が起こり、食道へと運ばれる**。

加齢変化ー嚥下反射の低下によって気道に食べ物が流れ込むと誤嚥になる。

⑤**食道期……食道の筋肉の蠕動(ぜんどう)運動によって胃へと送られる**過程。

加齢変化ー蠕動運動が低下すると、食道を通過するスピードが遅くなる。

高齢者の摂食・嚥下障害と看護

高齢者の摂食・嚥下障害は、誤嚥(ごえん)性肺炎や窒息を起こす危険があるだけではなく、食事量が減少することで栄養障害や脱水、活動性の低下にもつながります。**食事中のむせや咳、声の変化、食事時間の延長、食べ物が口からこぼれるなどの異常が見られたら、嚥下障害を疑いましょう**。

看護はまず、原因を把握し、個人の嗜好(しこう)を取り入れながら献立や調理方法を工夫します。歯のトラブルがある場合は早期に治療を行い、柔らかく煮たり、刻み食にしたりするなどの工夫をします。

嚥下障害がある場合は、あせらせず一口ずつ嚥下したことを確認して食事介助をします。上肢(じょうし)に運動障害がある場合も、できるだけ自立した食事ができるように自助具の使用やおにぎりにするなど工夫します。

「摂食・嚥下機能の５段階」と加齢変化

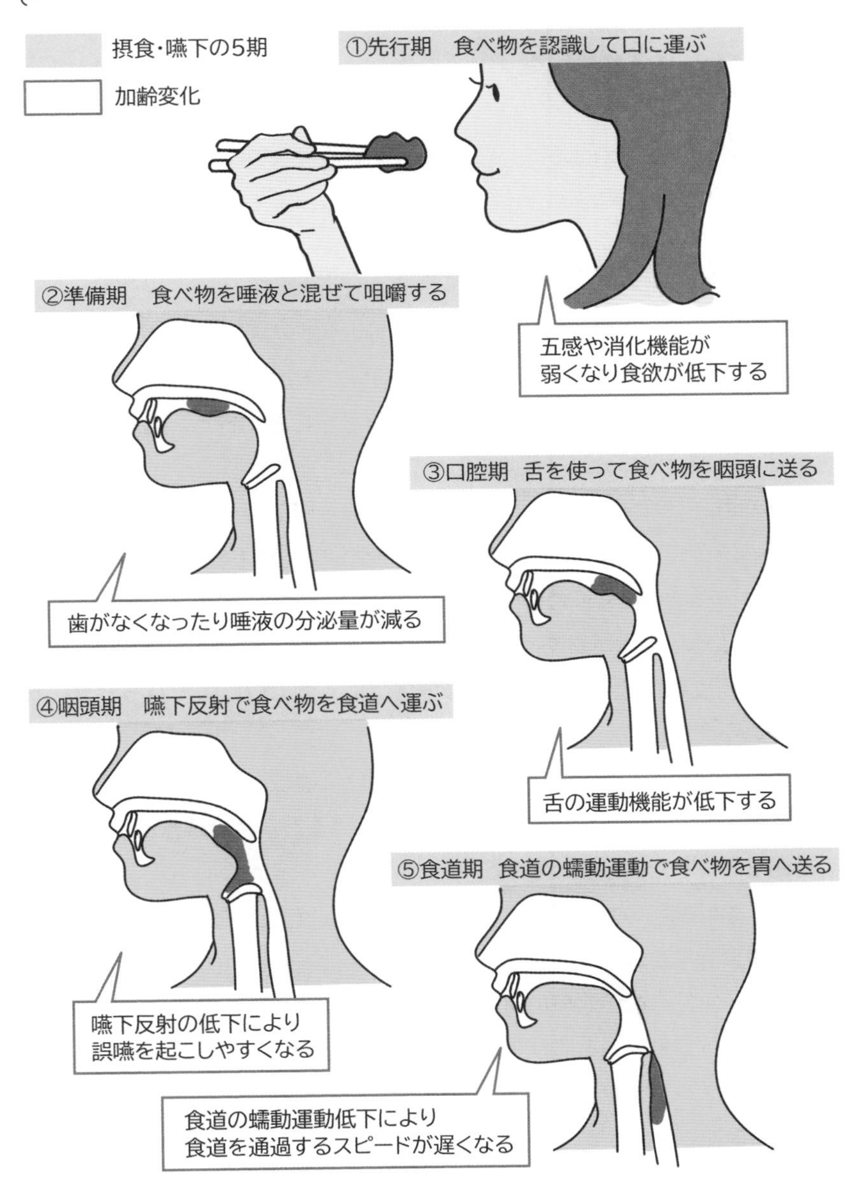

誤嚥性肺炎の予防と援助

高齢者の肺炎は誤嚥性が多く、70歳以上の肺炎の多くは口腔内の細菌が混じった唾液による**不顕性肺炎**（むせや咳などがほとんどない）といわれています。

予防には**誤嚥を防ぐと同時に、口腔ケアが重要**になります。また、脱水になると唾液の分泌量が減少するので、十分な水分補給も必要です。

誤嚥性肺炎を防ぐために必要なこと

- 義歯の点検と洗浄……入れ歯が合っているか、歯肉の萎縮に伴ってぐらつきがないか確認する。適切な洗浄剤を使用して清潔を保つことも大切。
- 口腔ケアの実施……できれば食事（経管栄養も）ごとに行う。口腔内を刺激することで唾液の分泌を促すこともできる。
- アイスマッサージの実施……冷たいものが入ると嚥下反射が起きやすくなるので、凍らせた綿棒で舌の奥をマッサージして、嚥下反射の訓練をする。
- 嚥下体操……嚥下のために使う頸・肩・頬・舌などの筋肉の運動を行う。
- 調理形態の工夫……嚥下しやすいのは柔らかいもの、とろみをつけたものなど。嚥下反射が低下している人の場合、刻み食は口の中でバラバラになるため不向き。
- 食事時の体位……座位が望ましいが、難しい場合はファウラー位を保つ。食後も30分以上は上体を挙上した姿勢を保つこと。片麻痺がある場合は、健側を下にした側臥位とする。
  また、誤嚥予防のため頸部を軽度前屈すると、口と食道が直線で結ばれ、食物が食道に運ばれやすくなる。
- 薬物療法……主に高血圧治療に用いられるACE阻害薬は、嚥下反射・咳反射を正常に保つ働きのあるサブスタンスPの血中濃度を上げる働きがある。インフルエンザ治療薬のアマンタジンは、サブスタンスPの分泌を促すドパミン遊離作用がある。

「誤嚥性肺炎」を防ぐために必要なケアとは？

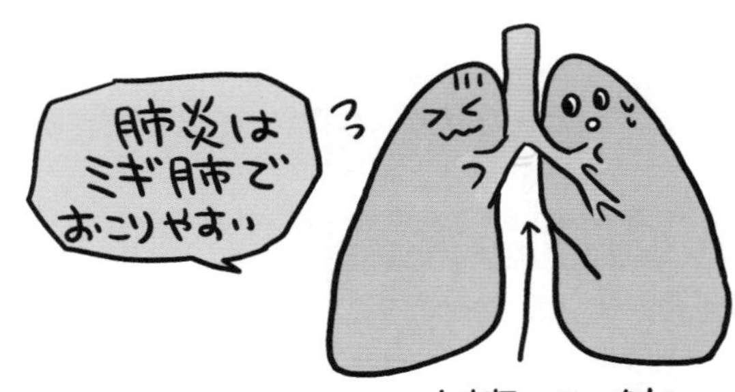

気管支分岐部の
角度が違う

・口腔ケア

みがきます

注入
おわったら
はみがき

経管栄養など
食べてなくても行う。

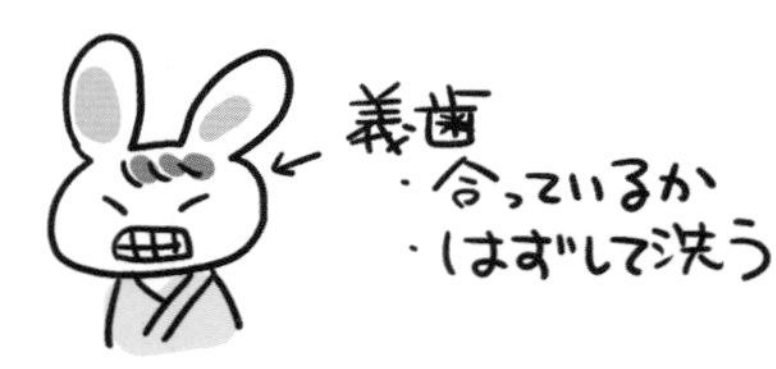

義歯
・合っているか
・はずして洗う

・嚥下体操

パ
タ
カ

・アイスマッサージ

舌の奥を
マッサージ

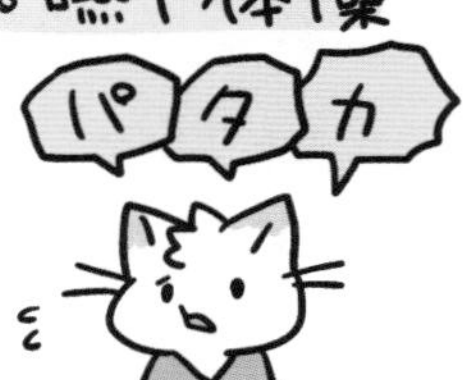

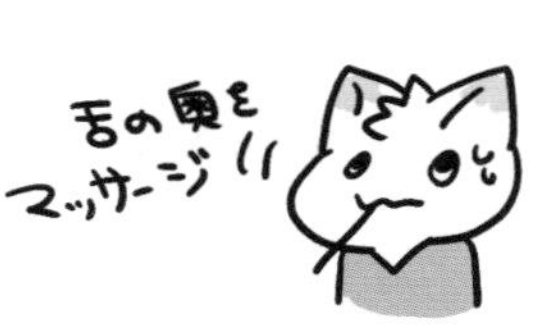

大きな
綿棒に
水分を含
ませてひやす

・食事形態の工夫

病院では栄養士
医師、看護師、療法士
などさまざまな職種が
連携して内容を考えたり
するよ！

・食事のときの体位

座位〜ファウラー位

なるべく
起きて
もらおう！

環境をととのえることも大切

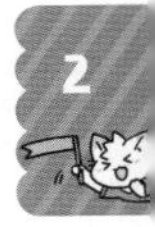

2

高齢者に特有の症候・疾患・障害と看護

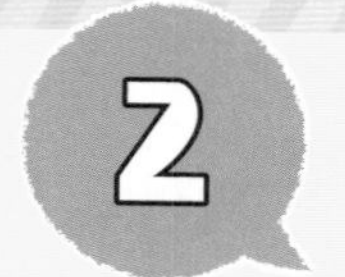

出る度

2 低栄養

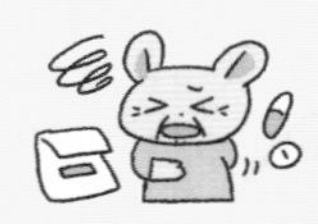

高齢者は様々な理由から「低栄養」になりがちです。
どんな状態になるか、必要な看護とともに見ていきます

蛋白質・エネルギー低栄養状態（PEM）

蛋白質・エネルギー低栄養状態（PEM）は、主に以下の２つに分かれます。

- **クワシオルコル型……ご飯や麺類など炭水化物によりエネルギーは確保されているため体重の低下は少ないが、肉や魚など蛋白質をあまり摂らないため主にアルブミンが低下した状態。**
- **マラスムス型……エネルギーの摂取が少ないため、体脂肪や筋肉が減少して体重が低下した状態。**

PEMのリスクとして、血清アルブミン値3.5g/dL未満、または１ヶ月に5%以上の体重減少があげられます。その他、高齢者の低栄養の評価は、BMIやMNA-SF（簡易栄養状態評価表）を用いて包括的に行います。

低栄養の看護

低栄養への援助は、管理栄養士を含めた専門職や食事を実際につくる家族などを含めた連携が重要になります。基本は自分で食事を摂ることですが、難しい場合は経管栄養・胃瘻（いろう）・点滴などの適切な栄養法を選択します。

慢性的な低栄養状態の患者は、血糖の不足が続いているため、体内に蓄積された脂肪や蛋白を分解してエネルギーを得ています。その状態で急に十分な栄養補給を行うと、体内電解質の急激な変化が起こり、不整脈から死に至る可能性があります。人工的な栄養補給開始初期は、投与エネルギーを低めに抑え、血液データや身体状況をモニタリングしながら行います。

高齢者終末期における人工栄養は、本人や家族の希望を尊重します。

「蛋白質・エネルギー低栄養状態（PEM）」の分類

血清アルブミン値 3.5g/dL 未満
1ヶ月に 5% 以上体重が減っている
となりやすい！

蛋白質・エネルギー低栄養状態

クワシオルコル型
・炭水化物は摂っているため、体重は減っていない
・蛋白質不足でアルブミンが低下している

マラスムス型
エネルギーそのものの摂取が少ないため、体重が低下している

体重減少率や BMI、
MNA-SF などを使って評価する

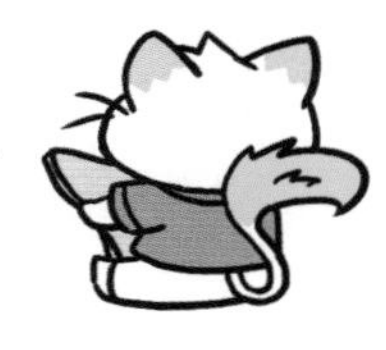

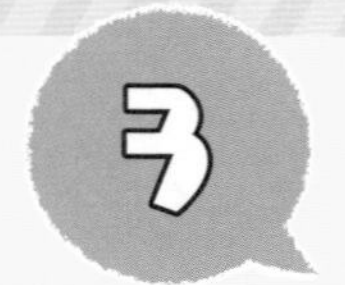

尿失禁

出る度

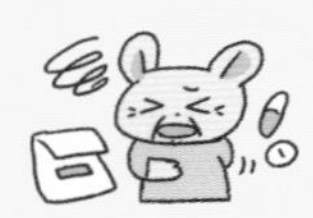

高齢者に起きやすい「尿失禁」。しくみと原因を理解して対応することが大切です

尿失禁には、機能性と器質性の2種類があります。

機能性尿失禁

機能性尿失禁は**膀胱(ぼうこう)や排尿神経に異常はありませんが、それを使う機能に異常があるもの**です。たとえば脳梗塞(こうそく)で半身麻痺があり、尿意を自覚してトイレに向かうものの速く歩けないために途中で漏らしてしまうなどです。機能性の場合は、まずはその人の排尿状態を観察し、早めにトイレに誘導したり、脱ぎやすい衣類を工夫したりします。

器質性尿失禁

器質性尿失禁は、**膀胱や筋肉、排尿神経などに異常があるもの**です。主な器質性尿失禁は下記です。

- **切迫性尿失禁……わずかな尿がたまっただけで尿意が我慢できない状態。パーキンソン病や過活動膀胱、脳梗塞後に起きやすい。尿意を抑えるため抗コリン作動薬の投与や膀胱訓練などを行う。**
- **腹圧性尿失禁……経産婦である中年女性に多い骨盤底筋群(こつばんていきん)の脆弱(ぜいじゃく)化で、咳やくしゃみなど腹圧上昇時に少量の尿が漏れる状態。骨盤底筋群の訓練を行い、外尿道括約筋(がいにょうどうかつやく)収縮のためβ刺激薬を投与することもある。**
- **溢流(いつりゅう)性尿失禁……前立腺肥大症などで慢性尿閉があると起きやすくなる。原疾患となる前立腺肥大症の治療を行う。**
- **反射性尿失禁……脊髄損傷や神経疾患によって尿意を感じることができず、膀胱がいっぱいになると尿意がなくても大量の尿が漏れる状態。**

「尿失禁」の分類と特徴

分類		特徴（原疾患）
機能性尿失禁		排尿機能は正常だが、身体運動機能の低下や認知症などのために、トイレへの移動が間に合わなかったり、トイレでの排泄動作ができずに漏れてしまう
器質性尿失禁	切迫性尿失禁	切迫した尿意があり、我慢できずに漏れてしまう（パーキンソン病、過活動膀胱、脳梗塞など）
	腹圧性尿失禁	骨盤底筋群の弱化により、咳、くしゃみなどの腹圧上昇時に起こる（経産婦の中年以降の女性に多い）
	溢流性尿失禁	慢性的な尿閉で、残尿量が大量になると膀胱内圧が上昇し、少しずつ尿が漏れ出る（前立腺肥大症）
	反射性尿失禁	膀胱に尿がたまると、尿意がないのに排尿が起こる（脊髄損傷、神経疾患）
	完全(真性)尿失禁	膀胱に尿をためておけず、だらだらと尿が漏れる（術後の膀胱神経の損傷）

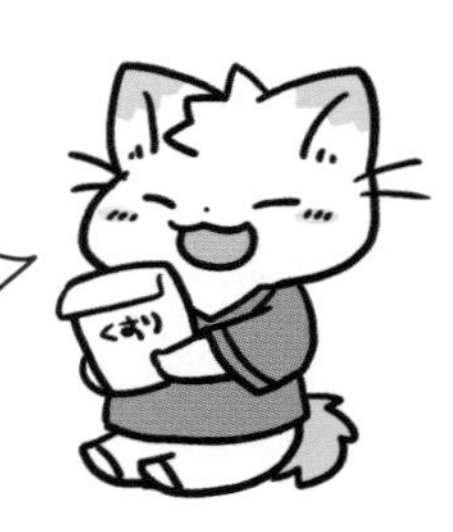

斉藤先生のワンポイント講座

尿失禁がある高齢者への援助は、失禁の原因を探り、それに応じた排尿介助、誘導を行います。排尿の失敗は自尊心を大きく傷つけるので、温かな態度を心がけましょう。すみやかに下着を換えて清潔の保持に努め、安易におむつを使用することは避けます。

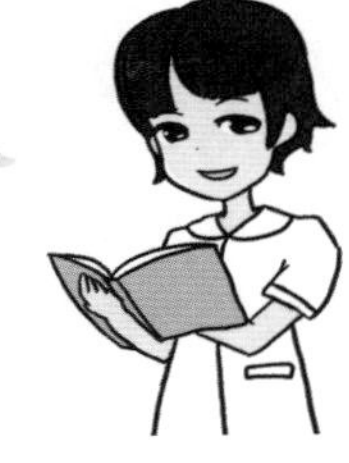

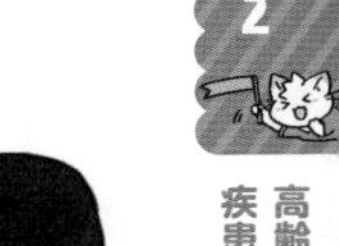

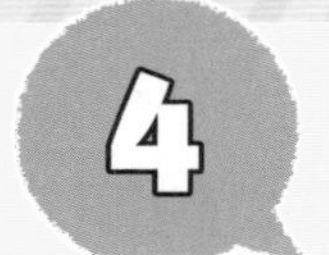

出る度

4 便秘・下痢

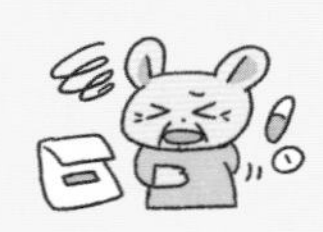

高齢者は下痢や便秘も起こしやすくなります。その原因や援助のしかたを見ていきましょう

便秘

高齢者の便秘の要因は、**腹圧（腹筋力）の減退、直腸内圧の閾値（いきち）の上昇や腸管の蠕動運動の低下といった器質的なもの**と、運動量・食事量の減少や脱水、介護者への心使いなどから便意を抑制することなど多彩です。また大腸癌などの腸疾患がないかどうかを念頭に置くことも必要です。

便秘になると、食欲不振、腹部膨満（ぼうまん）、腹痛、排便時に痛みを伴うなどの影響があります。

便秘の予防と援助のしかた

- 排便の状態や便の性状などを観察する。
- 食物繊維の多い食品と水分の摂取を促す。
- 適度な運動を勧める。
- 朝、便意がなくても毎日トイレに座ってみるなど排便習慣をつける。
- 腹部マッサージや温罨法（おんあんぽう）が効果的。
- 浣腸や摘便が習慣化しないように注意する。

下痢

高齢者の下痢は、**感染やストレスによる自律神経の乱れなどが要因**です。下痢は、脱水、電解質異常、体力の消耗といった影響があります。

下痢の予防と援助のしかた

- 水分や電解質を補給する。
- おかゆなどで炭水化物の補給をし、消化・吸収のよい食事にする。
- 心身の安静と保温を心がける。
- できれば排便のたびに肛門周囲を洗浄し、保清に努める。

睡眠障害

出る度

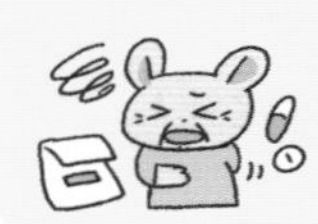

高齢者はいろいろな「睡眠障害」を起こしやすくなります。予防法と援助のしかたを押さえましょう

睡眠障害

高齢者は、寝つきが悪い、眠りが浅い、中途覚醒、多相睡眠（1日に何度も寝たり起きたりする）など、**タイプの違う睡眠障害が同時に起きやすくなります**。原因も身体的・環境的・心理的要因など多彩です。

睡眠障害の予防と援助のしかた

- **日中はできるだけ体を動かし、昼寝は30分以内とする。**
- **精神的安定を図るため、傾聴に努めて不安などの思いを受け止める。**
- **入眠前の足浴やマッサージが効果的。**
- **睡眠薬は副作用が出やすいため、安易に用いないようにする。**
- **適切な室温、夜間の足元灯、騒音の防止など環境を整備する。**

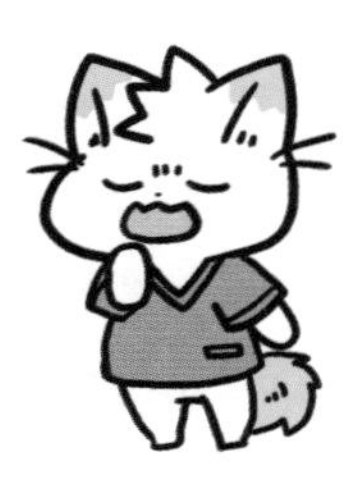

斉藤先生のワンポイント講座

256ページに出てくる「閾値」という言葉ですが、よくわからない方も多いのではないでしょうか。
閾値はハードルのようなものだと考えてください。ハードルが上がると飛び越えられなくなりますよね。それと同じで、「直腸内圧の閾値」が上がると、便意を感じにくくなります。「痛みの閾値」といった使い方もしますので、この考え方は覚えておいてください。

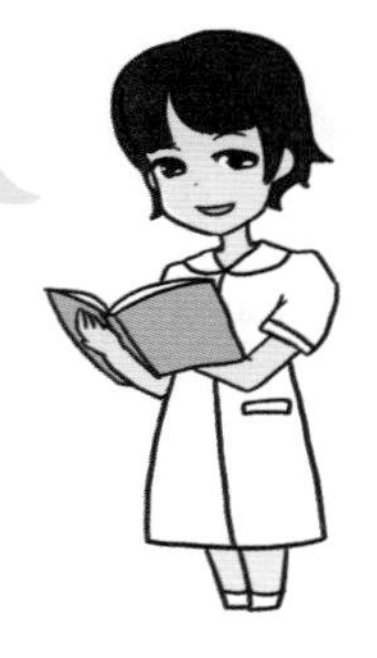

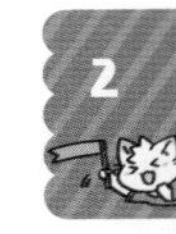

6 掻痒症

出る度

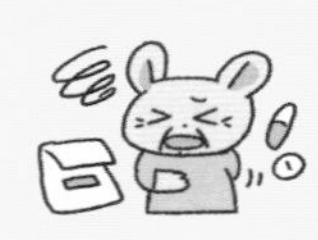

皮膚に疾患がないのにかゆくてたまらなくなる「掻痒症」。高齢者に起きやすい疾患です

掻痒症は、**皮膚に疾患がないにもかかわらず皮膚が痒くてたまらなくなり、掻いたりこすったりせざるを得なくなる状態**をいいます。

高齢者に多い皮膚掻痒症は以下の3種類です。

- **汎発性皮膚掻痒症……全身に起こる痒み。皮膚の老化によるものから、肝疾患や腎疾患によるものなど多彩。**
- **限局性皮膚掻痒症……外陰部や肛門部の不潔が誘因で痒みが生じやすく、前立腺肥大症、痔、尿や便の刺激などで起こる。**
- **老人性皮膚掻痒症……老人性乾皮症が基礎疾患で、体幹・四肢に好発し、掻破（掻きこわす）することで皮膚に湿疹などが生じる。日本では夏より、乾燥する冬に増悪することが多い。**

掻痒症の治療と予防・援助

掻痒症には尿素含有軟膏、ヘパリン類似物質軟膏を保湿目的で塗布します。米ぬか入り入浴剤は保湿効果があるため有効ですが、**硫黄成分入りの入浴剤は乾燥状態を悪化させるため使用を控えます**。

予防には、入浴の温度は38～40℃程度とし、高温の湯や長時間の入浴は避け、体を洗うときは刺激の少ない弱酸性洗浄剤を使用し、優しく洗います。また、入浴後には保湿クリームなどを塗ります。

衣類・寝具は化学繊維を避け、木綿のものとし、皮膚への掻破を最小限とするため、爪は短く切っておきます。

長時間の電気こたつや電気毛布の使用は乾燥を誘発するので避け、居室の湿度は40％以下にならないように努めます。

不潔が原因の限局性皮膚掻痒症の場合は、局所の保清に努めます。

「皮膚掻痒症」の悪循環

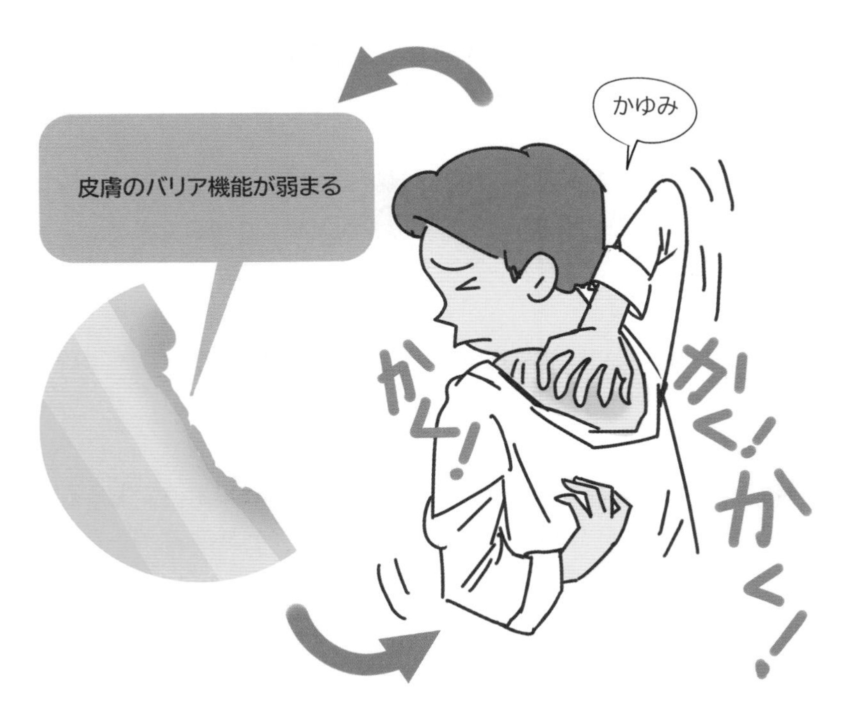

皮膚を守るためにも
とにかく乾燥に
注意しよう！

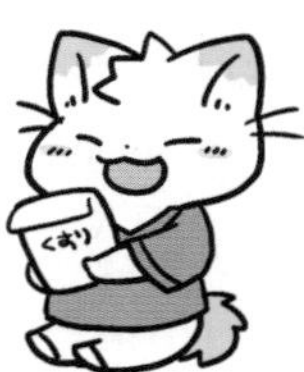

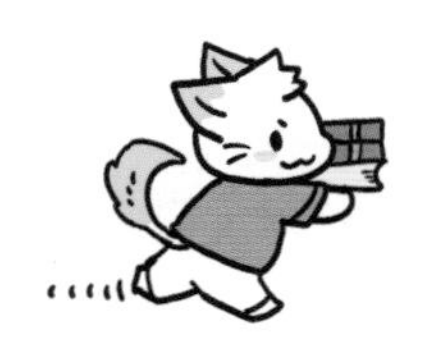

出る度

認知症

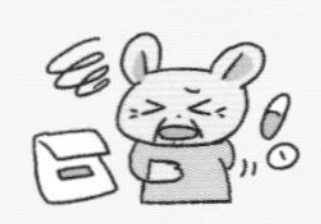

超高齢社会の今、「認知症」は避けて通れません。種類や症状、看護を見ていきましょう

認知症とは、一度正常に発達した認知機能が脳の後天的な障害によって低下し、社会生活や日常生活に支障をきたすようになった状態です。

認知症の症状

認知症の症状は、**認知機能障害（中核症状）**と**行動・心理症状（BPSD）**に分けることができます。

認知機能障害（中核症状）

認知機能障害（中核症状）は脳の働きが低下することによって生じる症状で、**記憶障害**（単なる物忘れでは説明できない）、**見当識障害**（時間や場所などがわからなくなる）、**思考・判断力低下**（相手や周囲の状況を認識して、その場に適した決定をすることができない）、**遂行機能障害**（計画を立てて順序よく物事を行うことができない）、**言語障害**（聞く・話す・読む・書くといった言語に関する機能が失われる）、**失行**（体を動かせるにもかかわらず、行動の方法がわからなくなる）、**失認**（目・耳・鼻などに異常がないにもかかわらず視覚・聴覚・嗅覚などの感覚がわからなくなる）などの認知機能の障害をいいます。

行動・心理症状（BPSD）

行動・心理症状（BPSD）は、認知機能障害を持った人が身体的・環境的・心理的要因などの影響を受けて出現するものです。本来の性格や家族の対応などが影響して、**妄想**（事実ではないことを本人が信じきってしまう思考の障害）、**抑うつ**（気がめいってしまう）、**徘徊**（あてもなく歩き回る）など、様々な症状が現れます。

BPSDは、すべての認知症患者に現れる症状ではありません。

「認知症」の主な認知機能障害（中核症状）

認知機能	症状名	症状の内容
全般性注意	全般性注意障害	必要な作業に注意を向けてそれを維持し、適宜選択、配分することができない。いろいろな作業でミスが増える。ぼんやりして反応が遅い
実行機能（遂行機能）	実行機能障害（遂行機能障害）	物事を段取りよく進められない（例：調理の手順がわからなくなる）
記 憶	健 忘	前向性健忘：発症後に起きた新たなことを覚えられない 逆行性健忘：発症前のことを思い出せない
言 語	失 語	発語、理解、呼称、復唱、読み書きの障害
	失 書	書字の障害、文字想起困難や書き間違い
計 算	失 算	筆算、暗算ができない
視空間認知	構成障害	図の模写、手指の形の模倣などができない
	地誌的失見当識	よく知っている場所で道に迷う（アルツハイマー病で初期から現れやすい）
	錯視、幻覚※	無意味な模様などを人や虫などに見間違える。実際にはないものが見える（レビー小体型認知症で初期から現れやすい）
行 為	失 行	肢節運動失行：細かい動きが円滑に、かつ上手にできない 観念運動性失行：バイバイなどのジェスチャーができない 観念性失行：使い慣れた道具をうまく使えない
社会的認知	脱抑制	相手や周囲の状況を認識し、それに適した行動がとれない

※幻覚は中核症状、行動・心理症状の両方で見られる。レビー小体型認知症における幻視やレム睡眠行動障害は中核症状と捉えられる　（「認知症疾患診療ガイドライン 2017 改」日本神経学会）

「認知機能障害（中核症状）」と「行動・心理症状」

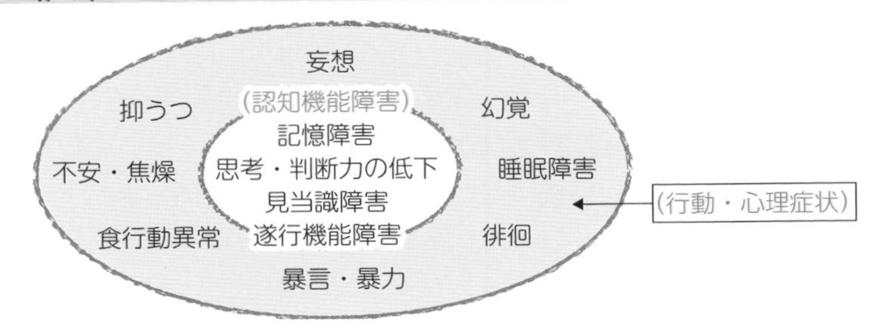

主な認知症の種類と特徴

アルツハイマー病

アルツハイマー病は、アミロイドβ蛋白とタウ蛋白が脳に過剰蓄積することが原因と考えられています。**若い人でも起こりますが年齢とともに増加し、徐々に進行**していきます。**早期から病識が欠如し(本人は症状を自覚しない)、記憶障害、見当識障害、失行など脳の機能全体が低下**していきます。

血管性認知症（脳血管性認知症）

血管性認知症（脳血管性認知症）は脳梗塞や脳出血などに引き続いて起こるもので、急激に発症します。**脳血管病変部位に応じて様々な症状を示す「まだら認知」**となります。

レビー小体型認知症

レビー小体型認知症は、後頭葉の血流低下が見られます。一般的な認知機能障害のほか、**初期に非常にリアルな幻視を見る**ことがあります。本人は「そんなことはあり得ない」という違和感はありますが、それに基づく妄想や不安が強くなります。またレビー小体が脳幹に沈着するとパーキンソン症候群が出現します。

前頭側頭型認知症（ピック病）

前頭側頭型認知症（ピック病）は、初期には怒りっぽくなるなどの性格変化から、万引きや窃盗といった**反社会的な行為をくり返す**ようになりますが、病識がないため反省することもありません。次第に記憶障害や失語などの神経症状が現れて、重度の認知症となります。

認知機能の評価（MMSEと長谷川式スケール）

MMSE（ミニ・メンタル・ステート検査）は、国際的に広く用いられる動作性を含む認知症スクリーニング検査です。30点満点で評価します。

改訂長谷川式簡易知能評価スケールは、日本で広く用いる認知症スクリーニング検査で、簡単な質問に言語で回答してもらって評価します。

「認知症」の主な種類と特徴

	アルツハイマー病	血管性認知症（脳血管性認知症）	レビー小体型認知症	前頭側頭型認知症（ピック病）
好発年齢	70歳くらいからが多い	50歳くらいからが多い	50歳以降	50～60代に多い
性別	女性に多い	男性に多い	男性に多い	性差なし
経過	徐々に進行	発症は急速で、進行は段階的	徐々に進行	徐々に発症し、急速に進行
初発症状	著明な記銘力障害、記憶障害、言語理解低下	頭痛、めまい、しびれ感、不眠、抑うつ、物忘れ	睡眠時の異常行動（レム睡眠行動障害）、睡眠障害、抑うつ	著明な人格崩壊、反社会的行動（衝動的行動、窃盗、虚言など）、常同行動（くり返しの散歩など）
病理所見	側頭葉内側の萎縮（海馬の萎縮が著明）から始まる、脳室拡大、脳溝開大、神経原線維と老人斑出現	脳血管性動脈硬化、多発性脳梗塞（ラクナ梗塞）	大脳皮質周辺に多数のレビー小体の出現、神経細胞の脱落	大脳皮質（前頭葉、側頭葉）の限局萎縮、ピック細胞の出現
病識	早期から欠如	晩期まである程度保持	早期から欠如	初期からまったく欠如
精神症状	全般性認知症、性格変化、見当識障害、保続、物盗られ妄想、被害妄想	まだら認知症、夜間せん妄、記銘力障害	せん妄、人格変化、幻覚（とくに幻視）、錯乱	滞続言語（同一語句の反復）、人格変化、記憶障害、考え無精、時刻表的行動
感情	多幸、平坦化、鈍化	感情失禁、易変化	無気力、興奮、錯乱をくり返す日内変動が激しい	感情鈍麻、うつ傾向、無関心
合併症状	人物誤認などの失見当識、失語、失認、失行	脳血管障害による片麻痺、運動麻痺、けいれん発作、失語、失認、失行	パーキンソン症候群、自律神経障害（起立性低血圧など）、失語、失行	脳血管障害の既往はない、失語、錐（すい）体外路（たいがいろ）障害

認知症高齢者の看護

具体的対応の基本

認知症の症状は、周囲の人の対応の仕方で増悪することもあるため、まずは**人格を尊重し、受容的・支持的に関わることを心がけ、高齢者のペースに合わせた対応**をします。認知症患者は妄想のため、事実ではないことを言うこともありますが、訂正や指摘はせずに寛容な態度で受け入れ、信頼関係を築くように努めましょう。できることは自分でやってもらい、残存機能に働きかけることで認知症の進行を遅らせることができるとされています。

行動・心理症状（BPSD）と生活への影響とアセスメント

興奮や徘徊、せん妄、異食（ティッシュなど食べ物以外を食べる）、被害妄想、機能性尿失禁などは、根底に不安があることが原因のひとつになります。**どんな不安がその行動を起こさせるのかアセスメントしながら、受容・共感し、寄り添う姿勢**が患者の安心につながります。

認知症の治療

認知症の治療には、薬物療法と非薬物療法があります。

薬物療法

現在、認知機能障害を根本的に治療する薬はありませんが、症状の進行を遅らせるものとして、**コリンエステラーゼ阻害薬**（副作用：下痢、吐き気、眠気、動悸など）、**NMDA 受容体拮抗薬**（副作用：便秘、下痢、吐き気、めまい、頭痛など）が使用されています。

非薬物療法

行動・心理症状（BPSD）に対しては、薬物療法よりも非薬物療法を優先的に行います。非薬物療法の代表的なものに運動療法（ラジオ体操など）、音楽療法（なじみの深い童謡を聞いたり歌うなど）、回想療法（患者の過去を聞き手が受容的、共感的、支持的に傾聴することで心を支える）、**バリデーション療法**（認知症患者とコミュニケーションをとる方法のひとつ。患者の言動を意味のあるものとして捉え、認め、受け入れる）などがあります。

認知症患者との関わり方

認知症高齢者は
認知機能だけ
ではなく筋力低下や
体力の低下など
身体機能の低下も
みられる
→すべて介助
すると筋力が
さらに低下する

くつを
おいたので
ご自身で
はいてみましょう

Aさん
ダメですよ!!
うわあああ
ベッドから
起きないで
ください!!
異食や
失禁など
ダメ!!と
否定しない

なぜ
この行動を
したんだろう
あっ!
モノをとろうと
したのか!
よいしょ
ありがとう
起きないで
すむように
セットしよう
なぜ
その行動
を行うのか
考えることが
看護♪

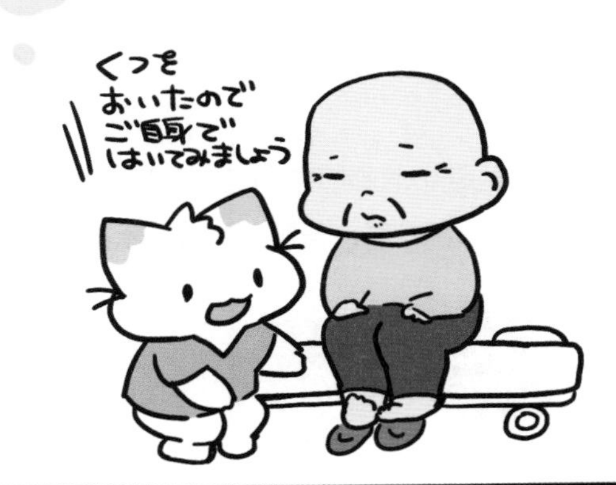

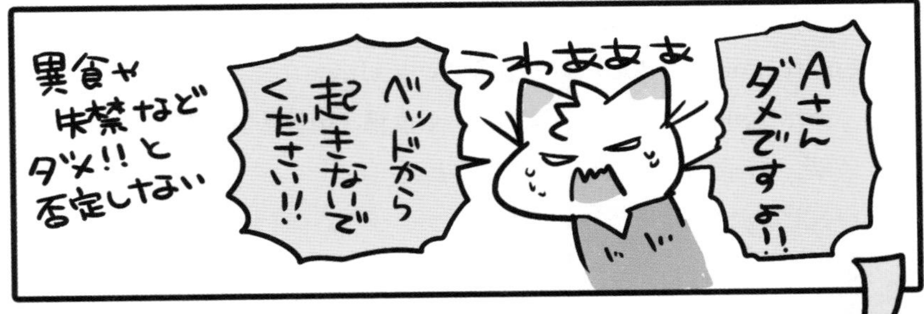

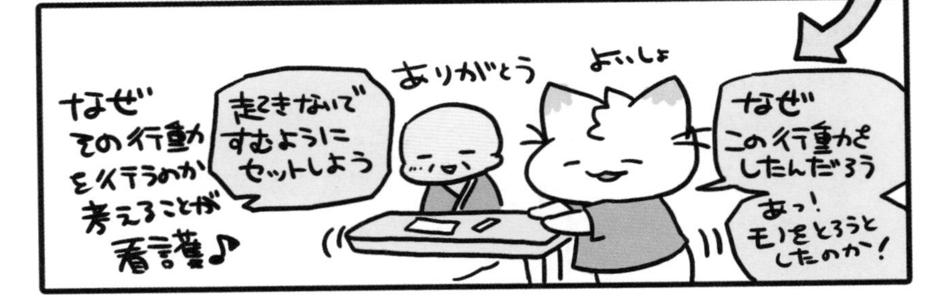

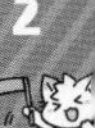

2

高齢者に特有の症候・疾患・障害と看護

斉藤先生のワンポイント講座

認知症の非薬物療法としては、折り紙や絵本、ぬいぐるみなども効果的です。

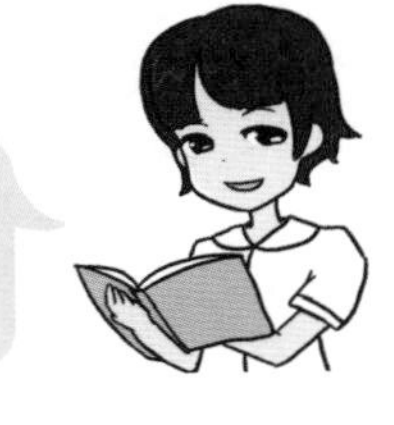

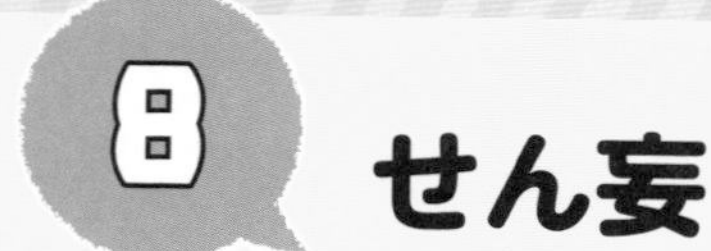

出る度

せん妄

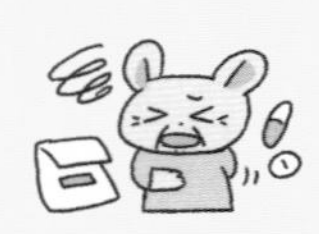

「せん妄」は高齢者に多い一過性の意識精神障害です。原因や治療法について見ていきましょう

せん妄(もう)は、**軽い意識障害(JCSでⅡ−10:普通の呼びかけで容易に開眼する)があり、幻覚、妄想、興奮が加わる状態**です。突然発症し(とくに夕方から夜間に多い)、数日から数週間で治まる一過性の症状です。

せん妄の原因

せん妄の原因は、以下の頭文字をとったDEMENTIAで分類します。

- D/Drug(薬)……睡眠薬や抗ヒスタミン薬、麻酔薬、抗不整脈薬など。
- E/Environment(環境)……手術後やICU収容中など。
- M/Metabolic(代謝)……高血糖、低血糖、甲状腺機能低下、ビタミンB欠乏、肝不全、腎不全、低酸素など。
- E/Electrolytes(電解質)……脱水、低ナトリウム、高ナトリウム、アルカローシスなど。
- N/Neoplasm(腫瘍)……悪性腫瘍、脳腫瘍など。
  /Neurological(脳神経)……脳血管障害、クモ膜下出血など。
- T/Toxic(中毒)……CO_2ナルコーシスなど。
  /Trauma(外傷性障害)……頭部外傷など。
- I/Infection(感染)……肺炎、敗血症、髄膜炎、尿路感染症など。
- A/Alcohol(アルコール)

せん妄の治療と看護

原疾患が明らかな場合は原疾患の治療を優先します。せん妄の原因となる薬物は見直しが必要ですが、必要によって睡眠薬を考慮します。夜間せん妄は暗くなると悪化するので照明は付けたままにしますが、ICU収容中は昼夜の覚醒リズムが必要です。

「せん妄」の原因「DEMENTIA」

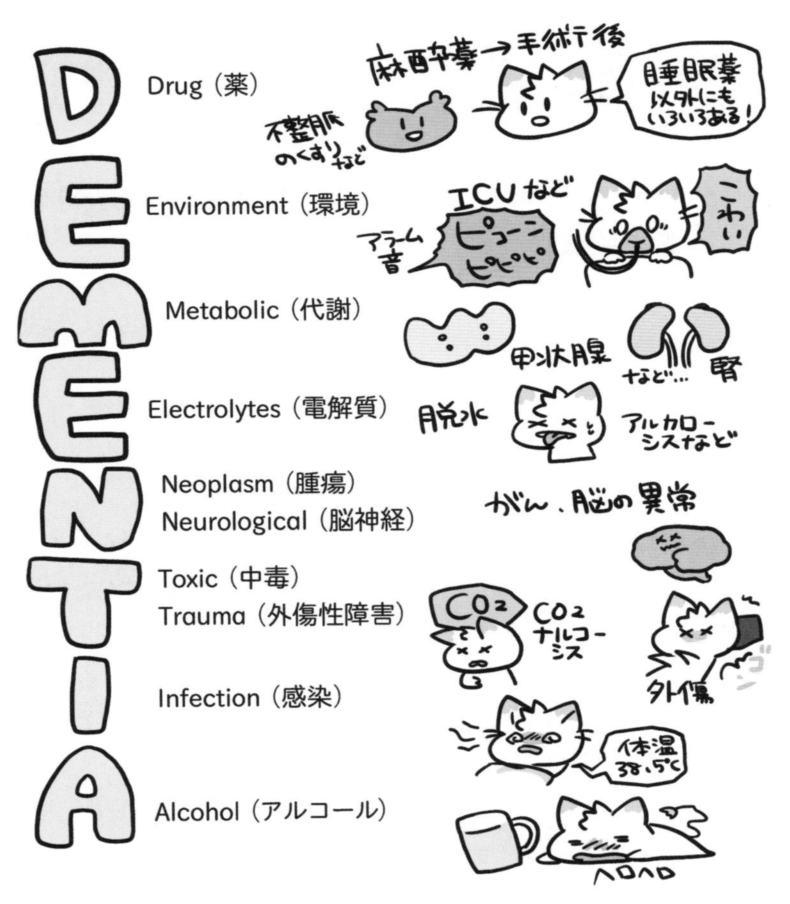

斉藤先生のワンポイント講座

JCS（ジャパン・コーマ・スケール）による意識状態の評価方法については、シリーズ２巻で解説しています。

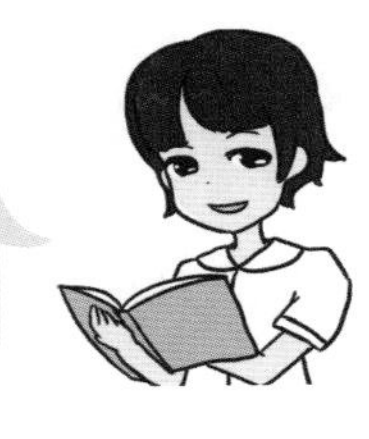

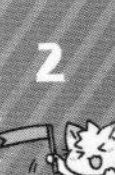

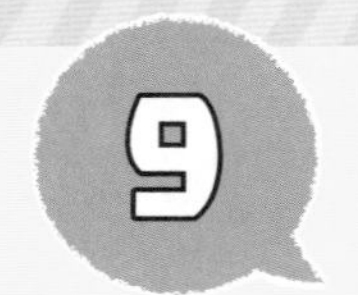

骨粗鬆症

出る度

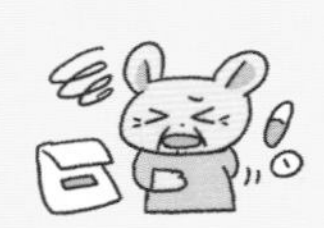

高齢者に起きやすい「骨粗鬆症」は骨強度の低下で起きます。原因や治療法を見ていきましょう

骨粗鬆症(こつそしょう)は**骨強度（骨密度と骨質）が低下し、骨折のリスクが増大した状態**です。骨粗鬆症によって起きる骨折は、脊椎椎体部(せきついついたい)圧迫骨折（自分の体重の圧力で骨がつぶれる）、大腿骨頸部(だいたいこつけい)骨折（転倒時に股関節への体重の圧迫やひねりで骨折する）、橈骨遠位(とうこつえんい)部・上腕骨近位(きんい)部骨折（ひじへのひねりで骨折する）などが代表的です。

骨粗鬆症の主な原因

- **加齢による骨形成（骨にカルシウムを吸着させる作用）の低下**
- **閉経後のエストロゲンの分泌低下……エストロゲンは骨吸収（骨からカルシウムが溶け出す）を抑制する作用があるため、卵巣機能の低下した閉経後の女性に発生しやすくなる。**

そのほか、運動不足、腎機能低下によるビタミンD活性化障害、食事量減少、喫煙、飲酒、カフェインの過剰摂取、薬の副作用なども原因となります。

骨粗鬆症の治療と看護

骨粗鬆症は、薬物療法として**ビスホスホネート製剤**（骨吸収抑制作用）、**SERM**（エストロゲンのバランスを調整する）などが第一選択となります。

また、食事療法として、カルシウムを多く含む食品（牛乳・乳製品、小魚緑黄色野菜など）、ビタミンDを多く含む食品（鮭、サバ、マグロ、うなぎ、イワシ、シイタケなど）、ビタミンKを多く含む食品（納豆、緑黄色野菜など）の摂取を促し、リンを多く含むインスタント食品、食塩、カフェインなどは控えます。

また、日光を浴びながらの軽い運動は骨形成を促すので、習慣的に行うようにします。

「骨粗鬆症」が起きるしくみ

骨粗鬆症 骨の吸収と骨の形成のバランスが崩れて起こる

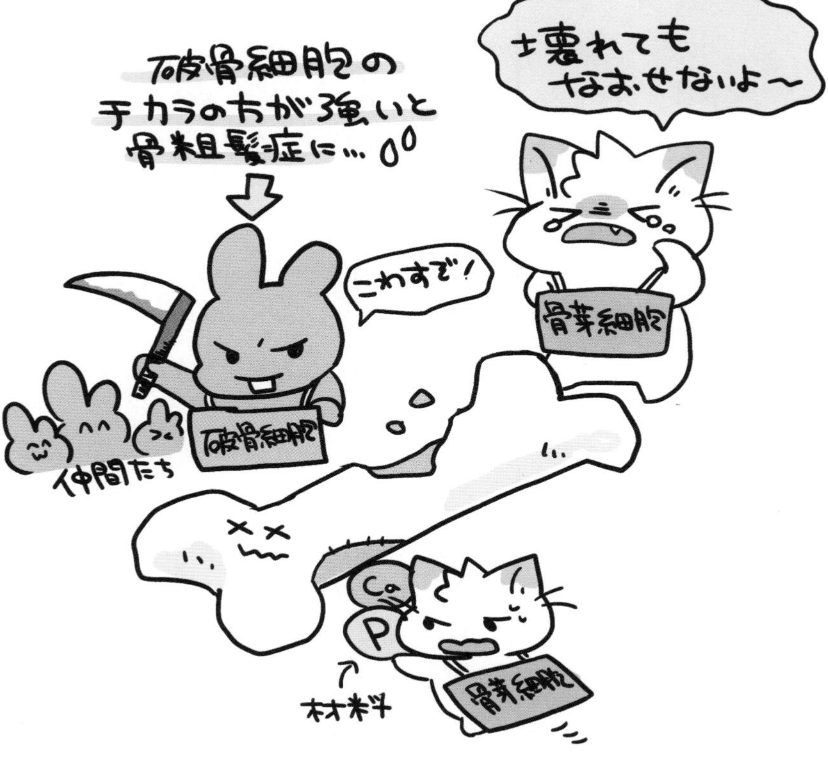

破骨細胞のチカラの方が強いと骨粗鬆症に…

壊れてもなおせないよ〜

こわすぞ!

破骨細胞

骨芽細胞

仲間たち

Ca

P

材料

骨芽細胞

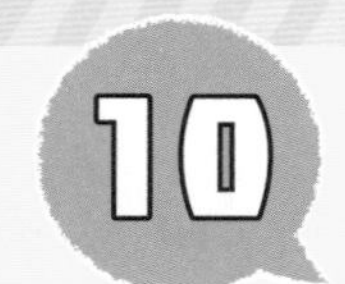

10 感染症

出る度

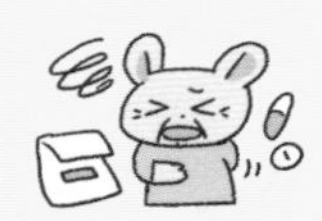

高齢者がかかりやすいのが「感染症」です。どんなものがあるか、ここで見ていきましょう

高齢者は加齢による免疫力・予備力の低下などで、感染症を起こしやすくなります。高齢者がかかりやすい主な感染症を見ていきます。

MRSA（メチシリン耐性黄色ブドウ球菌）

MRSA（メチシリン耐性黄色ブドウ球菌）は常在菌で、通常の抵抗力のある健康な人が感染しても問題はありませんが、多くの抗生物質に耐性を持つため、抵抗力の弱い高齢者、免疫不全状態の患者がいる病棟では院内感染に注意しなければなりません。**MRSA 感染者が入院する場合は原則として隔離し、看護者が媒介とならないように手洗い、ガウンテクニックを厳重に**します。治療にはバンコマイシンなどを使用します。

ノロウイルス感染症

ノロウイルス感染症は、秋から冬に多く発生するノロウイルスによる感染性胃腸炎です。ノロウイルスは二枚貝（とくにカキ）の中に常在し、カキの生食や不十分な加熱、ノロウイルス感染者の吐瀉（としゃ）物や排泄物などから感染し、吐き気、嘔吐、下痢が主症状です。

感染者の排泄介助にあたっては、ディスポーザブル手袋・ガウン・マスクを着用し、終了後は衛生学的手洗いを行います。エタノールは効果がないので、リネン（寝具）や衣類の**消毒には次亜塩素酸（じあえんそさん）ナトリウムを使用**します。現在、ノロウイルスに対する抗ウイルス薬はないため、脱水に対する水分・電解質補給などの対症療法を行います。

疥癬

疥癬（かいせん）は**疥癬虫（ヒゼンダニ）の寄生によって生じる感染症**で、手指や指間などに見られる線状の発疹（ほっしん）が特徴です。皮膚の柔らかい部分に丘疹（きゅうしん）、小発疹、小結節、膿疱（のうほう）ができ、体が温まったときに掻痒感が激しくなります。体を清潔に保ち、衣類や寝具を毎日交換して煮沸消毒を行います。

高齢者がかかりやすい「感染症」とは？

MRSA
普段は皮膚にいるよ
医療者など抵抗力のある人は何ともないことが多い
↓
患者さんに感染すると重症化することも
バンコマイシンが治療に使える
他の抗生剤は耐性あり…
高熱…
ノロウイルス
カキにすんでいたりするよ！
生ガキはちゅうい！
うっ
嘔吐
ぐるるる
下痢
いつも使っているアルコール消毒は効かない
次亜塩素酸ナトリウム
出たもの（吐物、便）を介して感染する
疥癬
ヒゼンダニ
かゆい
・掻きむしらないように（爪を切る）
・清潔に保つ（衣類、フトンも）
手あらいも必ずイテラ！
自分や周りに感染しないように対応するときは対策を統一してなるべく少人数でイテラよ！

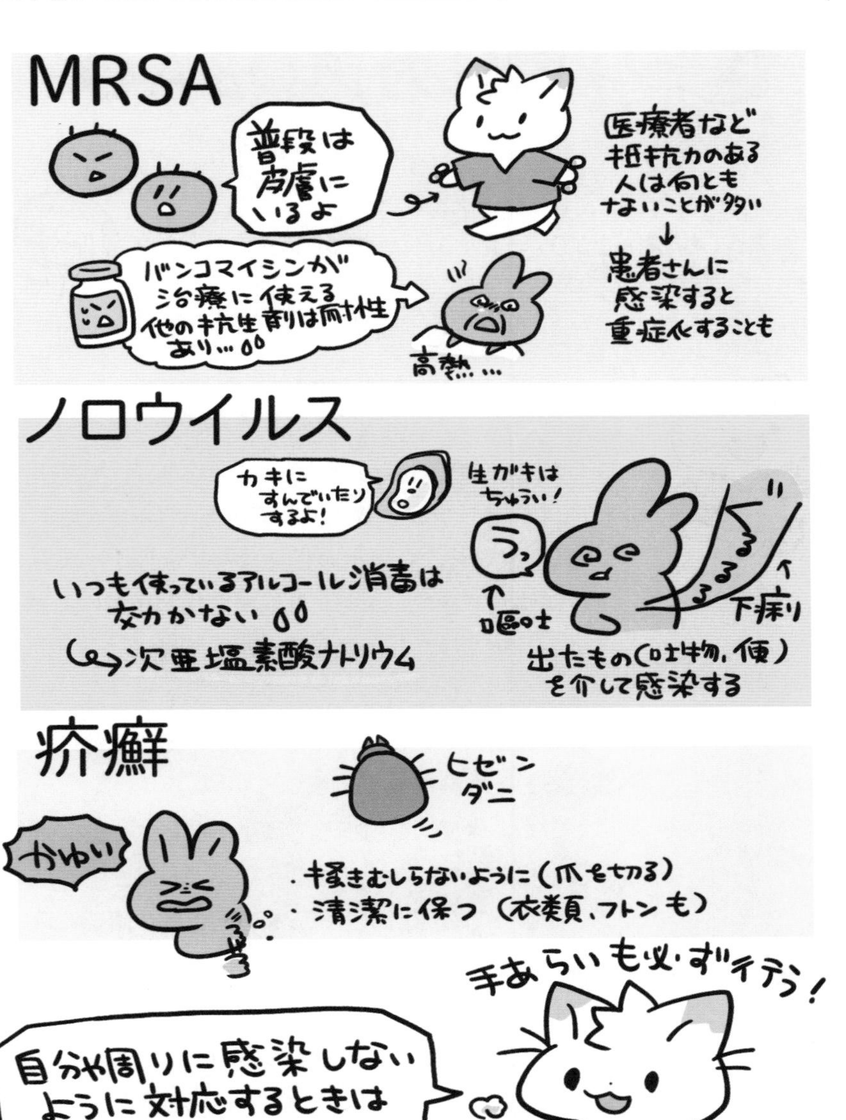

かげさんの
ちょっとひとやすみ

*国試対策Q&A ⑧

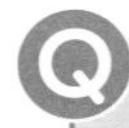

Q 頑張っても成績が上がらず、受かるか心配でつらいです……。

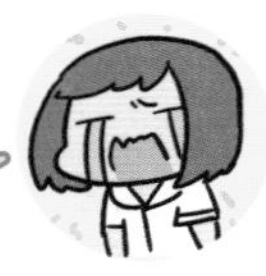

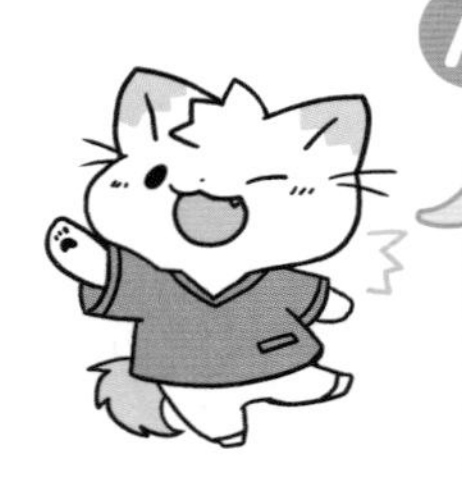

A
頑張りは必ず報われます!!

私もかつて「自分で頑張ったと思っていても、成果が出なかったら頑張っているとはいえない」といわれ、「これ以上頑張るなんて無理！　自分は勉強ができないんだ」と悩んだことがあります。でも、そんなことはありません！　成績アップにはつながらなくてもその頑張りはちゃんと残っていて、働いているときにそのときの知識に助けられることもあります。

でも、看護師を目指して頑張るならば、国家試験合格につなげなくてはならないのも確か。

頑張っても成績が上がらないときは、頑張る場所を変えてみましょう。たとえばノートをつくっても成績に反映されなければ、問題を解くことを頑張ってみたり……。自分の目的に合った頑張る場所を探すためにも、たくさんの勉強の手段を知っておくのがコツですよ。

今まで頑張ってこられたのだから、もう少し！改めて前に進んでみてください。応援してます！

第3章

第4部 老年看護学

治療を受ける高齢者の看護

高齢者の患者さんは治療やリハビリだけでなく終末期のポイントにもかかってくるよ。とくにDNRは、入院時から本人や家族へ説明することがあって、悩ましい問題。看護師として何が行えるか考えながら学ぼう！

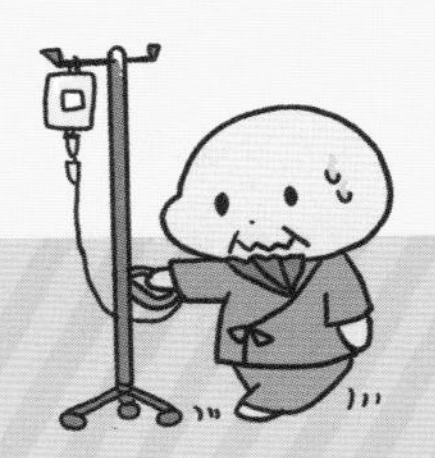

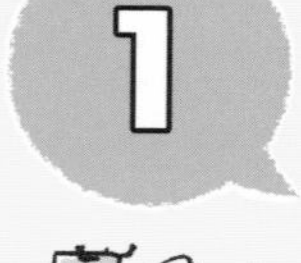

高齢者の治療における注意点

出る度

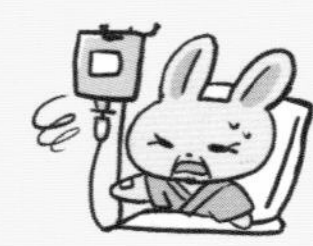

高齢者は身体的機能の低下や複数疾患の合併が多く、治療には他の年齢層とは違った配慮が必要になります

薬物療法の注意点

高齢者は肝機能の低下により、薬物の解毒機能が若年者より低下しており、腎機能の低下や体内水分量の減少により薬物が体内に蓄積して副作用が出やすくなります。

まず問題なのは、薬を飲み忘れる、あるいは飲んだことを忘れて二重に服用してしまうなどの**服薬コンプライアンスの低下**です。1回分の薬を1包にまとめる、見やすく大きな文字（赤・オレンジなどの暖色系）で「朝食後」などと記入するといった、服薬の間違いを起こさないような工夫が必要です。

また、薬の副作用の多くは、高齢者に頻度の高い疾患の症状とよく似ています。**十分な観察と異常の早期発見に努める必要**があります。

さらに、誤嚥しないような体位や飲み方を指導することも必要です。

手術療法の注意点

高齢者は若年者に比べて術後の回復が遅く、様々な合併症を起こしやすくなります。**手術および予後について、わかりやすい説明を十分に行う**ことを心がけましょう。

自分の感情を押さえて「先生にお任せします」という高齢者は多いですが、不安が強いまま手術に臨むと、術後せん妄などの精神障害を起こしやすくなります。術前は患者の不安を聞き取り、術前オリエンテーションの時間を十分にとって、丁寧に説明します。十分な睡眠、栄養・水分補給、既往症のコントロールを行って、手術による侵襲を最小限度にするよう努めます。

術後は呼吸器合併症、深部血管血栓症、不整脈、**術後せん妄**などを起こしやすいので、早期発見と予防に努めます。医師の指示のもと薬剤による疼痛（とうつう）緩和を行って、睡眠の確保や早期離床の促進を図ります。

高齢者の治療で注意すべき点とは？

薬物療法

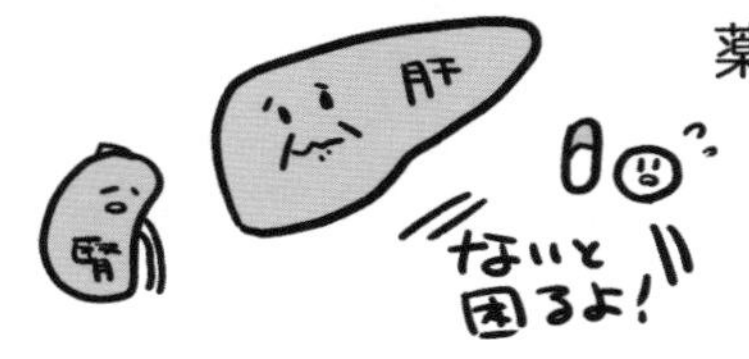

薬は必要だけど加齢により肝機能・腎機能が低下しているので、副作用が出現しやすくなっている
→患者さんが使っている薬の内容を知って異常の早期発見を！

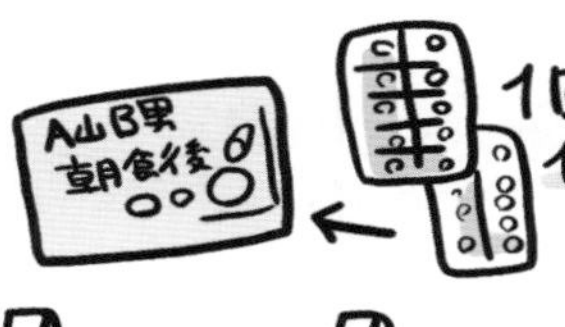

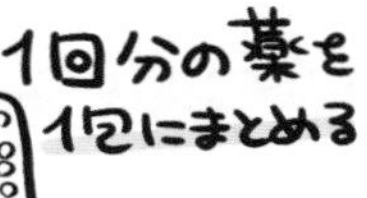

服薬コンプライアンスの低下を予防する

- 飲み忘れ
- 二重に飲む
- 違う薬を飲む

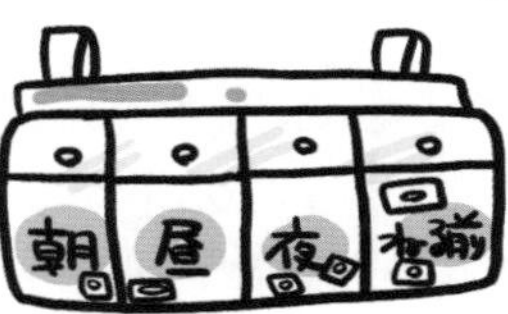

見やすい表示
(大きさ、色)

手術療法

聞いても
わからないから
お任せします

不安そうにしている……
手術オリエンテーションを
行ってゆっくり説明しよう

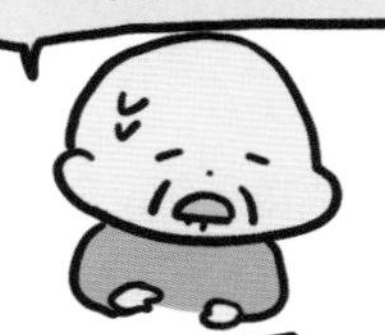

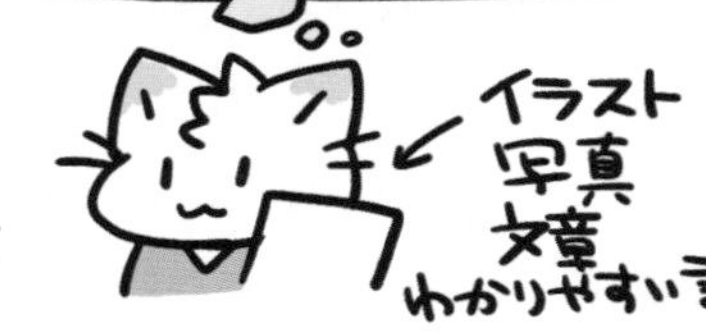

不安なままだと術後せん妄が起こることも

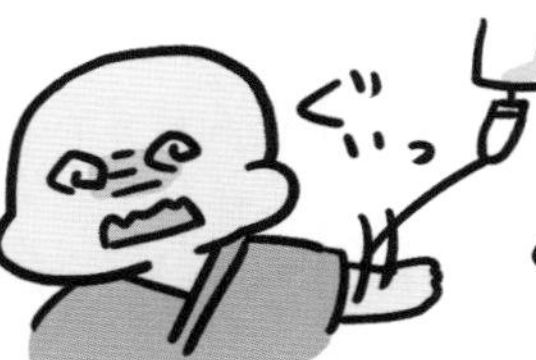

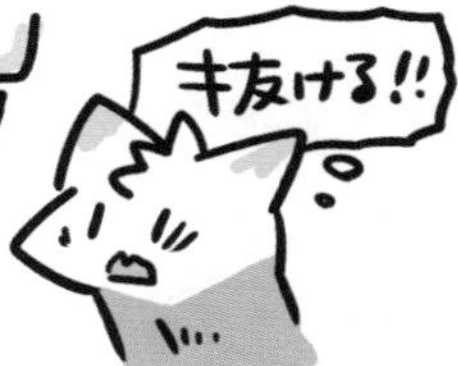

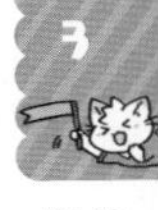

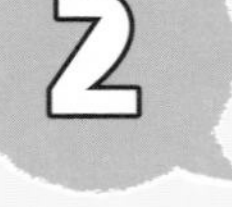

出る度

高齢者のリハビリテーション

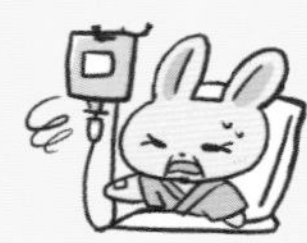

高齢者のリハビリは、若い人とは目標が少し異なります。向き合い方や経過別に何をするか見ていきましょう

高齢者のリハビリテーションでは、

①残存機能を維持する

②廃用症候群を予防する

③ ADL の障害を最小限にして、可能な限り自立した生活を送ることができるようにする

の３つが目標となります。

リハビリテーションを受ける高齢者の看護

早期からのリハビリテーションが効果的ですが、無理をせず、障害受容の段階に応じて痛みのない範囲でゆっくりと行います。

できるようになった動作は日常の生活の中に取り入れていき、転倒や骨折・脱臼(だっきゅう)などの予防に十分に注意しながら行います。

経過別リハビリテーション

急性期リハビリテーションは、二次的合併症・廃用症候群の予防と機能回復に向けた ADL の獲得が目標になります。患者の全身状態をモニタリングしながら行います。

回復期リハビリテーションは ADL の向上、残存機能の増強、在宅復帰などを目標とします。必要に応じて住宅改修や福祉用具の導入も検討します。

維持期リハビリテーションは、上記で獲得した機能の維持を目標とします。自宅や施設での生活、社会参加に向けた精神的な支援も必要です。

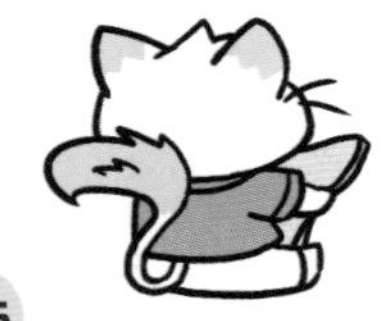

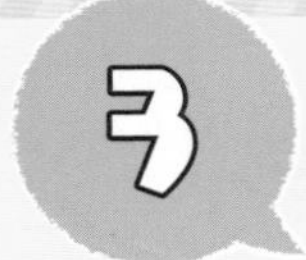

出る度

終末期の意思表示

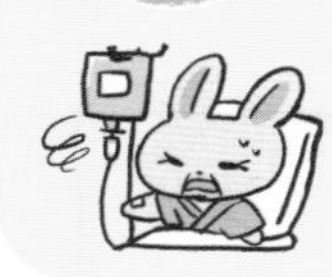

誰にでも訪れる終末期には患者の意思表示が大切です。シリーズ２巻でも詳しく解説しています

日本では法的に認められた終末期に対する個人の意思表示方法はありませんが、以下は本人の意思表示として認識されています。

また、どのような意思表示があっても、臨死期には本人や家族に寄り添い、共感的に傾聴しながら、人間としての尊厳を保てるようなケアを行います。

アドバンス・ディレクティブ

アドバンス・ディレクティブは**十分な意思決定能力があるうちに、自分の終末期に対しての希望を示しておく**ことです。また本人だけではなく、将来の意思決定能力の低下に備えて、本人とその家族がケア全体の目標や具体的な治療・療養について話し合い、もしものときに自分がどんな治療を受けたいか、または受けたくないか、自分という人間が大切にしている価値観などを**家族と話し合い理解し合うこと**を、アドバンス・ケア・プランニングといいます。気持ちが変わったら何度でも変更することが可能で、そのつど家族と意思を共有します。

DNR（心肺蘇生拒否）

DNR（心肺蘇生拒否）は、容態が急変して心停止してしまっても、心肺蘇生を行わない意思を表示するものです。この意思表示は、患者、家族などによって決定されます。**DNR はあくまで心肺蘇生を行うか否かについてのものなので、その他の治療は DNR の有無に関係なく続けられます。**

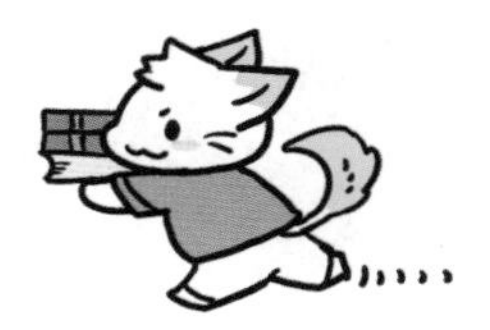

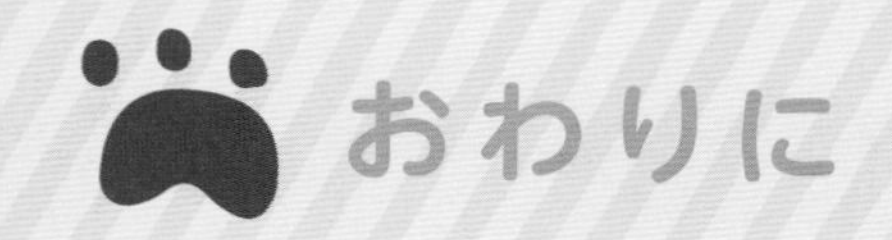

おわりに

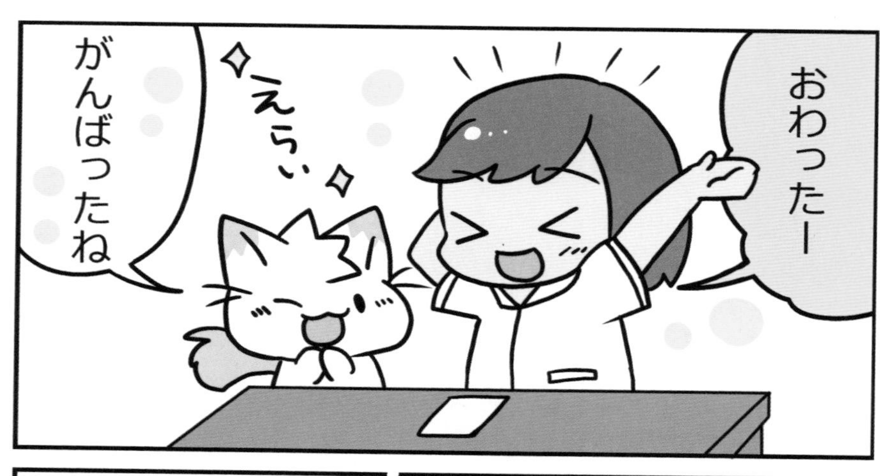
おわったー
えらい
がんばったね

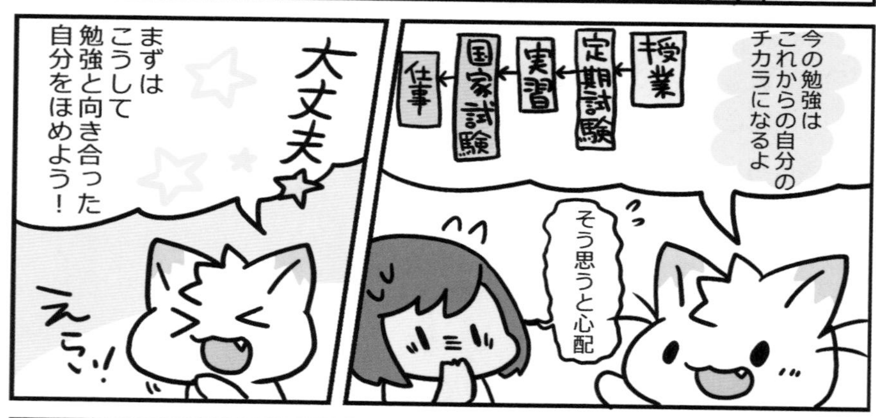
今の勉強はこれからの自分のチカラになるよ
授業
定期試験
実習
国家試験
仕事
そう思うと心配
大丈夫
まずはこうして勉強と向き合った自分をほめよう！
えらい！

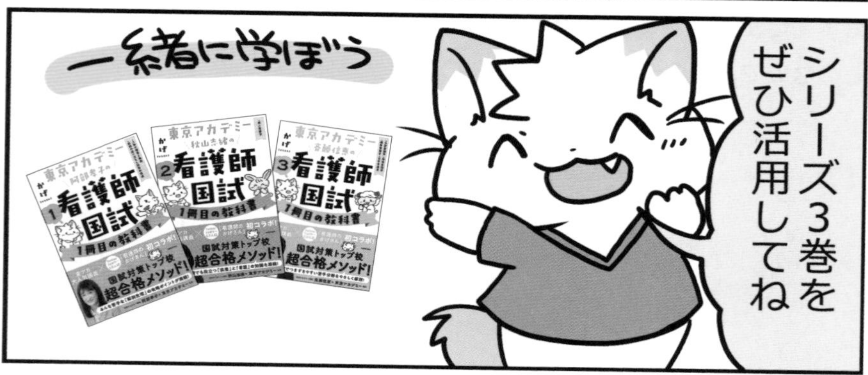
一緒に学ぼう
シリーズ3巻をぜひ活用してね
東京アカデミー
看護師国試
1冊目の教科書
国試対策トップ校
超合格メソッド！

索引

＊く

＊け

＊こ

＊さ

＊し

＊ す

＊ せ

＊そ

＊た

＊ち

＊つ

＊て

＊ ふ

＊ へ

＊ ほ

＊ ま

＊ み

＊ む

＊ め

＊ も

＊ よ

＊ ら

＊ り

＊れ

＊ろ

＊わ

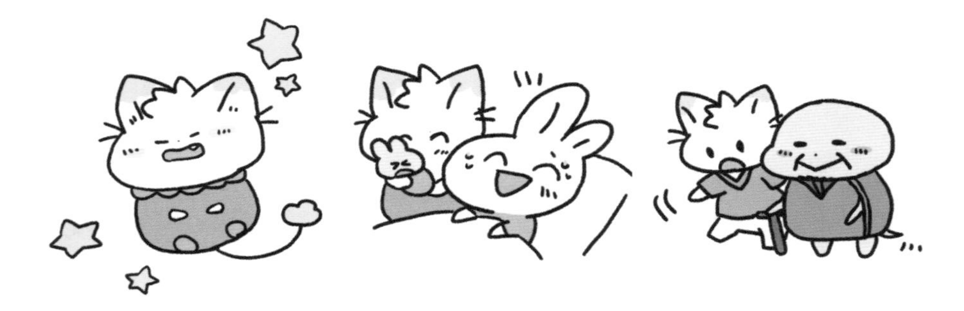

斉藤　信恵（さいとう　のぶえ）
東京アカデミー町田校講師、看護師、助産師。
看護学校卒業後、短大の助産師専攻科を修了、助産師として勤務。その後大学に入学し、法律（労働法専攻）を学ぶ。大学卒業後、東京アカデミー講師となり、保健師・助産師学校受験、看護大学編入、看護師国家試験対策、助産師国家試験対策などの講座を担当。看護職に関する分野で活躍している。町田校の講座のほか、看護系学校内での出張講座も担当中。

東京アカデミー斉藤信恵の看護師国試1冊目の教科書(3)
小児看護学／母性看護学／精神看護学／老年看護学

2021年 8月2日　初版発行

著者／斉藤 信恵

イラスト／かげ

監修／東京アカデミー

発行者／青柳 昌行

発行／株式会社KADOKAWA
〒102-8177　東京都千代田区富士見2-13-3
電話 0570-002-301（ナビダイヤル）

印刷所／株式会社加藤文明社印刷所

●お問い合わせ
https://www.kadokawa.co.jp/（「お問い合わせ」へお進みください）
※内容によっては、お答えできない場合があります。
※サポートは日本国内のみとさせていただきます。
※Japanese text only

定価はカバーに表示してあります。

ISBN 978-4-04-604688-8　C3047

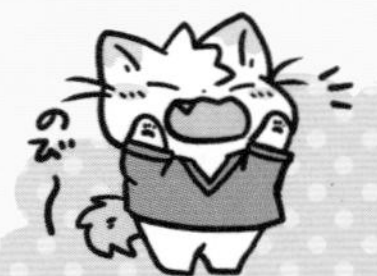

資格試験対策の名門予備校

「東京アカデミー」と

Twitterで大人気「看護師のかげさん」が

初のコラボレーション！

看護師国試対策テキストの超入門

シリーズ3巻でついに登場!!

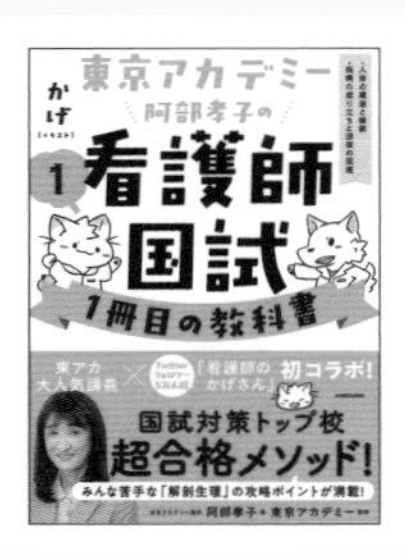

東京アカデミー阿部孝子の

看護師国試１冊目の教科書（１）

人体の構造と機能／疾病の成り立ちと回復の促進

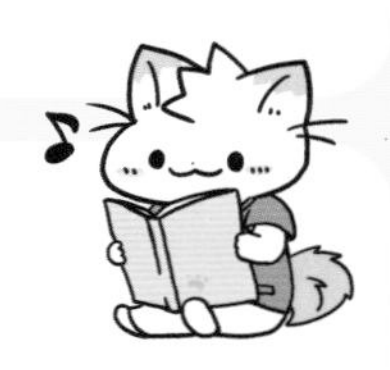

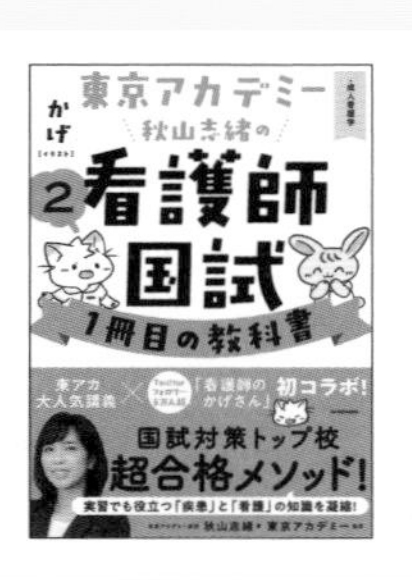

東京アカデミー秋山志緒の

看護師国試１冊目の教科書（２）

成人看護学

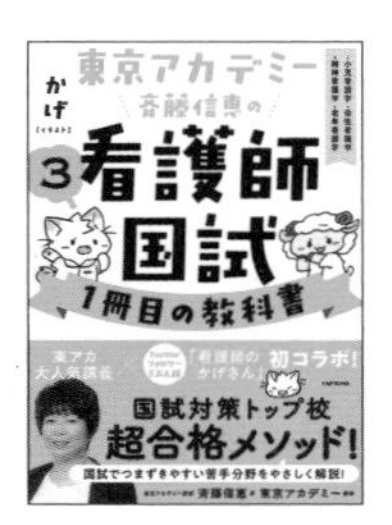

東京アカデミー斉藤信恵の

看護師国試１冊目の教科書（３）

小児看護学／母性看護学／精神看護学／老年看護学

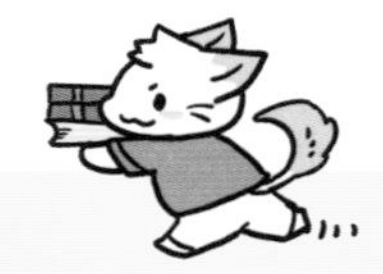